DR. MED. EVA-MARIA KRASKE

Säure-Basen-Balance

für Körper & Seele

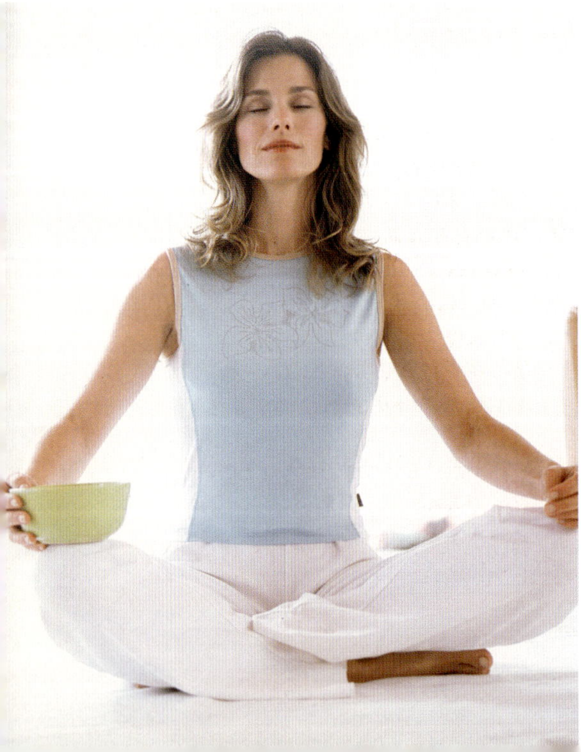

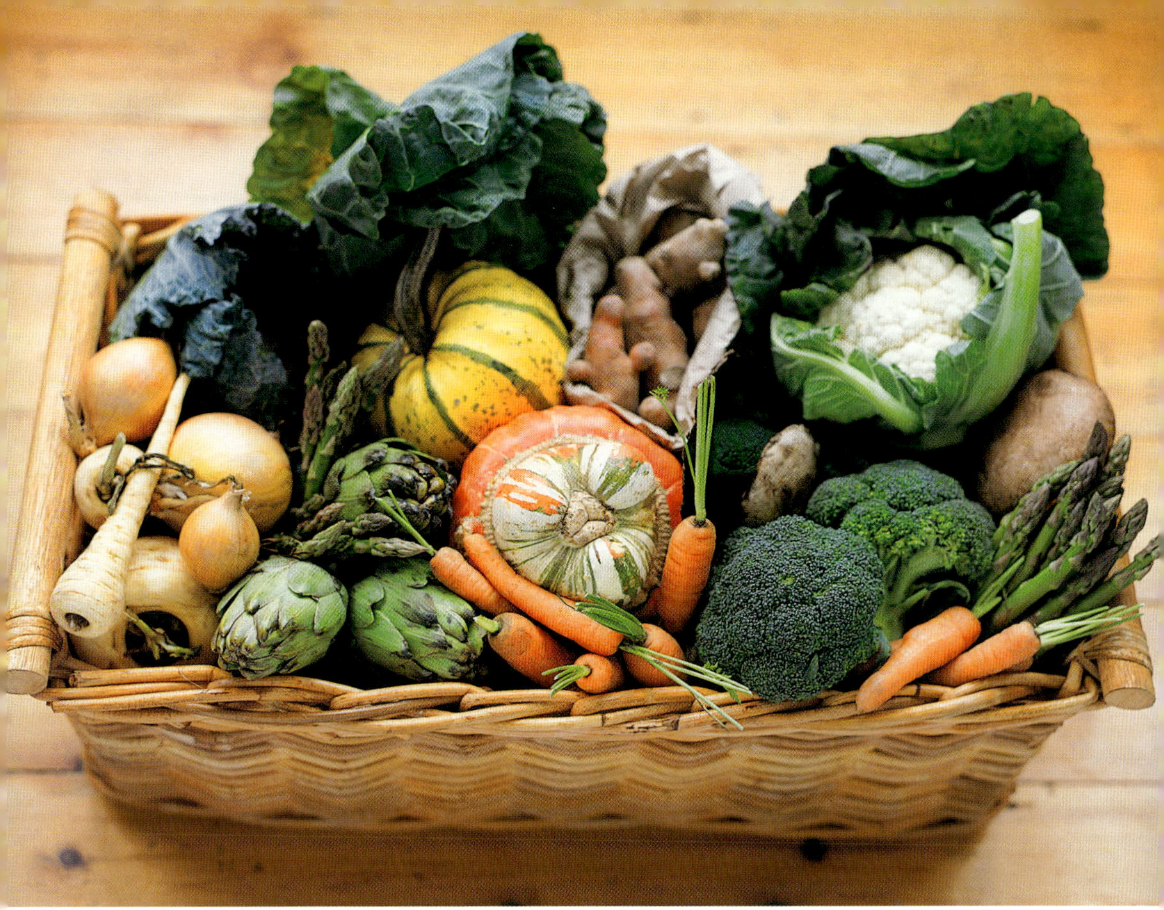

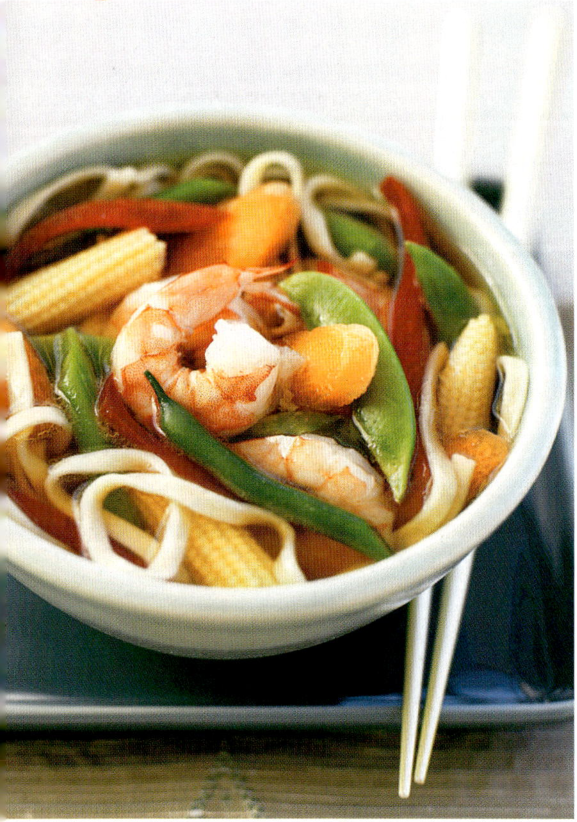

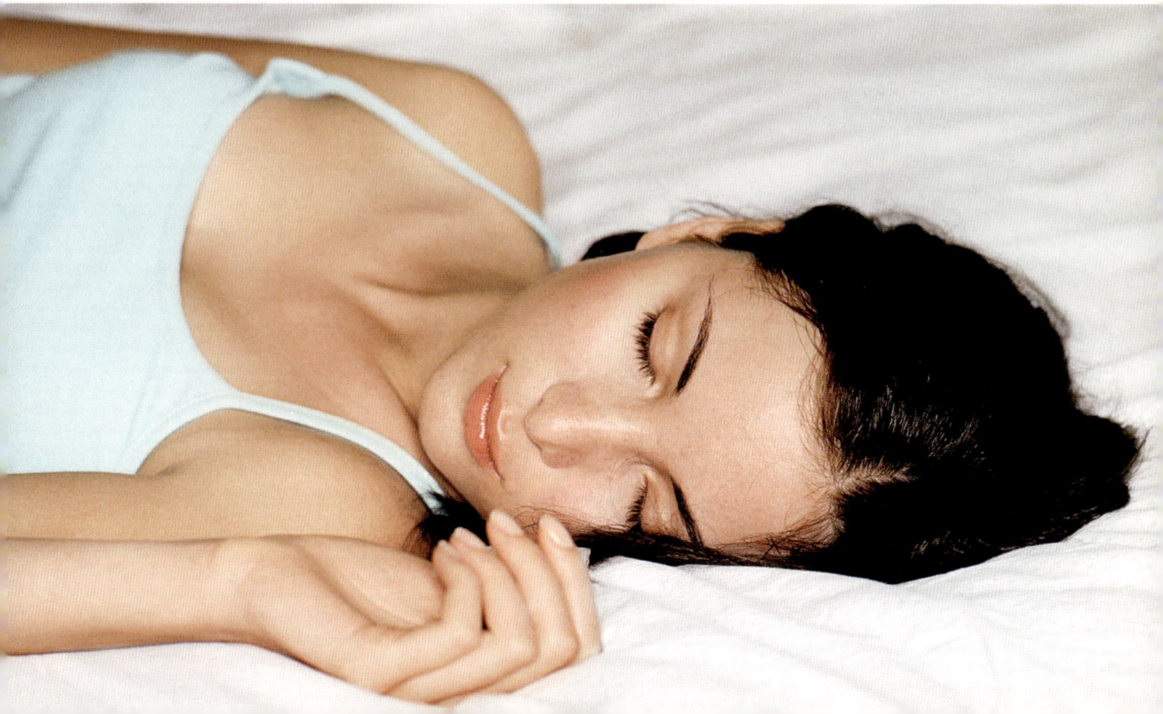

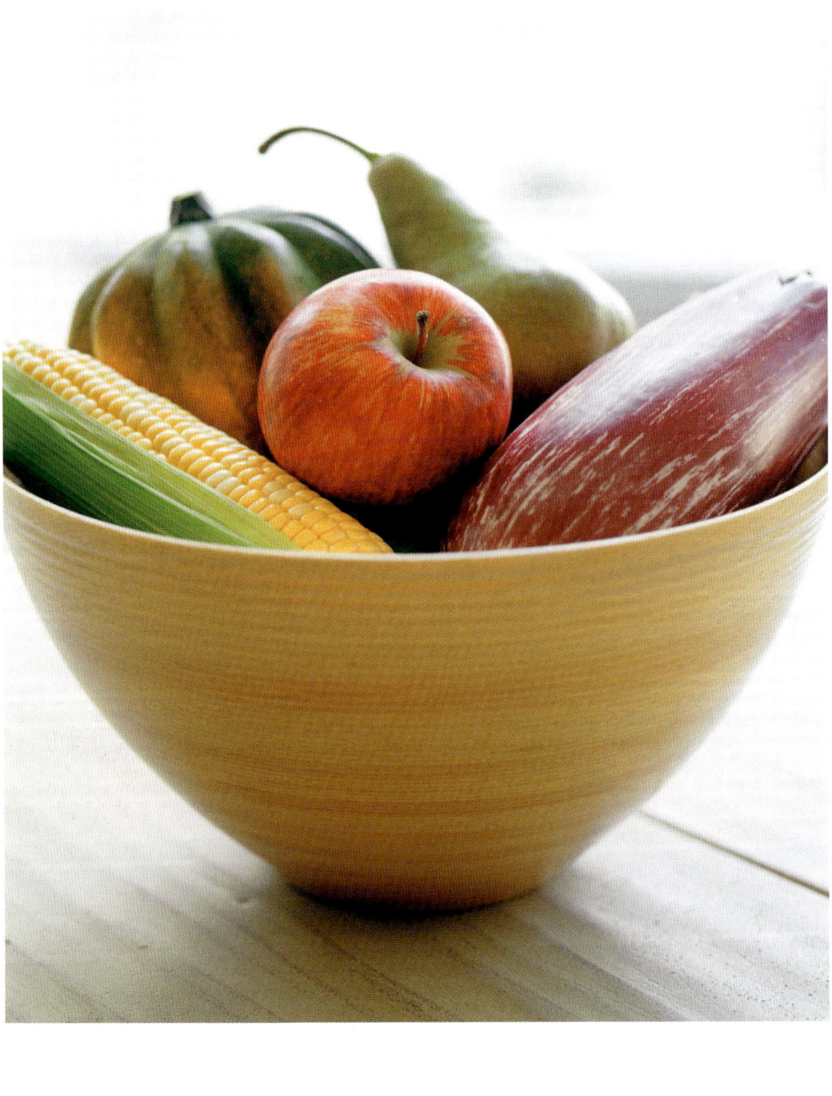

So finden Sie Ihr Gleichgewicht!

Wenn Sie ein Leben in Säure-Basen-Balance ansteuern, tun Sie damit einen wichtigen und wirkungsvollen Schritt für Ihre Gesundheitsvorsorge. Dieses Buch bietet Ihnen ein Gesamtkonzept, um in Einklang von Körper, Geist und Seele gesund zu werden beziehungsweise zu bleiben. Denn unser Lebensstil und der Umgang mit unserem Körper bilden das Fundament für das »Gebäude« unseres Lebens. In einem gesunden Körper fühlen sich auch Geist und Seele wohl!

Der ganzheitliche Ansatz dieses Buches ist unmittelbar verknüpft mit vielen praktischen Tipps und Empfehlungen für Ihren Alltag. In sechs Schritten werden alle wichtigen Maßnahmen beleuchtet, die in ihrer Gesamtheit ein gesundes und erfülltes Leben ermöglichen: die eigene Lebensweise realistisch einschätzen, sich auf eine natürliche, vitalstoffreiche Ernährung umstellen, Körper, Seele und Umgebung von störenden Einflüssen befreien, die Freude an Bewegung in der Natur wieder finden und die eigenen Abwehrkräfte unterstützen.

Das abwechslungsreiche 10-Tage-Programm lässt sich ohne großen Aufwand in Ihren Alltag integrieren und erleichtert Ihnen den Einstieg. Es bietet Ihnen viele Möglichkeiten, Ihren Geist anzuregen und zu entspannen, Kraft zu tanken, Ihrem Körper und Ihrer Seele Gutes zu tun und leckere basische Rezepte zu entdecken.

Ich wünsche Ihnen viel Freude mit diesem Buch!

Dr. med. Eva-Maria Kraske

SÄURE-BASEN-BALANCE DIE BASICS

Ein ausgeglichener Säure-Basen-Haushalt ist die Grundlage unseres Wohlbefindens – und gar nicht so schwer zu erreichen beziehungsweise zu halten. Hier erfahren Sie viel über die Hintergründe des Säure-Basen-Gleichgewichts, die Funktionsweise des Stoffwechsels und darüber, wie Sie für ein gesundes, harmonisches Leben aktiv werden können.

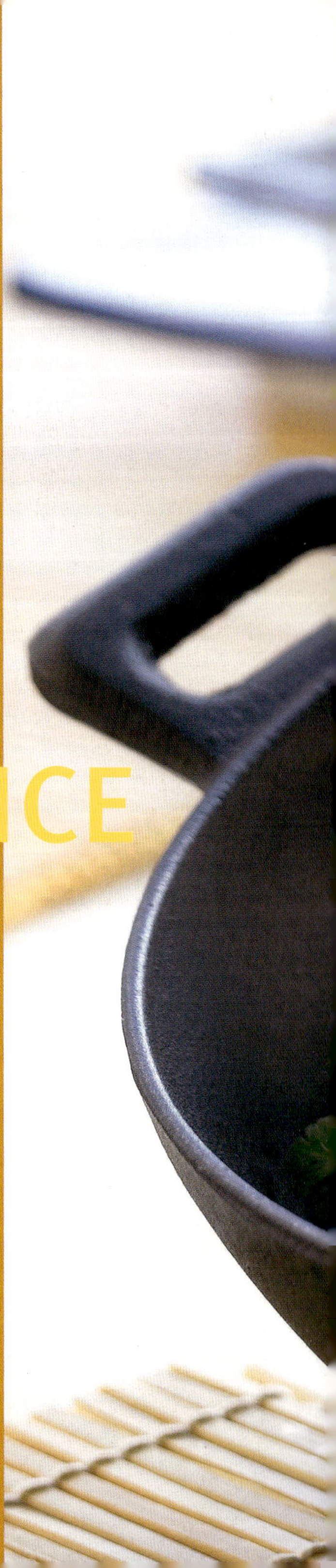

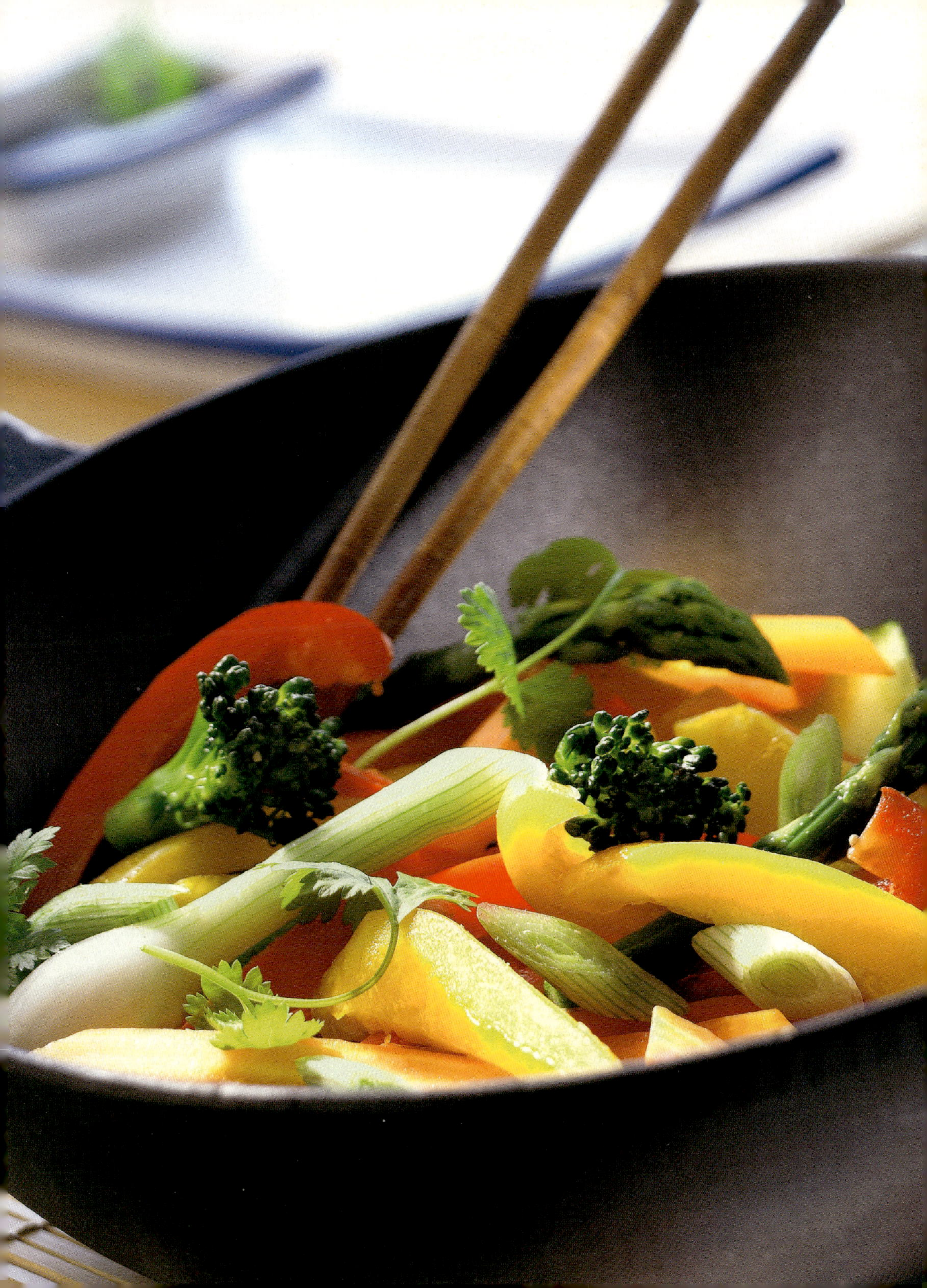

Warum die Harmonie von Säuren und Basen so wichtig ist

Unser Körper ist ein kleines Ökosystem, in dem alle Abläufe perfekt aufeinander abgestimmt sind. Jede Zelle, jeder Muskel, jeder Knochen hat seine Aufgabe, ebenso wie jedes Hormon und jedes Enzym. Nichts ist überflüssig, alle Teile stehen miteinander in Verbindung und beeinflussen sich gegenseitig. Deshalb haben Einwirkungen von außen einen nachhaltigen Einfluss auf den gesamten Organismus.

Während unsere Organe die Körperfunktionen wie Atmung, Blutkreislauf und Ausscheidung gewährleisten, ist für die Energiegewinnung innerhalb des Organismus der Stoffwechsel verantwortlich. Er steht für die Aufnahme, den Transport und die Verwertung von Nährstoffen, alle Auf- und Umbauvorgänge des Körpers sowie die Ausscheidung von Schlackenstoffen. Diese biochemischen Vorgänge dienen dem Aufbau und der Erhaltung der Körpersubstanz, der Energiegewinnung und damit der Aufrechterhaltung der Körperfunktionen.

Der Stoffwechsel wird in der Fachsprache als »Metabolismus« bezeichnet. Der Begriff »metabolische Erkrankung« bezeichnet also eine Störung der Stoffwechselvorgänge.

Mit der Nahrung nehmen wir die drei Grundnährstoffe Kohlenhydrate, Eiweiße und Fette auf. Diese Nahrungsbestandteile gehen auf unterschiedlichen Wegen in den Stoffwechsel ein: Der Kohlenhydratstoffwechsel stellt unter anderem die Energieversorgung der Muskulatur sicher. Der Eiweißstoffwechsel sorgt für die Bereitstellung der lebenswichtigen Aminosäuren, der Bausteine des Lebens. Der Fettstoffwechsel spaltet tierische und pflanzliche Fette, die so entstandenen Fettsäuren werden für den Aufbau von Energie und Botenstoffen benötigt.

So ermöglichen unzählige biochemische Reaktionen unser Leben. Laufen diese Vorgänge reibungslos ab, sind wir gesund und fühlen uns wohl, doch schon bei kleinen Störungen kann es zu Beeinträchtigungen der Körperfunktionen und damit unseres Wohlbefindens kommen.

Ob der Stoffwechsel optimal funktioniert oder nicht, hängt von verschiedenen Faktoren ab: unserer Lebensweise, der Art und Zusammensetzung unserer Nahrung sowie unserem Gesundheitszustand.

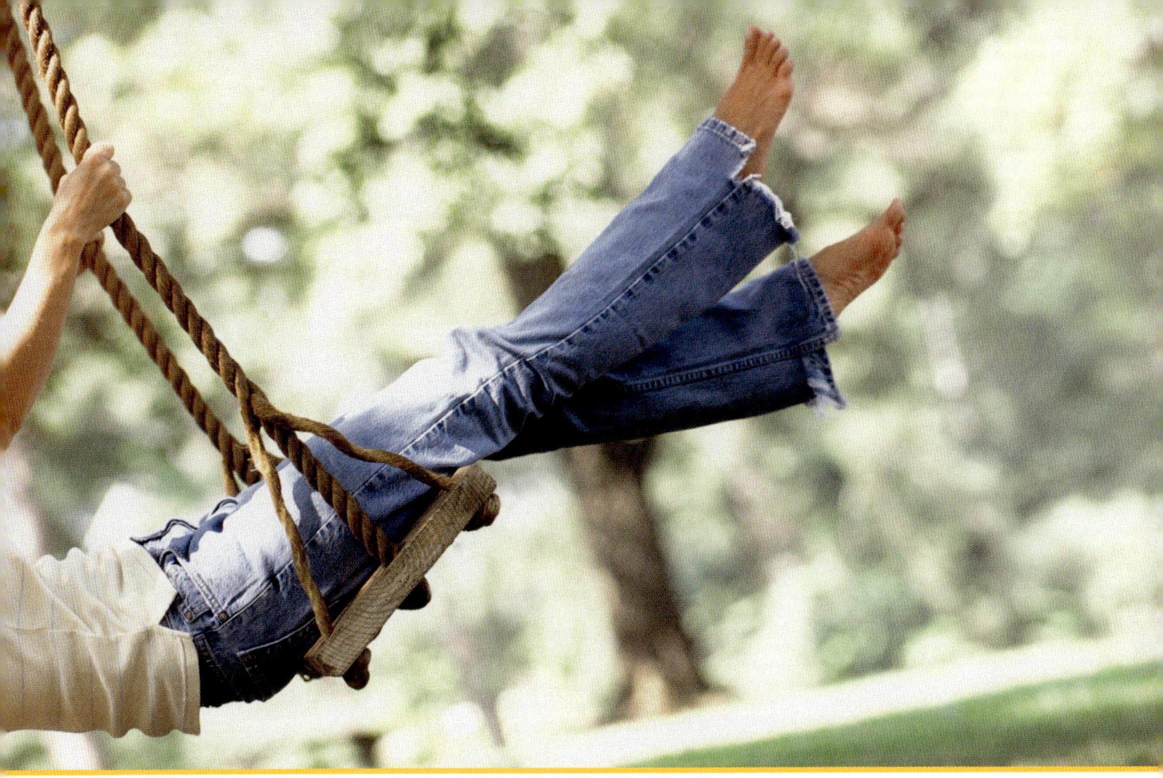

Ein Leben in Balance – wenn in Ihrem Körper die Chemie wieder stimmt, kehren auch die Leichtigkeit und das seelische Gleichgewicht zurück.

Stoffwechsel und Säure-Basen-Balance

Damit die chemischen Reaktionen des Stoffwechsels einwandfrei funktionieren, benötigen sie wie alle chemischen Vorgänge – sei es in der Natur oder im Reagenzglas des Labors – die richtige Umgebung. In der Chemie wird dies als Milieu bezeichnet.
An dieser Stelle kommen die Säuren und die Basen ins Spiel: Ihr Verhältnis zueinander bestimmt, ob das Milieu sauer, neutral oder basisch ist. Ist der Säure-Basen-Haushalt ausgeglichen, bietet dies eine optimale Umgebung für alle Organfunktionen und Stoffwechselvorgänge.
Fallen dagegen zu viele Säuren an und fehlen die ausgleichenden Basen, verändern sich Art und Menge der anfallenden Stoffwechselprodukte. Damit wird das Zusammenspiel der vielen unterschiedlichen Abläufe gestört, und Fehlfunktionen von Organen oder Organsystemen sind die Folge. Dies führt unweigerlich – akut oder schleichend – zu einer Beeinträchtigung unseres Wohlbefindens, zu Krankheiten und vorzeitigen Alterungserscheinungen.

Auch die Gesellschaft reagiert sauer

Eine Übersäuerung des Körpers ist nicht nur folgenschwer für die Betroffenen. Die daraus folgenden Erkrankungen belasten auch die Gesellschaft. Jeder von uns weiß, dass die Kosten für das Gesundheitswesen in den vergangenen Jahrzehnten enorm gestiegen sind. Inzwischen sind sie so hoch, dass in Deutschland die Krankenversicherung umorganisiert werden muss: Der Beitrag, den die Kranken zur Behandlung ihrer Beschwerden neben den monatlichen Beiträgen zusätzlich zahlen müssen, wird stetig höher. Im Gegenzug wird jedoch zunehmend gesundheitsbewusstes Verhalten belohnt! Es lohnt sich also für jeden Einzelnen sowie für unsere Gesellschaft als Ganzes, in Säure-Basen-Balance zu leben und damit Erkrankungen vorzubeugen.

Säure-Basen-Haushalt und Gesundheit

Welche Auswirkungen hat zu viel Säure? Sie können es am rostenden Auto sehen, an Pflanzen und Bäumen, die auf übersäuerten Böden absterben, oder an den vom sauren Regen zerstörten Gesichtern alter Steinskulpturen.
Auch am eigenen Körper haben Sie die Auswirkungen von zu viel Säure mit Sicherheit schon erlebt: Beim Muskelkater nach einer körperlichen Überanstrengung etwa sammelt sich zu viel Milchsäure im Gewebe an und verursacht die unangenehm ziehenden Schmerzen.
Dass wahrscheinlich auch Zivilisationskrankheiten wie Allergien, Arteriosklerose, Diabetes, Gicht, Herzinfarkt, Osteoporose, Rheuma, Übergewicht zumindest zu einem großen Anteil auf eine Übersäuerung des Körpers zurückzuführen sind, ist eine Erkenntnis, die sich nur langsam verbreitet. Während Ärzte für Naturheilverfahren und Heilpraktiker seit vielen Jahren positive Erfahrungen mit dem Ausgleich des Säure-Basen-Haushalts machen, ist in der Schulmedizin der ein oder andere wissenschaftliche Nachweis noch nicht erbracht. Dabei ignorieren viele Ärzte jedoch Erfahrungswerte und versagen dem Patienten möglicherweise die Chance auf Linderung oder Heilung seiner Beschwerden!

Wiedergefundenes Wohlbefinden durch Säure-Basen-Balance

Die Gesellschaft reagiert nicht nur sauer auf Zivilisationskrankheiten beziehungsweise Übersäuerungskrankheiten (siehe Kasten links), sie macht auch sauer, trägt also viel zu diesen Beschwerden bei: Der allgemeine Wohlstand drückt sich nicht nur in weit verbreiteter falscher und übermäßiger Ernährung aus, sondern auch in deutlich weniger körperlicher Aktivität – beides Faktoren für eine Übersäuerung. Stress im Beruf oder in der Familie tut das seine dazu.

Gleichzeitig gehen wir mit unserem Körper um wie mit einer Maschine: Ist sie kaputt, wird sie eben repariert. Trotz aller Fortschritte und »Reparaturmöglichkeiten« der modernen Medizin: Wir haben nur diesen einen Körper! Deshalb müssen wir wieder lernen, unseren Körper zu verstehen, ihn zu spüren, ihm das zu geben, was er benötigt, um ein Leben lang gesund zu bleiben.

Ist es zu Krankheiten gekommen, sollten wir versuchen, sie zu verstehen. Das heißt nicht nur, dass wir uns Gedanken darüber machen, wie die Erkrankung entstehen konnte. Ebenso wichtig ist, wie wir unseren Körper und sein Immunsystem bei der Heilung unterstützen können.

Wer sich um einen ausgeglichenen Säure-Basen-Haushalt bemüht, betreibt wirksame Gesundheitsvorsorge zum Nulltarif!

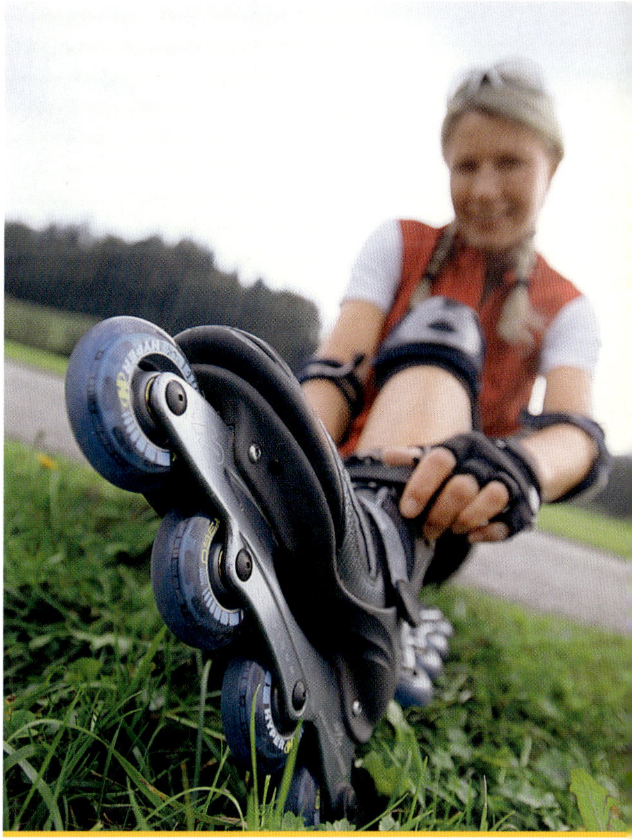

Genügend Ausdauerbewegung, etwa Inlineskaten oder Walking, wirkt entscheidend am Säure-Basen-Gleichgewicht mit.

Säure-Basen-Haushalt – was ist das?

Sie brauchen nicht Chemie zu studieren, um sich hinreichend mit dem Säure-Basen-Haushalt Ihres Körpers zu beschäftigen. Doch da es sich beim Stoffwechsel um biochemische Abläufe handelt, erleichtert ein Grundlagenwissen über die Zusammenhänge das Verständnis dafür, warum eine Säure-Basen-Balance so wichtig ist.

Wie auf Seite 8 bereits erwähnt, sind es chemische Vorgänge, welche die Funktionen unseres Körpers steuern. Um reibungslos ablaufen zu können, benötigen diese Vorgänge eine passende Umgebung, das richtige Milieu. Dieses bilden Säuren und Basen im harmonischen Zusammenspiel. »Harmonisch« bedeutet dabei nicht überall im Organismus das Gleiche: Beispielsweise enthält etwa Schweiß mehr Säuren als Speichel – ein weiterer Hinweis darauf, wie differenziert und komplex die Abläufe in unserem Organismus sind.

Säuren und Basen

Aus Sicht der Chemie sind Säuren positiv geladene Wasserstoff-Ionen (H^+) und Basen negativ geladene Hydroxid-Ionen, das sind negativ geladene (OH^-)Gruppen, in denen ein Wasserstoff- und ein Sauerstoff-Ion miteinander verbunden sind. Ob eine Flüssigkeit sauer oder basisch ist, hängt von der Anzahl der Wasserstoff- und der Hydroxid-Ionen ab: Überwiegen die Wasserstoff-Ionen, ist die Lösung sauer. Überwiegen dagegen die Hydroxid-Ionen, ist sie basisch (man sagt auch »alkalisch«). Ist die Anzahl von H^+-Ionen und OH^--Ionen identisch, gleichen sich positive und negative Ladung aus, die Flüssigkeit reagiert neutral.

Der pH-Wert als Maß

Ob eine Flüssigkeit sauer oder basisch reagiert, kann man mittels unterschiedlicher Verfahren (siehe Seite 50) messen. Die Maßeinheit dafür ist der pH-Wert (abgeleitet vom lateinischen »potentia hydrogenii«, die Konzentration des Wasserstoffs). Dieser Wert bezeichnet die Konzentra-

tion der Wasserstoff-Ionen in einem Liter wässriger Lösung. Auf einer Skala von 0 bis 14 lässt sich ablesen, ob und wie stark Wasserstoff- oder Hydroxid-Ionen überwiegen, ob die Lösung also sauer oder basisch reagiert. Der neutrale Wert liegt in der Mitte der Skala: bei ph 7.
Alle Werte unter 7 weisen auf eine saure Flüssigkeit hin, alle Werte über 7 auf eine basische Flüssigkeit. Je weiter der Wert von ph 7 entfernt liegt, desto stärker sind Säure- beziehungsweise Basengehalt.

Kleine Veränderungen – große Wirkung

Der pH-Wert unterscheidet sich von den meisten anderen Maßeinheiten, etwa den Längen- oder Gewichtseinheiten, durch ein sehr bedeutsames Kennzeichen: Die Messwerte stehen nicht im arithmetischen, sondern im logarithmischen Verhältnis. Das bedeutet, dass eine Lösung bei ph 3 nicht zweimal, sondern dreißigmal so sauer ist wie bei ph 6 – von einem Schritt zum nächsten nimmt der Säuregehalt also um den Faktor 10 zu. Dies sollten Sie bei der Einschätzung von pH-Werten stets im Hinterkopf haben, denn es macht deutlich, wie stark sich bereits kleine Veränderungen des pH-Wertes im Körper auswirken können.

Das pH-Milieu im Körper

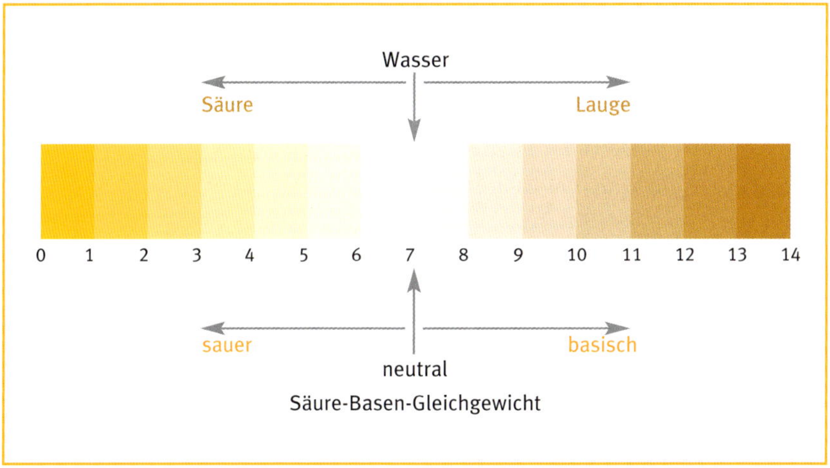

Der ph-Wert wird in Zahlen von 0 bis 14 angegeben. Werte unter 7,0 liegen im sauren, Werte über 7,0 im basischen Bereich.

Im Organismus beeinflusst der Säuregrad die Beschaffenheit der Eiweißmoleküle, die Struktur der Zellen und die Durchlässigkeit der Zellmembranen (Zellwände) für Nährstoffe. Außerdem ist der richtige pH-Wert ausschlaggebend für die Wirksamkeit von Hormonen und Enzymen und die Verteilung der Elektrolyte – dies sind elektrisch geladene Teilchen, die für den Wasserhaushalt des Körpers, den pH-Wert des Blutes sowie die Funktion von Nerven- oder Muskelzellen eine zentrale Rolle spielen. Auch für Aufbau und Funktion von Körpergewebe ist das richtige Milieu unabdingbar.
Für einwandfreie enzymatische Reaktionen, also die Steuerung der Stoffwechselvorgänge mittels so genannter Bio-Katalysatoren, muss jedes Organ seinen optimalen Säuregrad halten. So herrscht im Magen, wo die Lebensmittel in ihre Bestandteile zersetzt werden, ein sehr saures Milieu mit pH-Werten von 1 bis 3. Die Bauchspeicheldrüse bevorzugt dagegen basische Werte um 10 für ihre optimale Funktion.

Besonders wichtig: der pH-Wert im Blut

Vor allem im Blut ist ein gleichmäßiger pH-Wert von großer Bedeutung, weil er unter anderem die Fließeigenschaften des roten Safts bestimmt. Nur wenn das Blut auch die winzigsten Äderchen gut erreicht, kann es den Körper optimal mit Nährstoffen versorgen und überflüssige Stoffwechselprodukte abtransportieren. Gerade beim Blut jedoch war die Natur nicht gerade großzügig, sondern fordert einen schwach basischen pH-Wert von 7,36 bis 7,44. Nur in dieser sehr engen Spanne kann der Körper bestens funktionieren.

Körpereigene Puffer gegen zu viel Säure

Unser Körper regelt Schwankungen, die außerhalb des engen Bereichs für den optimalen pH-Wert des Blutes liegen, mit einem ausgeklügelten Puffersystem. Der Organismus kann Abweichungen und Irritationen ausgleichen, indem er seine Regulationsmechanismen einschaltet. Denn die Natur hat ihn als selbstständig reagierendes System so ausgelegt, dass er auch in unterschiedlichen Umgebungen und in Notzeiten zumindest für eine Zeit gut weiter funktionieren kann.
Die Puffersysteme oder Säurepuffer sind unterschiedliche Schutzvorrichtungen, die unser Organismus besitzt, um Entgleisungen des Blut-pH-

Werts zu korrigieren und zu viel Säuren – oder seltener zu viel Basen – abzufangen. Das Blut selbst hält mit dem Blutfarbstoff Hämoglobin, den Bluteiweißkörpern und speziellen Zelleiweißkörpern Puffer bereit. Bedeutende Puffersysteme des Körpers sind Lunge und Nieren; aber auch die Haut, die Leber, Magen und Darm fangen Säuren ab, die Knochen liefern Phosphat zur Pufferung der Säuren. Das Bindegewebe dient als Speicher überschüssiger Säuren.
Mit diesen zahlreichen Schutzvorrichtungen hat die Natur die enge Bandbreite des Blut-pH-Werts gründlich abgesichert. Selbst wenn einmal ein System etwa durch Krankheit ausfällt, gibt es genügend andere, die seine Pufferfunktion vorübergehend übernehmen können.

Permanente Übersäuerung

Das gilt jedoch nicht bei einer dauerhaften Übersäuerung des Körpers durch falsche Ernährung und Lebensweise. Denn in diesem Fall geht langfristig das Gleichgewicht im Körper verloren: Ein oder mehrere Systeme, die nun vermehrt als Puffer »einspringen« müssen, werden durch den Kampf gegen die Dauer-Übersäuerung überlastet und verausgaben sich. Das heißt, die betroffenen Organe entwickeln Beschwerden, aus denen ernst zu nehmende Krankheiten entstehen können (siehe Seite 22 und ab Seite 32). Wenn Sie also nach einem ausgeglichenen Säure-Basen-Haushalt streben, leisten Sie damit einen sinnvollen und unverzichtbaren Beitrag zur eigenverantwortlichen Rundum-Gesundheitsvorsorge.

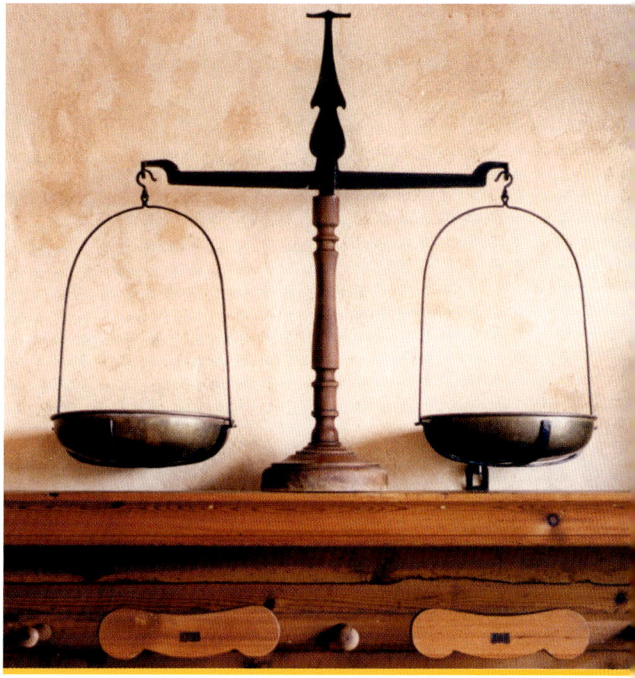

Alles im Gleichgewicht? Geringe Schwankungen im Säure-Basen-Haushalt kann Ihr Körper ausgleichen, doch irgendwann kippt die Waage.

Über die Lunge werden Säuren abgeatmet

Beim Einatmen nehmen wir Sauerstoff auf, beim Ausatmen geben wir Kohlendioxid ab. Sauerstoff wird über das Blut in die Lunge transportiert, Kohlendioxid von ihr weg – das wissen Sie spätestens seit dem Biologieunterricht in der Schule. Aber ist Ihnen auch bewusst, dass Kohlendioxid eine Säure ist und Sie sich mit jedem Ausatmen von Säure befreien? Entsprechend reagiert der Körper auf eine akute Übersäuerung, also eine schwerwiegende Stoffwechselentgleisung, mit einer verstärkten Ausatmung. Auf diesem Wege versucht er, den Säureüberschuss über die Lunge abzugeben. Babys machen es noch instinktiv richtig: Sie atmen tief in den Bauch. Doch je älter wir werden, umso flacher atmen wir meist. Dazu tragen vor allem Bewegungsmangel, Stress und Anspannung bei. Sport und Bewegung, aber auch Atem- und Entspannungsübungen an der frischen Luft wirken sich positiv auf den Säure-Basen-Haushalt aus. Denn durch die vertiefte Atmung wird mehr Kohlensäure abgeatmet als bei der normalen Atmung. Gleichzeitig wird der Organismus durch das vermehrte Einatmen mit mehr lebenswichtigem Sauerstoff versorgt.

Verzichten Sie auch bei schlechtem Wetter nicht auf Bewegung oder Atemübungen: Bei geöffnetem Fenster und in gut belüfteten Räumen ist die vertiefte Atmung ebenso wohltuend

Ausscheidung von Säuren über die Nieren

Die Nieren sind extrem wichtig für den Säure-Basen-Haushalt des Körpers. Mit mehreren unterschiedlichen Mechanismen treten sie bei einem Säureüberschuss auf den Plan: Sie scheiden weniger Basen aus als normalerweise und halten diese zum Säureausgleich zur Verfügung. Gleichzeitig tauschen sie angefallene Säuren in Form von Wasserstoff-Ionen vermehrt gegen Natrium- und Kalium-Ionen aus.

Außerdem können organische Säuren und saure Stickstoffverbindungen mit dem Harn ausgeschieden werden. Das funktioniert allerdings nur, wenn auch genügend Flüssigkeit ausgeschieden werden kann. Trinken Sie genügend – mindestens 1,5 l pro Tag, besser mehr. Damit unterstützen Sie die Reinigungsfunktion der Nieren.

Allerdings sollte es sich bei den Getränken nicht um Genussmittel wie Cola, Kaffee, Wein oder Bier handeln. Mehr über richtiges Trinken erfahren Sie ab Seite 55.

Ausscheidung über die Haut

Unser größtes Organ ist die Haut: Mit einer Fläche von 1,5 bis 2 m^2 schützt sie den Körper mit einem pH-Wert von 5,5–6,5 (saurer Bereich) vor Bakterien und Pilzen von außen. In den unteren Hautschichten liegen die Schweißdrüsen, die den sauren Schweiß für diesen Schutzmantel produzieren. Sie steigern ihre Produktion, wenn der Körper übersäuert ist. Durch vermehrtes Schwitzen geben sie also mehr Säuren nach außen ab. Schwitzen beim Sport oder in der Sauna ist gut geeignet, den Säure-Basen-Haushalt auszugleichen. Den Flüssigkeitsverlust sollten Sie danach mit basisch wirkenden Getränken (ab Seite 56) ausgleichen.

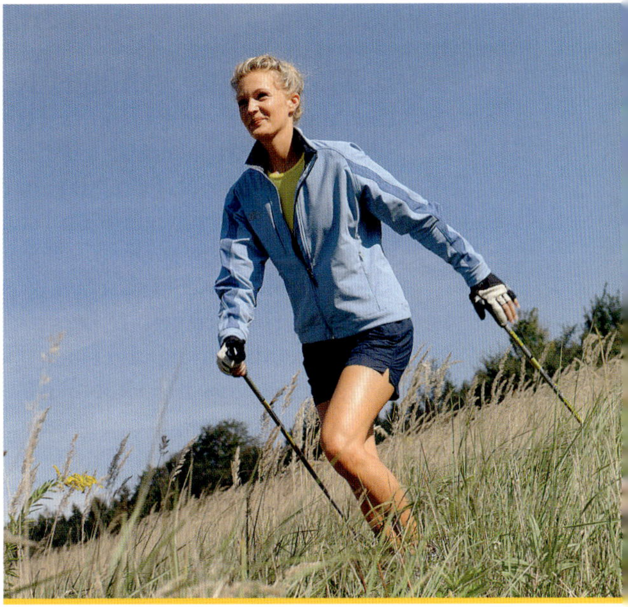

Bei ausdauernder Bewegung steigert die Haut ihre Schweißproduktion und kann dadurch mehr Säuren ausscheiden.

Die Leber »zerlegt« Säuren

Sie ist ein bedeutendes Organ im Stoffwechsel unseres Organismus und wird auch als Kraftwerk des Körpers bezeichnet, denn in den unzähligen, stecknadelkopfgroßen Leberläppchen mit jeweils mehreren hundert Leberzellen finden viele Prozesse des Stoffwechsels statt. Die Leber sorgt dafür, dass im Blut immer eine gleich bleibende Menge von Traubenzucker, dem Blutzucker, zur Verfügung steht. Außerdem entgiftet die Leber den Organismus. Wenn sie nicht korrekt funktioniert, vergiften wir langsam von innen. Bei der Verwertung der Eiweißstoffe aus der Nahrung entsteht unter anderem Ammoniak. Die Leber macht daraus Wasser und Harnstoff, die mit dem Urin ausgeschieden werden können.
Vor allem Alkohol, Medikamente und Chemikalien können die Leber nachhaltig schädigen und damit ihre wichtige Funktion im Stoffwechsel und Säure-Basen-Haushalt beeinträchtigen.

Der Darm erfüllt wichtige Pufferfunktionen

Auch der Darm hat seinen Anteil an der Pufferung überschüssiger Säuren: Die Bauchspeicheldrüse entlässt ein stark basisches Sekret in den Darm, das durch die Magensäure anfallende Säuren abfängt und neutralisiert. Außerdem verhindert ein gut funktionierender Darm, dass der Nahrungsbrei zu gären beginnt und sich dabei Säuren bilden. Das passiert, wenn die Nahrung in einem trägen Darm zu langsam weitertransportiert wird und nicht wie vorgesehen über den Dünndarm aufgenommen werden kann, sondern erst im Dickdarm verdaut wird. Daraufhin entstehen durch Fäulnisbildung und Gärungssäuren im Darm Völlegefühl und Blähungen. Die Ursachen sind meist: zu wenig Ballaststoffe, zu hastiges Essen und zu wenig Bewegung. Entsprechend beugen ballaststoffreiche Mahlzeiten in ruhiger Atmosphäre sowie regelmäßige Bewegung einer Säurebildung im Darm vor. Mehr zur Ernährung lesen Sie ab Seite 54.

Der Magen und seine Verdauungsfunktion

Das Milieu des Magens ist mit pH-Werten von 1,2 bis 3 der sauerste Bereich des Körpers. Nur die starke Salzsäure kann die Nahrung in ausreichendem Maße aufspalten, von krank machenden Keimen befreien und für den Organismus verwertbar machen.
Produziert werden die Säure-Ionen von so genannten Belegzellen im Magen. Dabei entsteht gleichzeitig das stark basische Hydrogenkarbonat.

Vielfältige Ursachen für Abweichungen beim Darm-pH-Wert

Der pH-Wert des Darms sollte zwischen 6 und 7 liegen. Bauchspeicheldrüse, Leber und Galle beeinflussen das Milieu im Darm. Deshalb weist ein saurer Stuhl nicht unbedingt auf eine Übersäuerung des Körpers hin – er kann ebenso eine Funktionsstörung im Zusammenspiel von Darmflora, Bauchspeicheldrüse, Leber und Galle anzeigen. Vor demselben Hintergrund ist ein basischer Stuhl nicht unbedingt ein Anzeichen für ein basisches Körpermilieu.

Es geht ins Blut über und wirkt dort zum einem am Säurepuffersystem mit, zum anderen wird es zu Bauchspeicheldrüse und Leber befördert. Diese benötigen Hydrogenkarbonat zur Bildung ihrer stark basischen Sekrete (Pankreassäfte und Galle). Das übrige Hydrogenkarbonat wird von der Muskulatur aufgenommen, um die Säuredepots der Muskeln zu neutralisieren.
Den pH-Wert des Magens sollten Sie nur nach ärztlicher Rücksprache mit Basentabletten oder -pulver beeinflussen, weil die Magensäure unverzichtbar für die Verdauung ist. Eine abrupte Neutralisation kann zu Verdauungsstörungen und Durchfall führen. Ein dauerhafter Ausgleich des Säure-Basen-Haushalts durch geeignete Ernährung und Lebensweise ist dagegen förderlich für die Verdauungsfunktion des Magens.

Die Pufferfunktion der Knochen

Wenn das Puffersystem Blut seinen Säuregehalt nicht mehr allein ausgleichen kann, sucht es sich im Körper Basen zur Neutralisation. Diese findet es in den Knochen, die gut 1 kg Kalzium und Phosphor enthalten und für Stabilität und Bruchfestigkeit des Skeletts verantwortlich sind. Da Phosphat basisch wirkt, wird es vom sauren Blut zur Neutralisation genutzt. Die dabei frei werdenden Kalzium-Moleküle werden mit dem Urin ausgeschieden. Sie stehen dadurch nicht mehr für die Knochenstabilität zur Verfügung. Auf diesem Wege führt eine chronische Übersäuerung zur Auflösung der Knochen – der gefürchteten Osteoporose. Diese Erkrankung hat sich in den letzten Jahren rasant ausgebreitet.

Das Bindegewebe als Säurenspeicher

Zwischen den Zellen unseres Körpers befindet sich das Bindegewebe. Es dient als Wasserspeicher und Filtersystem, aber auch als Speicher für überschüssige Säuren – für den Fall, dass die Hauptpuffer des Organismus bereits auf Hochtouren arbeiten, aber immer noch nicht der richtige pH-Wert im Blut erreicht ist. Ein Depot ist nötig, und zwar dort, wo die Säuren die Abläufe im Organismus möglichst wenig stören: im Bindegewebe, aber auch in Muskelgeweben, Knorpeln und Gelenken. Bei chronischer Übersäuerung stören diese Speicher dann doch – wenn sie sich in Cellulite, Muskelverhärtungen oder Gicht äußern.

Was passiert im Körper?

Während die Schulmedizin sich in der Regel lediglich mit den akuten Entgleisungen des Säure-Basen-Haushalts beschäftigt, betrachtet die Naturheilkunde dieses Gebiet bereits seit Beginn des 20. Jahrhunderts differenzierter. Insgesamt lassen sich fünf unterschiedliche Zustände des Säure-Basen-Haushalts im menschlichen Körper unterscheiden:

- **Säure-Basen-Balance:** Im Optimalzustand des Säure-Basen-Haushalts ist das Verhältnis von Säuren und Basen im Körper ausgewogen. Alle Puffersysteme arbeiten gut, keines ist überlastet. Durch die Nahrung und Abbauprodukte des Körpers anfallende Säuren werden durch basische Elemente aus der Nahrung neutralisiert. Eine kurzfristige Übersäuerung wird schnell abgebaut, da alle Puffer zur Verfügung stehen.
- **Latente Übersäuerung:** Führen wir unserem Körper durch unsere Lebensweise regelmäßig mehr Säuren als neutralisierende Basen zu, gerät der Haushalt aus dem Gleichgewicht – die Puffersysteme werden aktiv. Sie versuchen die Balance wiederzugewinnen, bauen Knochensubstanz ab und legen Säurespeicher im Gewebe an (siehe Seite 21).
- **Chronische Übersäuerung:** Behalten wir den säuernden Lebensstil mehrere Jahre bei, entwickelt sich eine chronisch-latente Übersäuerung oder chronisch-metabolische Azidose. Durch die ständige Überlastung erschöpfen sich die Puffersysteme, es kommt zu gesundheitlichen Beschwerden. Nur der langfristige Ausgleich des pH-Werts schafft Abhilfe.
- **Akute Übersäuerung (Azidose):** Der Säure-Basen-Haushalt ist Richtung sauer entgleist, die Puffer des Körpers sind vollständig aufgebraucht. Der pH-Wert des Blutes liegt unter 6,8. Ein letzter Versuch – das Abatmen der Säuren über die Lunge – äußert sich in heftigem Ein- und Ausatmen. In so einem akuten Notfall muss sofort der Notarzt gerufen werden, da nur noch eine intensivmedizinische Behandlung den Tod verhindern kann.
- **Akuter Basenüberschuss (Alkalose):** Die Alkalose ist das Gegenteil der Azidose: Der pH-Wert im Blut liegt deutlich im basischen Bereich über 7,5, also außerhalb des Toleranzbereiches von 7,36 bis 7,44. Eine Alkalose ist eher selten (siehe Kasten rechts). Der Zustand ist aber genauso gefährlich wie die Azidose und muss ebenfalls sofort medizinisch behandelt werden.

Die Alkalose – Arten und Ursachen

Der Grund für eine Alkalose, also einen akuten Basenüberschuss im Körper, ist der eher seltene Fall, dass ein übermäßiger Verlust von Säure-Ionen eingetreten ist. Dies kann über die Atmung oder über den Stoffwechsel geschehen sein.
Man unterscheidet dementsprechend zwischen der respiratorischen und der metabolischen Alkalose:

- Bei der **respiratorischen Alkalose** wird durch eine stark beschleunigte Atmung, die so genannte Hyperventilation, zu viel Kohlensäure abgeatmet. Diese Art des Basenüberschusses äußert sich in Kribbeln und Zittern der Hände, in Krämpfen der Handmuskulatur, Herzrasen und häufig auch in starken Angstgefühlen. Die Gründe für das schnelle Aus- und Einatmen liegen meist im psychischen Bereich, seltener sind Krankheiten wie Lungenentzündung oder Fieber verantwortlich. Als Erste Hilfe werden Kalzium-Brausetabletten eingenommen. Zusätzlich ist es hilfreich, in eine Plastiktüte zu atmen, um das ausgeatmete Kohlendioxid gleich wieder einzuatmen. Beruhigende Worte helfen dem Betroffenen zusätzlich, seine Atmung zu verlangsamen.
- Bei der **metabolischen Alkalose** verliert der Organismus die Säuren durch starkes, unstillbares Erbrechen. Sind die Pufferreserven des Körpers erschöpft, kommt es zum Ungleichgewicht. Bei einer solchen akuten Alkalose ist eine Krankenhausüberwachung, meist mit Infusionen, notwendig.
- Auch eine Überdosis Natriumbikarbonat in Basenpulvern oder Basentabletten (siehe auch Seite 92 und 93) kann eine Alkalose verursachen. Aus diesem Grunde sollten Sie solche Präparate nie ohne Rücksprache mit Ihrem Arzt oder Heilpraktiker und nur nach Vorschrift einnehmen! Auch bei eventuellen Verdauungsproblemen, die nach der Einnahme von Basenpräparaten entstehen, sollten Sie Ihren Arzt oder Heilpraktiker befragen.

Was die Säure-Basen-Balance beeinflusst

Während wir unserem Körper die zur Bildung von Basen notwendigen Stoffe über die Nahrung zuführen müssen, bildet er Säuren selbstständig. Sie fallen bei vielen Stoffwechselprozessen in Zellen und Geweben an. Zum Beispiel entsteht bei körperlicher Anstrengung als Abfallprodukt des Stoffwechsels Milchsäure, die ein trainierter Körper problemlos abtransportiert. Unsere Lebensweise hat jedoch großen Einfluss auf unseren Säure-Basen-Haushalt. So besitzt etwa ein untrainierter Körper nicht die Fähigkeit, große Mengen an Milchsäure, die nach körperlicher Anstrengung anfallen, schnell zu entsorgen: Die Milchsäuredepots werden erst im Laufe der folgenden Tage abgebaut und machen sich währenddessen unangenehm als Muskelkater bemerkbar.
In gewisser Hinsicht sind wir dem Steinzeitmenschen sehr viel näher als dem modernen Menschen des Hightech-Zeitalters: Unser Körper ist immer noch auf weitgehend pflanzliche, nicht sehr üppige Nahrung eingestellt, die auf langen Wanderungen gesammelt oder bei der Jagd erbeutet werden muss, und auf ein Leben, dessen einzige Stressfaktoren die zeitweise Angst vor Feinden, Unwettern, Hunger oder Durst sind. Ernährung, Bewegung und Lebensstil heißen die Bereiche, die unseren Säure-Basen-Haushalt und damit unsere Gesundheit nachhaltig beeinflussen können – im Positiven wie im Negativen.

Die Ernährung – meist zu sauer

Unsere Ernährungsgewohnheiten üben den wohl wichtigsten äußeren Einfluss auf den Säure-Basen-Haushalt des Körpers aus.
Die westliche Welt ist das reinste Schlaraffenland, in dem eine riesige Vielfalt an Nahrungsmitteln und Getränken ständig und fast überall verfügbar ist – und das auf Wunsch im Handumdrehen: Fast Food, Fertiggerichte und Schokoriegel stillen den Hunger umgehend und liefern dem Körper viel mehr Säuren, als er verarbeiten kann.
Ausschlaggebend dafür, ob ein Lebensmittel säuernd oder basisch wirkt, ist übrigens nicht sein Geschmack, sondern das Endprodukt nach der Verarbeitung durch den Stoffwechsel. So können etwa auch sauer schmeckende Früchte, etwa Zitronen, basisch wirken, während zuckersüße Limonaden Säuren bilden.

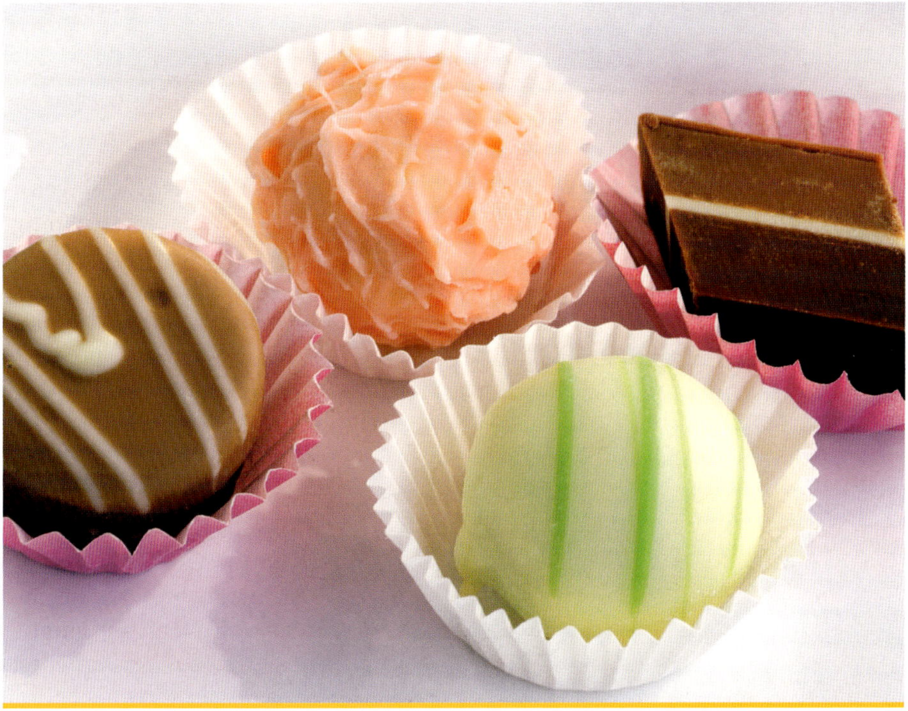

Süße Verführung, die säuernd wirkt. Zucker in geringen Maßen kann der Körper aber wegstecken, sodass Schleckermäuler nicht komplett auf Pralinen & Co. verzichten müssen.

Zu viel säurebildende Lebensmittel

Unsere steinzeitlichen Vorfahren hatten weder Käse noch Zucker, Weißmehl oder Fett in Hülle und Fülle. Sie erlegten auch nicht jeden Tag ein Tier, waren also keineswegs hauptsächlich Fleischesser. Stattdessen ernährten sie sich vorrangig von Samen und Nüssen, Pilzen, Früchten, Wurzeln und anderen Pflanzenteilen. In schlechten Zeiten, wenn es wenig oder gar nichts zu essen gab, musste der Körper von seinen Fettspeichern zehren. Auf diese Art der Ernährung sind unsere Gene und die Abläufe in unserem Organismus immer noch ausgelegt. Ungeachtet dieser Tatsache stehen auf unserem täglichen Speiseplan zu viel säurebildende Lebensmittel. Hier ist vor allem kohlenhydrat- und eiweißreiche Nahrung zu nennen, also Weißmehlprodukte, Zuckerhaltiges und Fleisch. Zugleich essen wir in der Regel zu wenig Gemüse und Obstsorten, die Basen bilden. Die Folge: Der Säure-Basen-Haushalt gerät aus dem Gleichgewicht – Richtung sauer.

Trinkgewohnheiten: oft zu wenig und zu »sauer«

Ähnlich wie mit unseren Essgewohnheiten sieht es mit dem Trinken aus: Wir haben uns immer mehr von natürlichem Trinkverhalten entfernt. Viele heiß geliebte Getränke wie Filterkaffee, schwarzer Tee (unter 4 Minuten gezogen), süße kohlensäurehaltige Limonaden und Alkohol heben die Säurebilanz. Hinzu kommt, dass der Körper diese Genussmittel gar nicht zum Ausgleich des Flüssigkeitshaushalts verwerten kann. Dazu eignen sich hauptsächlich Wasser und Kräutertees – mindestens eineinhalb bis zwei Liter pro Tag! Dies ist auch deshalb so wichtig, damit die Nieren die Abfallprodukte des Stoffwechsels ausschwemmen können.

Eiweiß ist nicht gleich Eiweiß

Nach dem Zweiten Weltkrieg hat sich die Ernährungsweise bei uns dramatisch verändert, denn im Zuge der Massentierhaltung wurde Fleisch erheblich billiger. Außerdem galt es nach den kargen Kriegszeiten als ein Zeichen von Wohlstand, nicht nur sonntags, sondern jeden Tag ein Stück Fleisch auf dem Teller zu haben. Daraus hat sich das klassische Mittagessen von heute entwickelt: eine große Portion Fleisch mit Sauce, viel kohlenhydratreiche Beilagen – und ein klein wenig Gemüse und Salat.

Essen Sie als sättigende Beilage Pellkartoffeln statt polierten Reis oder Weißmehlnudeln: So unkompliziert können Sie Ihre Basenbilanz verbessern.

Der Verzehr von tierischem Eiweiß ist drastisch angestiegen und beträgt heute rund 80 Prozent der aufgenommenen Eiweiße. Tierisches Eiweiß wird jedoch komplett sauer verstoffwechselt. Die weniger säuernd wirkenden pflanzlichen Eiweiße wurden auf 20 Prozent zurückgedrängt. Aus unterschiedlichen Studien gehen Empfehlungen hervor, die bei einem täglichen Bedarf an zugeführtem Eiweiß von etwa 20 bis 50 g liegen. Zur Orientierung: 100 g fettarmes Muskelfleisch enthält bereits rund 20 g Eiweiß. In den meisten westlichen Ländern wird die empfohlene Eiweißmenge weit überschritten, teilweise um ein Vielfaches!

Natürlich geht es hier keinesfalls darum, tierisches Eiweiß zu verteufeln und komplett aus der Ernährung zu verbannen. Tierische Eiweiße aus Fleisch und Fisch sowie auch aus Milch, Milchprodukten und Eiern sind mit ihrer speziellen Zusammensetzung von lebenswichtigen Bausteinen, den Aminosäuren, wichtig für eine gesunde Ernährung. Auf das richtige Maß kommt es an!

Food-Design contra Natur

Auch die industrielle Verarbeitung der Nahrung trägt zur allgemeinen Übersäuerung bei. Egal ob ein Lebensmittel zur Haltbarmachung verändert oder ob an seinem Geschmack »gefeilt« wird: Immer entfernt sich das bearbeitete Produkt von seinem Ursprung und wird in den seltensten Fällen gesünder. Modernes Food-Design geht aber noch weiter: Es werden Nahrungsmittel kreiert, die es vorher gar nicht gab – durch die Werbung wird das Bedürfnis nach diesen Produkten beim Verbraucher erst geweckt: Eiweiße, Kohlenhydrate und Fette werden zermahlen, gepresst oder aufgeschäumt, gefärbt und mit chemischen Geschmacks- und Konservierungsmitteln versehen. Säurebildner verstecken sich hinter süßen Geschmacksstoffen, die oft die Lust nach mehr wecken, ja geradezu süchtig machen können.

Neben den schwer einzuschätzenden Inhaltsstoffen entsteht für den Verbraucher noch ein weiteres Problem, das er oft gar nicht als solches wahrnimmt: Er gewöhnt sich so sehr an den intensiven Geschmack der stark verarbeiteten Lebensmittel, dass sich sein Geschmacksempfinden verändert – auf diesen Effekt baut die Lebensmittelindustrie. Wer sich dann auf eine gesündere Kost mit natürlichen Lebensmitteln umstellen soll oder möchte, dem schmecken diese zunächst oft nicht! Das Empfinden für die köstlichen Aromen und Geschmacksnuancen natürlicher Produkte muss erst wieder entdeckt werden.

Ihre Ernährung: sauer oder basisch?

Ziehen Sie einmal einen Tag oder eine Woche lang den Vergleich, wie viel Sie von säure- und basenbildenden Lebensmitteln mit Ihrer täglichen Ernährung jeweils zu sich nehmen:

- Überwiegen die säurebildenden Lebensmittel wie Eiweiße (vor allem tierische), Zucker und mit Zucker gesüßte Produkte, tierische Fette, Getränke mit Kohlensäure?
- Oder essen Sie mehr basenbildendes Gemüse und Obst sowie Salat und Trockenfrüchte und trinken kohlensäurefreies Wasser?

Die Bewegung – häufig zu wenig

Während unsere frühen Vorfahren für ihren Nahrungserwerb ständig zu Fuß unterwegs waren, sitzen wir zu diesem Zweck am Schreibtisch und bewegen dabei meist nur die Hände. Unsere Energie fließt fast ausschließlich in die Kopfarbeit, während unsere Muskeln ungenutzt bleiben, da fast alle schweren Arbeiten von Maschinen erledigt werden. Deshalb müssen wir unseren Steinzeitgenen (siehe Seite 24) mit ausgleichender Bewegung gerecht werden. Das kann schon damit beginnen, den Weg zur Arbeit zu Fuß oder mit dem Fahrrad zurückzulegen statt mit Auto, Bus oder U-Bahn.

Überlasten Sie Ihren Körper nicht plötzlich mit zu viel Bewegung. Das überlastet die Puffersysteme, und die nicht abtransportierten Säuren führen zu Muskelkater oder gar Krämpfen.

Vielfältige positive Wirkungen

Das Herz-Kreislauf-System, Binde- und Stützgewebe, Knochen, Haut und Lungen werden durch Bewegung ebenso gestärkt und angeregt wie die Funktionsfähigkeit des Darms. Durch die tiefere Atmung wird mehr Kohlensäure ausgeatmet, deren Platz im Körper für Basen frei wird – wenn diese vorher mit der Nahrung aufgenommen wurden. Auch der entstehende Schweiß trägt Säuren und Giftstoffe aus dem Körper nach außen. Nebenbei reinigt er die Poren der Haut, die außerdem durch die Bewegung besser durchblutet wird.

Der Lebensstil – oft zu hektisch

Unser Körper ist eng mit unserer Seele und unserem Gefühlsleben verbunden. Die Bereiche beeinflussen sich gegenseitig, und so ist es kein Wunder, dass auch unser Säure-Basen-Haushalt von unserer Einstellung zum Leben und unserer Lebensweise beeinflusst wird. Ein einfaches Beispiel: Wenn Sie auf jemanden »sauer sind«, schüttet Ihr Körper Stresshormone aus, die zur Übersäuerung beitragen. Umgekehrt wirkt auch unser körperliches Befinden auf unser Gefühlsleben. Beispielsweise fühlen Sie sich unwohl, wenn Sie Sodbrennen haben, und bekommen vielleicht schlechte Laune.Ständige Anspannung und negative Gedanken vergiften im wahrsten Sinne des Wortes den Organismus. Hinzu kommt, dass wir uns bei Anspannung oder Missstimmungen oft mit Alkohol oder Süßigkeiten betäuben – den ungesündesten unter den Säurebildnern.

Übersäuerung durch Stress

Die Stressreaktion und die damit verbundenen körperlichen Abläufe stammen entwicklungsgeschichtlich aus der Steinzeit. Damals sollten sie den Menschen kurzfristig in die Lage versetzen bei Bedrohungen zu kämpfen oder zu fliehen. Danach setzte wieder Entspannung ein. Heute wäre eine so starke Reaktion meist nicht mehr nötig – aber unsere Steinzeitgene beeinflussen uns noch immer.
Stress erscheint den meisten heute unumgänglich, fast schon als ein Muss. Manche Menschen sind so daran gewöhnt, dass sie nichts mehr mit sich anzufangen wissen, wenn sie überraschend einmal frei haben. Der Körper weiß es besser und sehnt sich nach Bewegung und echter Entspannung – nur hören wir allzu oft nicht auf ihn. Stress führt zu chronischem Zeitmangel: keine Zeit für Sport und Hobbys, Freunde und Lachen, Kochen und Genießen. Alles muss schnell gehen. Hast statt Rast, Säuren statt Basen. Klingt übertrieben dramatisch?
Dann schauen Sie mal, was Stress mit Ihrem Organismus und dem Säure-Basen-Haushalt anstellt:

- Bei Stress wird der Atem so flach und hastig, dass kaum noch Säuren abgeatmet werden.
- Der Darm reduziert seine Tätigkeit auf ein Minimum, weil die Ausschüttung der Stresshormone ihm signalisiert hat, dass der Körper gerade mit etwas Wichtigerem als der Verdauung beschäftigt ist. Verstopfung oder Durchfälle und Bauchschmerzen sind die Folge.
- Weil der Darm auf Sparflamme arbeitet, können Basen aus der Nahrung nicht aufgenommen werden oder gehen verloren. Stattdessen bildet der lange im Darm verweilende Nahrungsbrei zusätzlich Gärungssäuren.

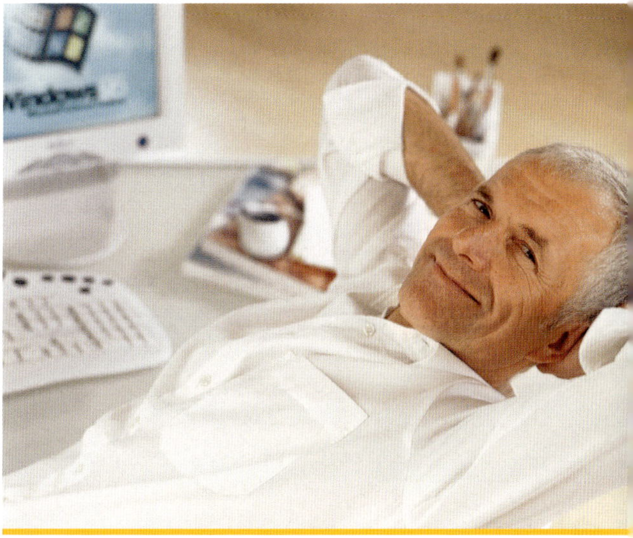

Zurücklehnen, durchatmen und mal kurz die Arbeit Arbeit sein lassen: So halten Sie Ihren Stress im Zaum und tanken neue Energie.

Die Stress-Spirale schraubt sich immer höher

Wenn durch ständige Hektik die Zeit für Sport und echte Entspannung fehlt, hat die Haut keine Gelegenheit, sich überschüssiger Säuren zu entledigen. Das Puffersystem Haut (siehe Seite 19) kann nicht richtig arbeiten, die Haut wirkt schlaff und fahl. Eventuell kommen sogar Entzündungen hinzu.

Beeinträchtigt der Zeitmangel auch Einkauf und genüssliches Kochen, halten oft Fast Food, Konserven, Schokoriegel und viel zu hastiges Essen Einzug in den Alltag. Damit werden dem Körper vor allem Säuren zugeführt, und es fehlen die nötigen Basen als Puffer.

Die Übersäuerung schreitet fort: Der Magen schmerzt aufgrund der permanent gereizten Magenschleimhaut. Die Muskeln erliegen der Säurestarre und bilden sich in schmerzendes Bindegewebe um. Die Übersäuerung erzeugt Schmerzen, und Schmerzen erzeugen ihrerseits neuen Stress. Hinzukommen können Schlafstörungen, die uns tagsüber so müde machen, dass wir den Tag nur mit großer Anstrengung – die wiederum säuernd wirkt – überstehen.

Die Nerven sind gereizt, die Gemütslage ist angespannt, wir sind aggressiv und im wahrsten Sinne des Wortes sauer. So beginnt der Kreislauf der Übersäuerung von vorn. Nur dass es sich nicht wirklich um einen Kreislauf handelt, sondern vielmehr um eine Spirale: Stress und Übersäuerung schaukeln sich gegenseitig hoch und höher.

Hat zu viel Hektik in unser Leben Einzug gehalten, können wir der Teufelsspirale aus Stress und Übersäuerung nur durch eine genaue Analyse und entsprechende Veränderung unserer Situation entrinnen. Als Einstieg hilft Ihnen dabei der Stimmungstest auf Seite 48/49. Nehmen Sie sich diese Zeit – sie ist eine Investition in Ihre Lebensqualität.

Die »Teufelsspirale« aus Stress und Übersäuerung

Stress › Zeitmangel › Fast Food und Essen in Hektik › Übersäuerung › Schmerzen › Schlafstörungen › Konzentrationsmangel und Gereiztheit › noch größerer Stress ...

Übersäuerung statt Entspannung: Nikotin und Alkohol

Viele Menschen greifen gerade in Stressphasen vermehrt zu Alkohol oder zur Zigarette, um sich zu entspannen und zu beruhigen. Tatsächlich wirken aber sowohl Alkohol als auch Nikotin anregend statt beruhigend auf das zentrale Nervensystem.

Alkohol hat zahlreiche säuernde und schädigende Wirkungen auf den Organismus. Zusätzlich bringt er noch viele, oft schwerwiegende Probleme im gesellschaftlichen Umfeld mit sich, wenn er zur Sucht wird.

Das Rauchen jedoch stellt in seinen schädigenden Auswirkungen auf den Körper alle anderen Genussgifte in den Schatten.

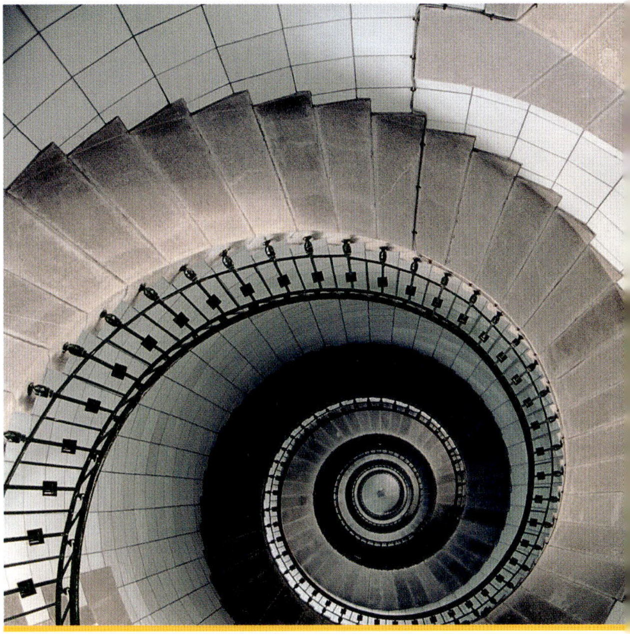

Mit dem blauen Dunst schraubt sich auch die Teufelsspirale aus Stress und der nächsten Zigarette immer weiter in die Höhe.

Das passiert durch Rauchen im Körper:

- Die Fließfähigkeit des Blutes wird reduziert, sodass es Nährstoffe und Sauerstoff nicht mehr bis in die feinsten Äderchen befördern und Stoffwechselschlacken nicht ausreichend abtransportieren kann.
- Das Abatmen der Säuren über die Lunge, und damit ihre Funktion als Säurepuffer, wird eingeschränkt.
- Bikarbonat, das dringend zur Säurebindung im Darm gebraucht wird, wird gehemmt.
- Das vegetative (unwillkürliche) Nervensystem wird auf Erregung geschaltet, Herztätigkeit und Blutdruck steigen. Das Stressgefühl wächst.
- Der Abbau von Knochensubstanz wird gefördert, die Pufferdepots der Knochen (siehe Seite 21) nehmen ab.
- Das Herz-Kreislauf-System wird in der Folge weniger belastbar.
- Das Rauchen kann schließlich sogar Krebs auslösen.

Säurebeschwerden des Körpers und der Seele

Wenn durch ständige Zufuhr von Säuren die Puffersysteme des Körpers (siehe ab Seite 16) andauernd auf Hochtouren arbeiten müssen, können die einzelnen Organe ihre Hauptfunktionen nicht mehr einwandfrei erfüllen. Das wirkt sich langfristig negativ auf Körper und Seele aus.
Unser Körper besitzt zu seiner Verteidigung gegen Krankheitserreger einen komplexen Abwehrmechanismus, das Immunsystem. Darin spielen die so genannten Antikörper und Immunglobuline, Eiweißverbindungen des Immunsystems, eine wichtige Rolle. Ein Übermaß an Säuren in unserem Organismus regt den Abbau von Eiweißen an – und damit auch den Abbau von Antikörpern und Immunglobulinen. Bei chronischer Übersäuerung stehen dem Immunsystem also nicht mehr genügend Antikörper zur Bekämpfung von Krankheiten zur Verfügung.

Ein Übermaß an Säuren verursacht eine Schwächung des Immunsystems.

Ähnlich verhält es sich mit den Enzymen. Das sind Eiweißstoffe, die für die chemischen Reaktionen des Körpers unverzichtbar sind, weil sie alle Umwandlungsvorgänge steuern oder beschleunigen – auch jene des Immunsystems. Damit Enzyme einwandfrei funktionieren können, benötigen sie ein bestimmtes Milieu. Ist dieses wegen Übersäuerung nicht mehr gegeben, kann sich das auf die chemischen Prozesse auswirken.
Die wissenschaftliche Forschung steht in diesem Bereich noch am Anfang, und so kann man nur aufgrund von Erfahrungen mit großer Wahrscheinlichkeit annehmen, dass chronische Übersäuerung die Funktion unseres Immunsystems massiv stört und zu einer Abwehrschwäche führt. Damit sind gesundheitliche Beschwerden vorprogrammiert, weil Erreger nicht mehr wirkungsvoll genug bekämpft werden können.

Das Wohlbefinden kommt aus der Balance

Der Säure-Basen-Haushalt wird also nicht nur durch unsere Ernährung und Lebensweise beeinflusst, sondern er beeinflusst seinerseits unser körperliches und seelisches Wohlbefinden. Dabei schlägt sich die chronische Übersäuerung nach Ansicht vieler Ärzte für Naturheilverfahren und Heilpraktiker besonders in den schwer therapierbaren, chronischen Leiden nieder, die sich in den letzten Jahrzehnten in unserer Zivilisation der Hektik und des Überflusses gehäuft haben.

Aggressivität und Anspannung

Ein aggressiver Mensch ist aufbrausend und unberechenbar, ungerecht und immer unter Spannung. Nicht nur seine Mitmenschen leiden darunter, sondern auch er selbst. Denn eigentlich wollte er nur seine Position klarmachen, aber niemanden beleidigen oder verletzen. Trifft das aggressive Verhalten jedoch zu oft denselben Menschen, noch dazu vielleicht den falschen, kann das zu Trennungen in Beziehung, Freundeskreis oder Beruf führen.
Aggressivität und Gelassenheit werden vom vegetativen Nervensystem beeinflusst: Der Sympathikus (der Aktivitätsnerv) und der Parasympathikus (der Nerv, welcher zuständig ist für Ruhe und Entspannung) gleichen einander in ihrer Wirkung aus – im Idealfall. Da ein saures Körpermilieu den Sympathikus aber ständig reizt, hat eine Übersäuerung großen Anteil an ständiger Anspannung und Aggressivität. Die Anspannung sorgt wiederum für schlechte Stimmung, was den Organismus noch mehr säuert – ein teuflischer Kreislauf!

Allergien

Bei einer Allergie reagiert das Immunsystem übersensibel auf eine bestimmte Substanz. Der Grund dafür kann eine im Laufe des Lebens erworbene Überempfindlichkeit (Sensibilisierung) für bestimmte Stoffe sein: Im Organismus haben sich Antikörper gegen die betreffenden Substanzen gebildet. Durch die überschießende Reaktion des Immunsystems auf die Substanz wird im Körper vermehrt der Botenstoff Histamin freigesetzt, was die verschiedenen typischen Symptome, etwa Hautrötungen, Juckreiz, Niesen, Atemnot, Durchfall oder gar einen Kreislaufzusammenbruch hervorruft.
Inwiefern die chronische Übersäuerung die Allergiebereitschaft fördert, ist noch nicht genau erforscht. Es wird aber angenommen, dass durch einen Ausgleich des Säure-Basen-Haushalts – mithilfe von ausgewogener Ernährung, viel Entspannung und Bewegung an der frischen Luft – vielen Allergien der »saure Boden« entzogen werden kann, auf dem sie wachsen.
Eine säuernde Folge der Allergie: Sind die Atemwege betroffen, können oft nicht genügend Säuren abgeatmet werden, das Puffersystem Lunge kann also einer Übersäuerung nicht ausreichend entgegenwirken.

Arterienverkalkung/Arteriosklerose

Die Arterien führen das mit lebenswichtigem Sauerstoff angereicherte Blut von der Lunge über das Herz in die Peripherie, das Körpergewebe. Werden die Arterien durch Ablagerungen verengt oder gar unpassierbar, kann der Blutfluss – und damit die Funktionen des Bluts wie Säurepufferung und Sauerstofftransport – stark beeinträchtigt werden oder im schlimmsten Fall zum Erliegen kommen. Die Gefäßverkalkung nimmt im Alter zu und wird gesteigert durch Bluthochdruck, Veranlagung, entzündliche Prozesse wie Rheuma oder Allergien, Genussgifte wie Nikotin und Koffein, erhöhten Blutfettgehalt sowie Stress und Schlafmangel. Arterienverkalkung ist in den Industrieländern eine der häufigsten Todesursachen! Der Säure-Basen-Haushalt spielt bei der Regulierung der für die Entstehungsmechanismen der Arteriosklerose förderlichen Prozesse eine wichtige Rolle.

Cellulite

Die auch Orangenhaut genannten Dellen in der Haut von Oberschenkeln und Po sind keine Erkrankung, sondern vor allem ein kosmetisches Problem. Sie deuten aber auf eine Übersäuerung des Körpers hin. Denn das Bindegewebe ist ein wichtiger Speicher für überschüssige Säuren (siehe Seite 21); seine Überlastung als Säurespeicher führt zur so genannten Gelbildung, die zur Entstehung von Orangenhaut beiträgt.

Depressionen

Gedrückte, traurige Stimmung und quälende Unzufriedenheit mit sich und der Welt kann das Leben zur Hölle machen. Die Ursachen für Depression sind mannigfaltig, die Auswirkungen werden oft nicht erkannt oder falsch interpretiert, weil es für die Schwere der Erkrankung keine Maßeinheit gibt. Geht die Freude am Sein verloren, schwindet meist der Appetit oder wird übermäßig. Die Fehlernährung bringt den Säure-Basen-Haushalt aus dem Gleichgewicht, die Übersäuerung verursacht noch schlechtere Stimmung. Körperliche Aktivität und Entspannungsübungen könnten die Übersäuerung abbauen und Glückshormone produzieren, erscheinen aber im depressiven Zustand wenig reizvoll.

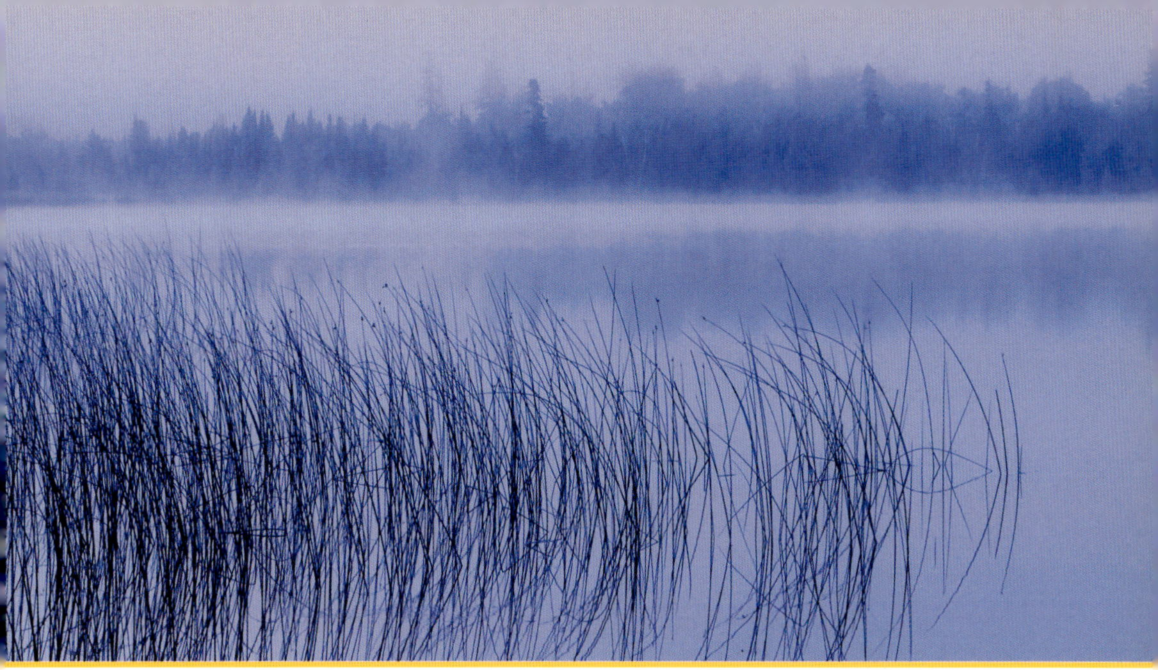

Trübe Stimmung und Depression kann viel mit einem aus dem Gleichgewicht geratenen Säure-Basen-Haushalt zu tun haben. Hier werden dringend Glückshormone gebraucht!

Diabetes mellitus

Die Zuckerkrankheit tritt in der »frühen« Typ-I- und der »späten« Typ-II-Form als latenter oder manifester Diabetes mellitus auf. Bei der latenten Erkrankung kommt es nur bei Reizungen zu Störungen im Blutzuckerhaushalt, bei der manifesten Form sind Blutzuckerspiegel und Zuckerausscheidung über den Urin dauerhaft erhöht. Bei Typ I ist die Insulinproduktion, bei Typ II die Insulinverarbeitung gestört. Übersäuerung scheint bei der Entstehung von Diabetes eine wichtige Rolle zu spielen. Durch den krankhaft veränderten Stoffwechsel kann es zu Spätschäden wie Arteriosklerose, Gewebeschäden, Sehverlust, Immun- und Nierenschwäche kommen. Ein ausgeglichener Säure-Basen-Haushalt ist bei der Vermeidung solcher Schäden von Bedeutung.

Erschöpfungszustände

Andauernde Übersäuerung beeinflusst verschiedene Regelkreise unseres Körpers. Mineralien fehlen, Vitamine und Aktivstoffe sind Mangelware und können nicht an der Stelle verwendet werden, wo sie für Kraft und Ausdauer sorgen, sondern werden zum Neutralisieren der Säureflut verbraucht. Die Folge sind Erschöpfung, chronische Schmerzen, Verhärtung der Muskulatur. Der Ausgleich des Säure-Basen-Haushalt könnte zu einer deutlichen Besserung führen, es fehlt aber die Kraft sich aufzuraffen, um die nötige Veränderung der Lebensweise herbeizuführen.

Gallensteine und Nierensteine

Die Steinbildung in der Gallenblase und im ableitenden Harnsystem von Niere, Harnleiter und Harnblase tritt im chronisch übersäuerten Organismus häufig auf. In der Gallenblase bilden sich aus Verdauungssäften, Fettstoffen und Kalzium Steine. In der Niere werden sie aus verschiedenen organischen Substanzen und Mineralien gebildet, etwa Urat-, Kalziumoxalat- oder Zystinsteine. Bei gestörtem Harnsäurestoffwechsel durch chronische Übersäuerung treten vermehrt Uratsteine auf. Neben einer basenbildenden Ernährung, die der Übersäuerung entgegenwirkt, muss vor allem viel getrunken werden, um die Harnwege durchzuspülen.

Gedächtnisstörungen

Die gute Durchblutung des Gehirns ist für die Leistung des Gedächtnisses unabdingbare Voraussetzung. Bei chronischer Übersäuerung kann die Durchblutung durch Störungen der Muskelspannung und auch durch Arterienverkalkung vermindert sein. Der Informationsaustausch einzelner Nervenzellen wird durch Verschiebung des pH-Wertes aus dem idealen Bereich beeinträchtigt.

Gicht

Gicht ist eine entzündliche Veränderung der Gelenke, die akut oder chronisch auftreten kann. Es entstehen vermehrt harnsaure Salze, die in verschiedenen Körperregionen, meist in Großzehen- oder Fingergelenken, zu schmerzhaften Entzündungen führen können. Der Harnsäuregehalt im Blut ist durch säuernde Ernährung zu hoch. Die Gichtdiät verbietet den Genuss von säurebildenden Lebensmitteln wie Fleisch, Wurst, Käse, Spinat, Kaffee, Tee, Kakao und Hülsenfrüchten. Erlaubt ist, was Basen bildet: Obst, Gemüse, Kartoffeln, kohlensäurefreies Mineralwasser mit hohem Bikarbonatanteil sowie grüner Matetee.

Herzinfarkt

Verkalkung und Einengung der Herzkranzgefäße führen zu einer Unterversorgung des Herzmuskels mit Sauerstoff und häufig zum gefürchteten Infarkt – nicht selten mit tödlicher Folge für den Betroffenen. Die Ursachen liegen meist im »sauren« Bereich. Falsche Lebensführung mit viel Stress, falsche Ernährung mit übermäßigen Säureanteilen (vor allem tierische Fette, Fleisch und Zucker) sowie zu wenig Bewegung und sportliche Betätigung an der frischen Luft sind Faktoren, die zur Übersäuerung des Organismus beitragen und die Verengung der Arterien des Herzens verursachen.

Hyperaktivität

Ein überaktiver Mensch ist durch die erhöhte Spannung seines sympathischen Nervensystems (siehe Seite 33) getrieben. Er ist innerlich unruhig und voller Bewegungsdrang, Entspannung ist für ihn nicht möglich, Ausgeglichenheit und Ruhe sind Fremdworte. Der Körper läuft immer unter Volldampf – bis zur völligen Erschöpfung, die aber wegen der stetig herrschenden Anspannung nicht recht wahrgenommen werden kann. Hyperaktivität ist ein äußerst säuernder Zustand, der sich selbst bedingt und unterhält. Eine basenbildende Ernährung kann hier Linderung verschaffen, ebenso wie Entspannungsübungen. Sie stellen allerdings für den Betroffenen aufgrund der inneren Unruhe besonders anfangs eine große Herausforderung dar.

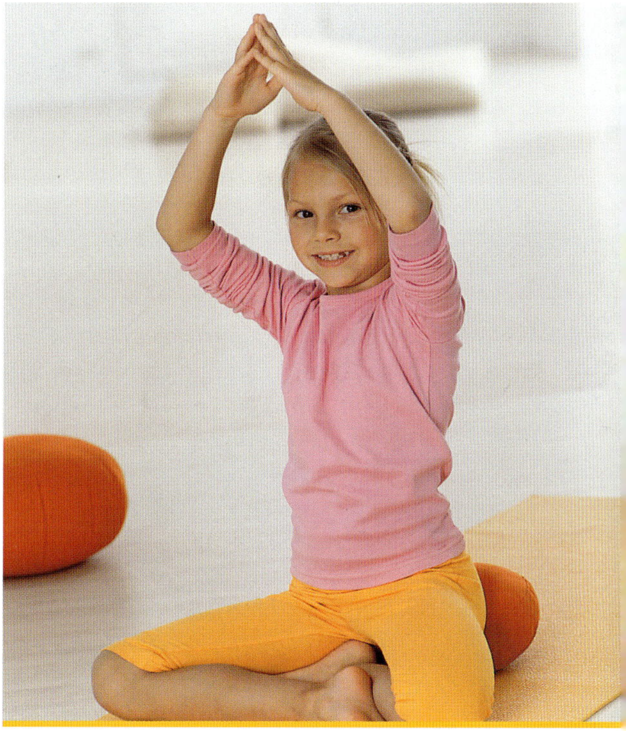

Entspannungsübungen sind sehr hilfreich bei Hyperaktivität, die heute vor allem sehr viele Kinder betrifft.

Konzentrationsmangel

Der chronisch übersäuerte Körper kann dem Geist nicht das geben, was dieser für eine gute und ausdauernde Konzentrationsfähigkeit benötigt. Sind die Mineralien bei dem ständigen Bemühen um einen optimalen Blut-pH-Wert verpuff(er)t, sind sie für das Gehirn und andere Körperfunktionen nicht mehr frei verfügbar. Es kommt leicht zu Zittern und Muskelkrämpfen, was die Konzentration zusätzlich beeinträchtigt. Lesen Sie hierzu auch die Abschnitte zu Erschöpfung und Gedächtnisstörungen auf Seite 35 und 36.

Krebserkrankungen

Die Krebsforschung liefert immer neue Details zu dieser schweren Erkrankung. Bei der Entstehung spielen Vererbung, Gifte wie beispielsweise Umweltgifte oder Nikotin, der Alterungsprozess des Organismus sowie ein geschwächtes Immunsystem eine wichtige Rolle. Nahrungsbestandteile wie Vitamine, Spurenelemente und Mineralien helfen dagegen vermutlich, das tödliche Wachstum der Krebszellen zu hemmen.
Die so genannten Killerzellen sind Teile des Immunsystems und darauf spezialisiert, krankhaft veränderte Zellen aufzuspüren und zu vernichten. Krebszellen können sich im intakten Immunsystem nicht an Schwachstellen anhängen und mit ihrer unheilvollen Vermehrung beginnen! Wissenschaftliche Untersuchungen konnten nachweisen, dass die Funktion der Killerzellen im sauren Milieu gehemmt ist, zusätzlich war die Zerstörung der Tumorzellen durch Enzyme gestört.
Chronische Übersäuerung ist sicher nicht die alleinige Ursache einer Krebserkrankung, trägt aber ihren Teil dazu bei. Beim Magen-Darm-Geschwür, das sich durch eine chronisch entzündliche Magenschleimhaut gebildet hat und langfristig zu Krebs entartet, ist der Zusammenhang zur chronischen Übersäuerung gesichert.
Ist es bereits zu einer Krebserkrankung gekommen, trägt die Säure-Basen-Balance dazu bei, die Rekonvaleszenz nach Operation, Chemotherapie oder Bestrahlung zu unterstützen. Es sollte größter Wert auf die Wiederherstellung des medikamentös zerstörten Immunsystems und der Darmflora gelegt und ein Leben im Einklang von Körper, Geist und Seele angestrebt werden.

Magen-Darm-Geschwüre

Die Schleimhaut unseres Verdauungstrakts benötigt für jede Stufe der Verdauung das jeweils optimale pH-Milieu. Bei chronischer Übersäuerung wird jedoch oft zu viel Magensäure produziert. Außerdem kann der zu saure Magenbrei nach dem Durchlaufen des Magens häufig nur noch ungenügend neutralisiert werden. Die chronisch entzündliche Reizung der Schleimhaut durch Übersäuerung kann zu Geschwüren führen, die unbehandelt schwere Folgen wie Blutungen, Magendurchbruch oder Magenkrebs haben können.

Migräne

Vor oder während eines Migräneanfalls kommt es zur Verkrampfung einer oder mehrerer Gehirnarterien. Danach kann eine Dehnung derselben Gefäße und eine Schwellung des Gewebes in dessen Umfeld auftreten. Dies löst die gefürchteten Beschwerden aus, wie vor allem heftige, oft einseitige Kopfschmerzen, aber auch Sehstörungen, Übelkeit, Erbrechen, Lichtscheu und das Gefühl völliger Abgeschlagenheit. Ob Verspannungen der Skelettmuskulatur oder Verkrampfungen der Gefäßwandmuskulatur zu den Schmerzen geführt haben oder ob der chronisch übersäuerte Organismus eine veränderte Wahrnehmung von Schmerzen verursacht hat (siehe Seite 41): Durch Herstellung der Säure-Basen-Balance kann die Migräne gelindert werden.

Myogelosen

Die tastbare Verhärtung der Muskeln, auch Hartspann genannt, ist nicht nur auf zu wenig oder einseitige Beanspruchung der Muskulatur zurückzuführen, sondern auch auf Übersäuerung. Genau wie im Bindewebe wird auch in den Muskelzellen Säure gespeichert. Dadurch kann das Muskelgewebe seine Aufgaben nicht optimal erfüllen, verliert seine Elastizität und verhärtet schmerzhaft. Wer viel am Schreibtisch sitzt, kennt das vermutlich von den Muskelsträngen, die beidseitig zwischen Hals und Schulter verlaufen. Durch eine konsequente und dauerhafte Entsäuerung sowie durch sinnvolles Bewegungstraining kann die ursprüngliche Elastizität des Muskelgewebes wiedergewonnen werden.

Neurodermitis

Von dieser entzündlichen Veränderung der Haut, begleitet von Rötungen, Juckreiz, Ekzemen, nässenden oder schuppigen Krustenbildungen, sind häufig Kinder betroffen. Die Auswirkungen der Hautkrankheit können durch eine dauerhafte Wiederherstellung des Säure-Basen-Gleichgewichts gelindert werden. Ein Ausgleich des Säure-Basen-Haushalts setzt aber auch an den Ursachen der quälenden Erkrankung an, wie Allergien, Stress, eine gestörte Darmflora und/oder Pilzinfektionen (neben ererbten Faktoren).

Osteoporose (Knochenschwund)

Die Verminderung der Knochensubstanz bedeutet ein Poröswerden der Knochen und führt zu einer höheren Anfälligkeit für Knochenbrüche, die dann schon bei geringer äußerer Einwirkung auftreten können. Bewegungsmangel, eine lang anhaltende Kortisontherapie, Mangelernährung oder chronische Übersäuerung gehören zu den Ursachen der schwindenden Knochenstabilität. Bei fehlendem Säure-Basen-Gleichgewicht verringern die knochenbildenden Zellen, die Osteoblasten, ihre Aktivität. Gleichzeitig versucht der Körper den pH-Wert des Blutes zu stabilisieren und die Säuren zu puffern, indem er vermehrt Mineralstoffe aus den Knochen in das Blut aufnimmt. So werden die Knochen immer instabiler (siehe auch Seite 21).

Rheumatische Erkrankungen

Die rheumatischen Erkrankungen sind durch Schmerzen, Entzündung und Degeneration von Körpergewebe gekennzeichnet. Ob sich der schmerzhafte Prozess durch Entzündungen an einzelnen oder mehreren Gelenken, Zerstörung der Gelenke oder in der Muskulatur beziehungsweise anderen Weichteilen abspielt: Immer geschieht dies in Zusammenhang mit der Übersäuerung des betroffenen Gewebes. Nur konsequente Entsäuerung und ein langfristiger Ausgleich des Säure-Basen-Haushalts können sowohl den akuten als auch den chronischen Verlauf rheumatischer Erkrankungen nachhaltig lindern und die Auswirkungen auf den gesamten Organismus eindämmen.

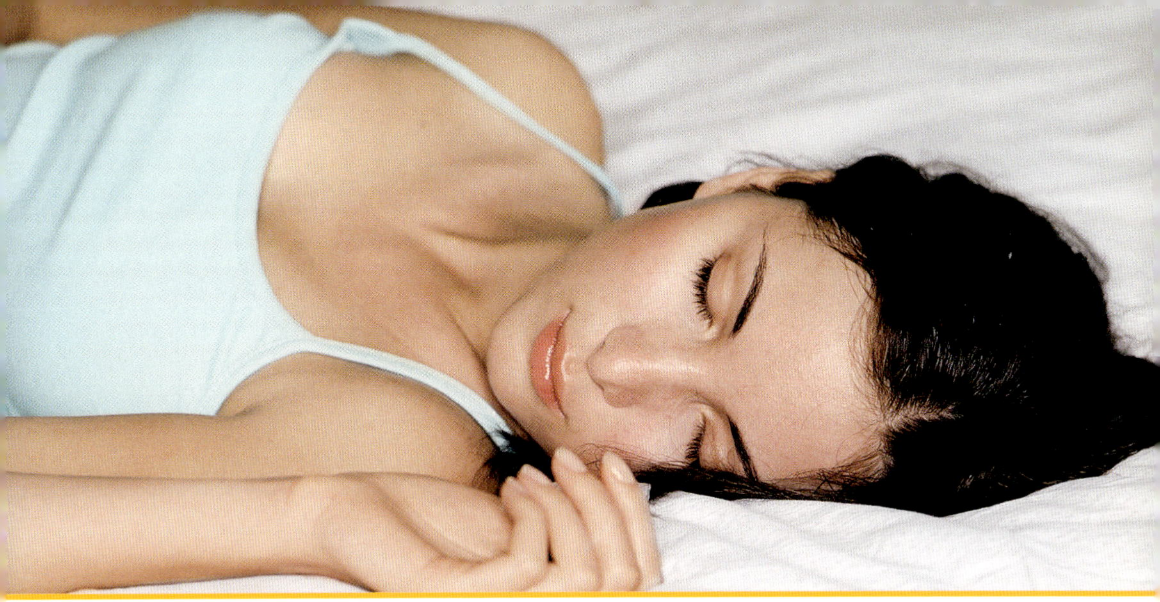

Voraussetzung für ruhigen, erholsamen Schlaf ist, dass man gut abschalten kann – und seinen Säure-Basen-Haushalt ins Gleichgewicht bringt.

Schlafstörungen

Ein- und Durchschlafstörungen haben viele Gründe, aber immer das gleiche Ergebnis: Der Betroffene ist müde, abgeschlagen, kann sich nicht konzentrieren und ist weniger belastbar. Neben körperlichen Beschwerden stellen sich bei chronischem Schlafdefizit geistige und seelische Probleme ein, die ihrerseits Schlafstörungen verursachen.
Jedem Organ wird eine Uhrzeit zugeordnet. Nachts zwischen drei und vier Uhr ist beispielsweise die Zeit der Leber. Das regelmäßige Erwachen um diese Uhrzeit weist also auf eine Belastung des Organs hin, die durch den Ausgleich des Säure-Basen-Haushalts abgebaut werden kann.

Chronische Schmerzen

Durch chronische Übersäuerung kann die individuelle Schmerzwahrnehmung sensibilisiert werden. Der ständige Schmerz erhält sich selbst, indem die Muskulatur der betroffenen Körperregion aufgrund von reflektorischen Reaktionen sowie der Ablagerung von Säuren verhärtet. Zudem sind unter chronischen Schmerzen leidende Menschen großem Schmerz-Stress ausgesetzt, der die Empfindlichkeit weiter steigert und den Körper noch mehr säuert. Der Ausgleich des Säure-Basen-Haushalts hilft neben anderen Therapien, den Teufelskreis zu durchbrechen.

IN 6 SCHRITTEN ZUR SÄURE-BASEN-BALANCE

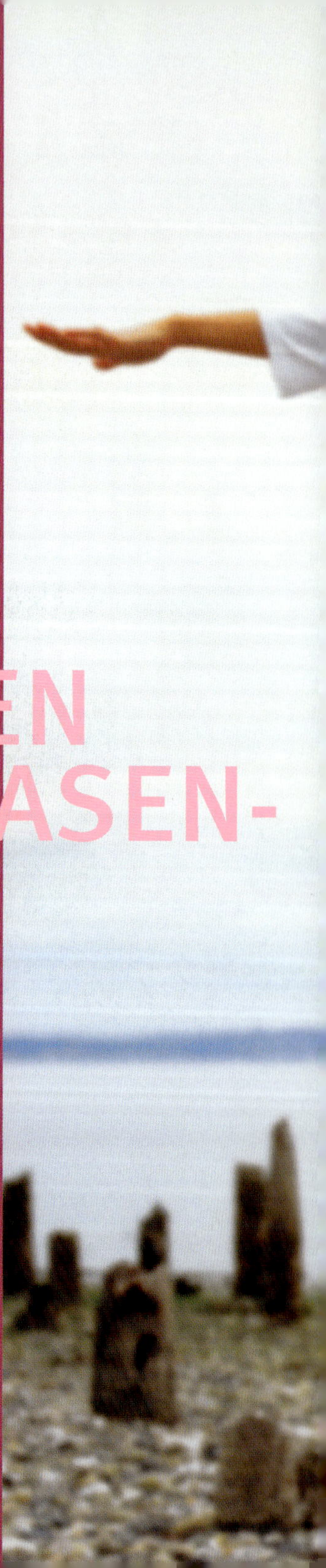

Wenn Sie die enge Verbindung zwischen Körper, Geist und Seele sowie Ihren Lebensbedingungen berücksichtigen und nutzen, können Sie Ihr Säure-Basen-Gleichgewicht erreichen und erhalten. Deshalb geht das Gesamtkonzept in diesem Kapitel systematisch in sechs Schritten vor, die aufeinander aufbauen.

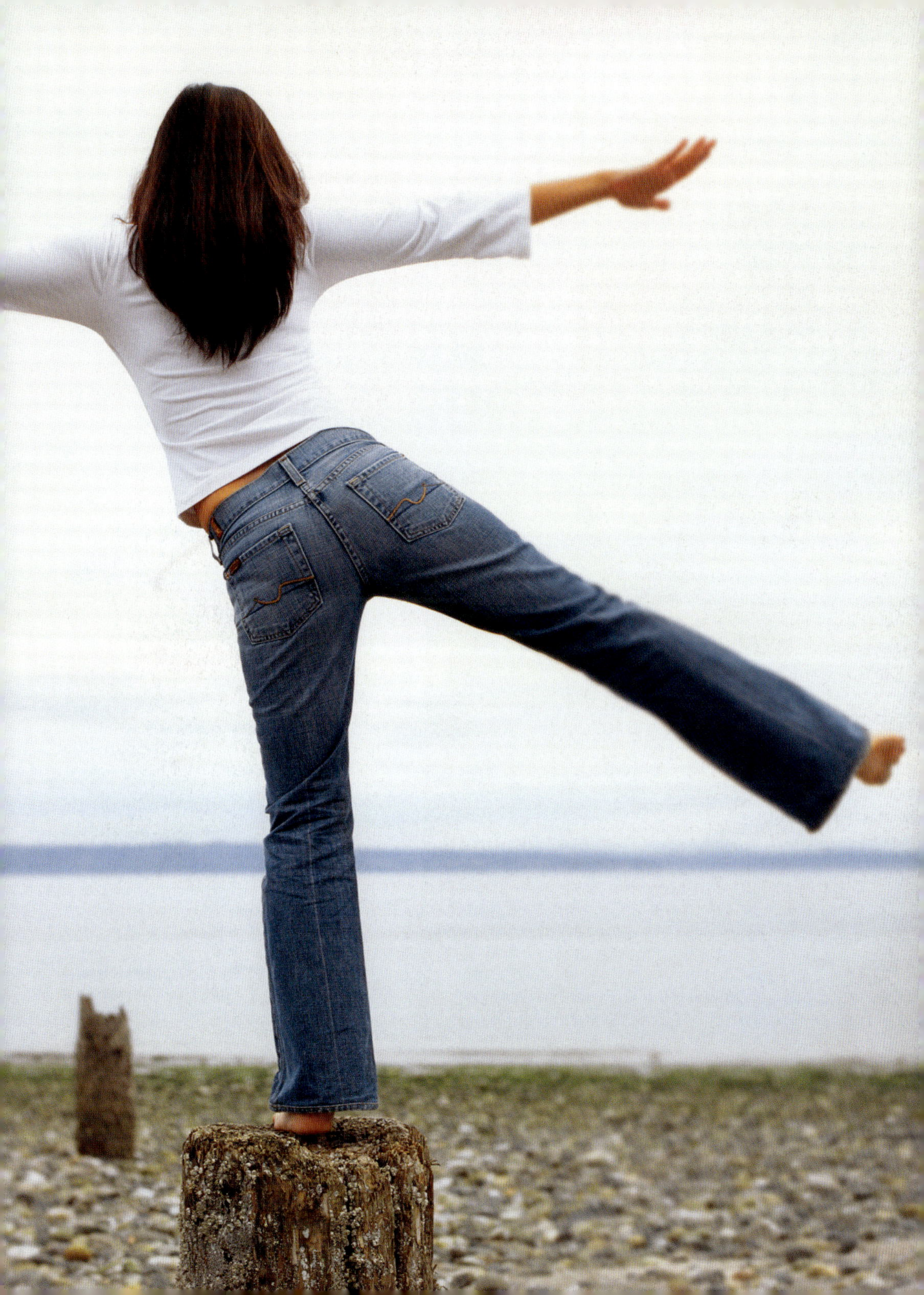

Ein ganzheitliches Konzept statt einer Diät

Wie sieht Ihr Leben aus? Wie hätten Sie Ihr Leben gern? Körper, Sinne, Emotionen, Geist und Spiritualität greifen ineinander und sind gemeinsam verantwortlich für unser Wohlbefinden. Deshalb ist nur ein Gesamtkonzept von Maßnahmen und ein systematisches Vorgehen geeignet, den Säure-Basen-Haushalt langfristig auszubalancieren.

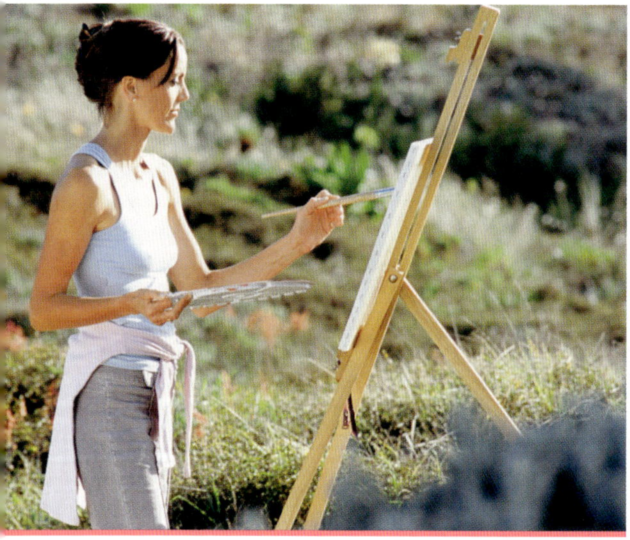

Der Mensch lebt nicht vom Brot allein: Pflegen Sie Ihre geistigen Interessen ebenso wie Ihren Körper!

Der Säure-Basen-Haushalt beeinflusst alle Bereiche unseres Körpers und damit auch unsere Gesundheit und unser subjektives Wohlbefinden. Umgekehrt beeinflussen wir durch Ernährung, Bewegung und Lebensstil unser Säure-Basen-Gleichgewicht. Wegen dieses sehr engen Zusammenhangs kann ein »Flickenteppich« von einzelnen Maßnahmen keinen dauerhaften Erfolg haben. Zum Ziel führt nur ein Gesamtkonzept, das den Menschen ganzheitlich betrachtet und ebenso unserem Körper als Mini-Universum gerecht wird wie unseren Lebenszielen und unserer inneren Einstellung. All das ist gar nicht so schwierig, wenn Sie planvoll vorgehen. In sechs Schritten können Sie Ihre Säure-Basen-Balance erreichen und erhalten:

- **Schritt 1:** Beim Lesen des ersten Kapitels dieses Buches haben Sie sich den **theoretischen Teil der Grundlagen** geschaffen – Sie haben die Bedeutung des Säure-Basen-Haushalts kennen gelernt. Nun müssen Sie aktiv werden: Testen Sie den Ist-Zustand Ihres Säure-Basen-Haushalts und behalten Sie dies langfristig bei.

- **Schritt 2:** Wirken Sie der Übersäuerung entgegen, indem Sie Ihre **Ernährung** auf basenorientierte Grundkost umstellen. Sollte das nicht gleich klappen: Auch eine teilweise Umstellung bringt viel.
- **Schritt 3:** Beseitigen Sie innere und äußere **Störfelder wie Krankheitsherde oder Dauerstress.** Finden Sie gemeinsam mit Ihrem Therapeuten heraus, wo Ihre individuellen körperlichen oder seelischen Probleme liegen und beleuchten Ihr Umfeld auf krank machende Situationen. Zur Behandlung gehört auch die Sanierung der Darmflora durch eine wirksame mikrobiologische Therapie.
- **Schritt 4:** Durch regelmäßige **Bewegung und sportliches Training** aktivieren Sie die verschiedenen Funktionskreise Ihres Organismus.
- **Schritt 5:** Durch bewussten Umgang mit Ihrer Zeit und Ihrem Leben sowie durch **aktive Entspannung** festigen Sie die Säure-Basen-Balance und erreichen eine auf allen Ebenen befriedigende Lebensweise.
- **Schritt 6:** Zur **Steigerung der Abwehrkräfte** eignen sich naturheilkundliche Verfahren: ausleitende Maßnahmen wie Bäder, Packungen, Biochemie, Homöopathie, Akupunktur, (Reflexzonen-)Massagen …

Vorsicht!

Fragen Sie in folgenden Fällen unbedingt Ihren Therapeuten, bevor Sie in Ihren Säure-Basen-Haushalt eingreifen:

- Bei schweren Nierenfunktionsstörungen
- Bei Einnahme von Blutverdünnungsmitteln, etwa Marcumar®.
- Bei schweren psychischen Erkrankungen wie Magersucht, Ess-Brech-Sucht, anderen Essstörungen, Depressionen oder momentanen starken psychischen Belastungen.
- Nach einer schweren Erkrankung oder Operation.
- Bei Herz-Kreislauf-Erkrankungen und zehrenden Krankheiten, die mit Gewichtsverlust einhergehen, zum Beispiel Krebs oder Aids.

Außerdem gilt grundsätzlich: Ausleitungs- und Entschlackungsverfahren, etwa Darmreinigung oder Fastenkuren, dürfen ohne therapeutische Unterstützung durch Arzt oder Heilpraktiker nur von Gesunden angewandt werden!

Warum ein Gesamtkonzept wichtig ist

Der Ausgleich des Säure-Basen-Haushalts macht keine Mühe, sondern bringt Spaß und Genuss! Vielleicht erscheinen Ihnen die sechs Schritte von Seite 43 zunächst etwas mühsam oder kompliziert. Sie fragen Sich möglicherweise, ob Sie die Geduld haben auf einen Erfolg hinzuarbeiten. Aber so viel Geduld brauchen Sie gar nicht, denn beim Streben nach Säure-Basen-Balance werden Sie sehr schnell Veränderungen feststellen: Ihre Säuremessungen mit den handlichen Teststreifen zeigen Ihnen bereits nach einem Tag mit basenbildender Ernährung, dass Ihr Körper nun weniger sauer ist. Und nicht nur Ihr körperliches, sondern auch Ihr seelisches Wohlbefinden wächst: Eventuelle Verdauungsprobleme nehmen ab, kalte Hände oder Füße als Folge von gestörter Durchblutung werden ebenso wie Kopfschmerzen oder Migräne abklingen und bald ganz der Vergangenheit angehören.
Langfristig werden Sie feststellen, dass Sie seltener erkranken, weil Ihre Abwehrkräfte gesteigert sind. Haut, Haare und Nägel sehen besser aus, Ihr Zahnfleisch ist gut durchblutet, und Karies tritt kaum noch auf. Ihre Muskeln werden lockerer und kräftiger. Chronische Beschwerden werden gelindert, manchmal sogar geheilt. Ganz zu schweigen von den Auswirkungen, die Sie gar nicht bemerken – wie etwa die Vorbeugung gegen Osteoporose!

Bitte kein Mess-Stress

Setzen Sie sich bei Ihrem Sechs-Schritte-Konzept bitte nicht unter Druck, denn damit bereiten Sie sich höchstens unnötigen, säurebildenden Stress. Wenn es mal »nicht so läuft«, hadern Sie nicht mit sich selbst. Niemand ist perfekt! Jeder will lieber mal auf die Couch statt zum Sport oder hat plötzlich unwiderstehliche Lust auf Schokolade … Akzeptieren Sie dies, geben Sie dem für einen Tag nach und machen dann einfach mit Ihrem Programm weiter. Dann ist die Chance viel größer, dass Sie langfristig dabeibleiben!
Gleiches gilt für die Messung des Tagesprofils. Haben Sie es anfangs an einigen Tagen hintereinander getestet, müssen und sollten Sie nicht mehr täglich messen. Denn es geht nicht darum, sich selbst durch tägliche Messwerte Druck zu bereiten, sondern den langfristigen Erfolg beim Erreichen der Säure-Basen-Balance zu prüfen.

Erster Schritt: Ermitteln Sie Ihren aktuellen Säure-Basen-Status

Wollen Sie Ihren Säure-Basen-Haushalt ins Gleichgewicht bringen, sollten Sie als Grundlage den aktuellen Status von Säuren und Basen in Ihrem Körper ermitteln. Dazu gibt es unterschiedlich aufwändige und unterschiedlich zuverlässige Verfahren – von der Messung des pH-Wertes im Labor bis hin zur professionellen Antlitzdiagnose.

Die Messung Ihres pH-Wertes gibt Ihnen Auskunft darüber, ob Sie bereits in einem Zustand des Säure-Basen-Gleichgewichts leben – oder ob und wie weit Sie noch davon entfernt sind.

Anzeichen für Übersäuerung wahrnehmen

Wie bereits im ersten Kapitel beschrieben, äußert sich ein Ungleichgewicht im Säure-Basen-Haushalt auf unterschiedliche Art und Weise und kann durch die verschiedensten Ursachen hervorgerufen oder verstärkt werden.
Neben der Messung des pH-Wertes kann auch Ihre persönliche Einschätzung Ihres aktuellen Gesundheitszustands, Ihrer emotionalen Befindlichkeit und Ihrer Lebenssituation deutlich machen, wo es Belastungen gibt und wo Sie Möglichkeiten zur Verbesserung suchen könnten. Nehmen Sie Ihre Lebensweise und Ihre Befindlichkeit einmal kritisch unter die Lupe, um dort Zeichen und Ursachen für Übersäuerung zu erkennen. Dabei unterstützt Sie der Test auf den beiden folgenden Seiten.

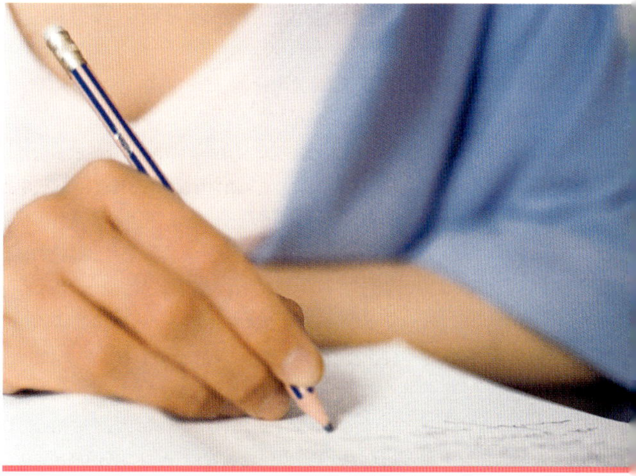

Werden Sie sich über Ihren Lebensstil, Ihre Wünsche und Ziele bewusst. Hilfreich ist, sich dazu Notizen zu machen.

Wie steht es um Ihr Säure-Basen-Gleichgewicht?

Kreuzen Sie alle Aussagen an, die auf Sie zutreffen. Mithilfe des Tests können Sie sich schnell ein Bild machen, wie Ihre Lebensweise Ihren Säure-Basen-Haushalt beeinflusst und welche spürbaren Auswirkungen dies bereits hat. Gehen Sie dabei spontan vor, statt lange nachzudenken, und seien Sie ehrlich zu sich selbst.

1. Das trifft auf mein Leben zu:

- ☐ Ich esse viel Fast Food und Süßigkeiten.
- ☐ Ich habe im Alltag viel Stress und ärgere mich oft.
- ☐ Ich trinke viel Kaffee, zuckerhaltige Limonade, und/oder Alkohol.
- ☐ Ich trinke wenig reines Wasser.
- ☐ Ich rauche mehr als drei Zigaretten täglich.
- ☐ Ich bewege mich wenig und treibe kaum Sport.
- ☐ Ich schlafe meist weniger als sieben, acht Stunden pro Nacht.

2. Das trifft auf mein Befinden zu:

- ☐ Ich leide unter chronischer Müdigkeit und Lustlosigkeit.
- ☐ Ich bin leicht reizbar, oftmals übelgelaunt, manchmal auch depressiv.
- ☐ Ich bin sehr schmerzempfindlich.
- ☐ Ich leide unter chronischen Schmerzen, für die auch nach intensiver ärztlicher Untersuchung keine Ursache gefunden wurde.
- ☐ Ich habe Ein- oder Durchschlafstörungen.
- ☐ Ich leide unter Sodbrennen, saurem Aufstoßen, Magenschmerzen oder Magenschleimhautreizungen.
- ☐ Ich habe Verdauungsstörungen mit Darmträgheit oder chronische Darmreizungen mit Blähungen.
- ☐ Ich habe Hefepilzerkrankungen im Mund/Magen-Darm-Trakt.
- ☐ Ich leide oft unter Muskelverhärtungen oder Verspannungen, vor allem im Bereich der Nacken-, Schulter- und Rückenmuskulatur.
- ☐ Ich habe häufig Kopfschmerzen.
- ☐ Ich habe oft Migräneanfälle.
- ☐ Ich friere häufig oder habe ständig kalte Füße und/oder Hände.
- ☐ Ich schwitze bereits bei geringer körperlicher Belastung.

- ☐ Ich habe oft Erkältungen mit Nebenhöhlenentzündungen oder anhaltende Infektionen.
- ☐ Ich halte mein Immunsystem für geschwächt.

3. Das trifft auf mein Äußeres zu:

- ☐ Meine Haut ist eher blass und fahl.
- ☐ Ich leide unter chronischen Hautentzündungen oder -eiterungen.
- ☐ Meine Haut juckt oft und bildet Quaddeln.
- ☐ Ich leide unter brüchigen Nägeln oder ständigem Nagelpilz.
- ☐ Ich habe brüchige, matte und stumpfe Haare oder Haarausfall.
- ☐ Ich habe Karies, häufiges Zahnfleischbluten oder Parodontitis.
- ☐ Ich bin übergewichtig.

Wie viele zutreffende Aussagen haben Sie gezählt?

› **0–5:** Ihr Säure-Basen-Haushalt ist vermutlich in Ordnung. Messen Sie zur Bestätigung trotzdem den Säurestatus wie im nächsten Kapitel beschrieben. Denn es gibt sehr robuste Menschen, die übersäuert sind, aber kaum oder keine Beschwerden haben.

› **6–14:** Ihr Organismus zeigt erste Anzeichen von Übersäuerung. Wenn Sie in den Bereichen, die Sie im ersten Fragenteil angekreuzt haben, sofort gegensteuern, können Sie gravierende Entgleisungen Ihres Säure-Basen-Haushalts vermeiden. Vor allem aber sollten Sie sich basischer ernähren. Die Messung der Übersäuerung, wie im nächsten Kapitel beschrieben, zeigt ihnen genauer, wie weit Sie von den akzeptablen pH-Werten entfernt sind.

› **über 15:** Ihr Körper ist übersäuert und zeigt Ihnen das deutlich. Ernähren Sie sich konsequent basisch, und vergessen Sie auch Bewegung und Entspannung nicht (ab Seite 102). Kontrollieren Sie Ihre Fortschritte regelmäßig durch Messungen des pH-Werts.

Wichtig: Fragen Sie bei Beschwerden immer zuerst Ihren Arzt, ob diese mit einer bestehenden oder eventuell noch nicht erkannten Erkrankung zusammenhängen können und behandelt werden müssen! Erst wenn andere Ursachen für Ihre Beschwerden ausgeschlossen werden können, ist es sinnvoll und erfolgversprechend, Ihren Säure-Basen-Haushalt genauer unter die Lupe zu nehmen und entsprechende Maßnahmen zu ergreifen.

Die Messung des Säure-Basen-Stands

Außer bei extremen Stoffwechselentgleisungen liegt der pH-Wert im Blut durch die raffinierten Puffersysteme unseres Körpers (siehe Seite 16) konstant zwischen 7,36 bis 7,44. Deshalb müssen der Zustand und die Schwankungen des Säure-Basen-Haushalts an anderer Stelle gemessen werden: im Urin oder auf der Haut. Während Messungen im Labor sehr genau, aber auch teuer sind, können Sie Haut- und Urinmessungen selbst durchführen.

Hightech im Labor

Titration und Blutgasanalyse sind keine Kassenleistungen. Sprechen Sie deshalb zuvor mit Ihrem Therapeuten über die Kosten.

Im Labor stehen verschiedene Messverfahren zur Verfügung. Neben einer Titration (einer chemischen Messanalyse) des Harns kann auch eine Blut-Titration durchgeführt werden. Beide liefern ein Bild von den im Körper vorhandenen Säuren, Basen und den Puffersystemen.

Bei der Blutgasanalyse werden unter anderem organische Säuren erfasst und deren Menge bestimmt.

Ein wichtiger und auch vom Hausarzt leicht zu bestimmender Wert ist der Hämatokritwert. Dieser Wert bezieht sich zwar nicht direkt auf die Säuren und Basen im Körper, macht aber Aussagen über die »Blutdicke« möglich, also über das Verhältnis der Zellbestandteile zur Gesamtmenge des Blutes. Dies wiederum gibt Auskunft über die Fließfähigkeit des Blutes, die wichtig für eine optimale Versorgung des Organismus ist (siehe auch Seite 16). Bei ansteigenden Hämatokritwerten nimmt die Zähigkeit des Blutes zu, wodurch es zu einer Mehrfachbelastung des Herzens und einer eingeschränkten Durchblutung kommt. Der Hämatokritwert sollte unter 40 Prozent betragen. Bei einer Ernährung mit zu viel Eiweiß und daraus folgender chronischer Übersäuerung des Körpers liegt er meist um 47 Prozent, bei übergewichtigen Rauchern kann er sogar Werte über 60 Prozent erreichen! In solchen Fällen würde der Arzt, nach Berücksichtigung der individuellen gesundheitlichen Situation, eventuell zu Aderlässen raten, bei denen einmal wöchentlich rund 150 ml Blut abgelassen und anschließend durch eine Elektrolytlösung ersetzt wird. Dies ist eine bewährte Anwendung um die Fließfähigkeit des Blutes zu steigern.

Einfache pH-Wert-Messverfahren für zu Hause

Die Methoden, die Sie selbst zu Hause anwenden können, sind nicht so genau wie jene im Labor. Trotzdem reichen sie aus, um eine Übersäuerung festzustellen, zudem sind sie preiswert und einfach anzuwenden.

Der Hauttest

Wie auf Seite 19 beschrieben, ist unsere Haut von einem Säureschutzmantel umgeben. Mithilfe eines Teststifts – er hat Ähnlichkeit mit einem Lippenpflegestift – können Sie nach den Angaben des Herstellers den pH-Wert Ihrer Haut ermitteln: Sie fahren mit dem Indikatorstift über die Haut der Armbeuge und messen die Zeit, bis der Stift die Farbe wechselt. Der Hauttest liefert ein gutes Bild Ihres Säure-Basen-Haushalts, weil er von weniger starken pH-Wert-Schwankungen als der Urintest beeinflusst wird. Allerdings ist der Zeitpunkt des Farbumschlags nicht immer genau zu definieren und auch von den Lichtverhältnissen abhängig. Der Test sollte mit anderen Untersuchungen wie dem Urin-Tagesprofil (Seite 52) abgeglichen werden.

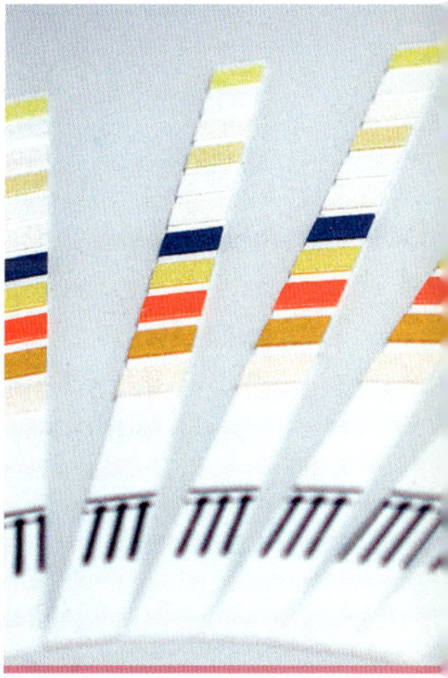

Mit den praktischen Teststreifen können Sie ganz einfach den ph-Wert im Urin messen. Sie erhalten sie in jeder Apotheke.

Urintest

In jeder Apotheke erhalten Sie Teststreifen zur Messung des pH-Werts im Urin. Der Streifen sollte mindestens den pH-Bereich von 5,0 bis 8,0 abdecken, die verschiedenen pH-Stufen sollten durch deutliche Verfärbung des Papiers gut erkennbar sein. In der Praxis habe ich beste Erfahrungen mit einem Endlos-Teststreifen gemacht, der in einem praktischen Spender mit aufgedruckter Farbskala aufgerollt ist und zwei gut unterscheidbare Farben für den sauren und den basischen Bereich zeigt. Damit lassen sich auch kleinste pH-Schwankungen des Urins gut messen. Es soll jedoch kein Produkt favorisiert werden. Bitte lassen Sie sich in Ihrer Apotheke beraten.
Zur Messung können Sie das Indikatorpapier entweder kurz direkt in den Urinstrahl halten oder den Urin in einem Gefäß auffangen und den Teststreifen kurz darin eintauchen. Ein zu langes Eintauchen verfälscht das Ergebnis! Vergleichen Sie die Farbveränderung mit der Farbskala, die den Teststreifen beigefügt ist, und lesen Sie den pH-Wert direkt ab.

Achtung: Medikamente beeinflussen den pH-Wert

Medikamente können säuernd wirken, etwa Acetylsalicylsäure (z. B. in Aspirin). Nehmen Sie ein solches Medikament kurzzeitig ein, verzichten Sie in dieser Phase auf pH-Wert-Messungen. Bei regelmäßiger Einnahme sollten Sie mithilfe Ihrer Messungen versuchen, trotz der zusätzlichen Säuerung eine Balance von Säuren und Basen zu erreichen. Arzneimittel gegen chronische Harnwegsinfektionen säuern den Urin. Eine pH-Wert-Messung des Urins erübrigt sich daher. Hier bieten sich Hauttests und Titration im Labor an (siehe Seite 50).
Auch wenn Sie beispielsweise nach der Einnahme von Antibiotika Durchfall haben, können sie auf die Urinmessungen verzichten, bis die Verdauung wieder normal läuft – denn Durchfall säuert.

Wie Sie Ihr Urin-Tagesprofil erstellen

Der pH-Wert des Urins wird unter anderem durch Essen, Trinken und Schwitzen beeinflusst – die Spanne kann von pH 5,0 bis 8 reichen. Deshalb sind ein, zwei Messungen pro Tag keinesfalls genug, um den Säurestatus des Körpers einzuschätzen. Bewährt haben sich sieben Messungen zu folgenden Zeiten:

- Nach dem Aufstehen, vor dem Frühstück (6 bis 7 Uhr)
- Nach dem Frühstück (etwa um 10 Uhr)
- Vor dem Mittagessen (12 Uhr)
- Nachmittags, nach dem Mittagessen (15 bis 16 Uhr)
- Vor dem Abendessen (18 bis 19 Uhr)
- Nach dem Abendessen (20 bis 21 Uhr)
- Nachts vorm Schlafengehen (23 bis 24 Uhr)

Die Zeitangaben dienen zur Orientierung: Die Messzeiten sind individuell, je nach Tagesablauf. Leben und ernähren Sie sich wie immer, um ein korrektes Bild zu erhalten. Besonders aussagekräftig sind die Messungen, wenn Sie Ihr Profil an mehreren Tagen hintereinander erstellen. Kopieren Sie die Grafik rechts mehrmals und tragen für jeden Tag Ihre Werte in ein Diagramm ein. Nun erkennen Sie auf einen Blick, in welchem Bereich sich Ihre pH-Werte befinden.

Bewertung der pH-Kurve

Da sich der pH-Wert im Tag-Nacht-Rhythmus verändert, sind saure Werte (unter 6) frühmorgens oder spätabends kein Grund zur Sorge. Nach den Mahlzeiten sollten sich die Werte allerdings 7,4 annähern oder diesen Wert überschreiten. Ist dies bei Ihnen nicht der Fall, unterstützen die Tipps, Anregungen und Rezepte in diesem Buch Sie dabei, den optimalen pH-Wert dauerhaft zu erreichen. Sollte sich Ihre Kurve bei jeder Messung innerhalb des gelb markierten Bereichs bewegen, ist Ihr Säure-Basen-Haushalt ausgeglichen. Sie haben Ihr Interesse an gesunder Lebensführung auch praktisch umgesetzt. Herzlichen Glückwunsch! Die Anregungen in diesem Buch können Ihnen helfen, auch langfristig gesund zu bleiben.

Für Forschernaturen: Schreiben Sie zu Ihren Messungen auf, was Sie zuvor gegessen und getrunken haben. Dann können Sie beobachten, wie sich der pH-Wert etwa durch Alkohol nach unten oder durch Kartoffeln nach oben bewegt.

Azidose-Quotient statt pH-Kurve

Wenn Sie lieber rechnen statt zeichnen, können Sie die täglich gemessenen Urin-pH-Werte addieren und durch die Anzahl der Messungen teilen. Der ermittelte Durchschnittswert heißt Azidose-Quotient. Er sollte im Idealfall im deutlich basischen Bereich liegen. Ist er dauerhaft unter pH 6,8, sollten Sie unbedingt handeln und Ihr Leben basischer gestalten.

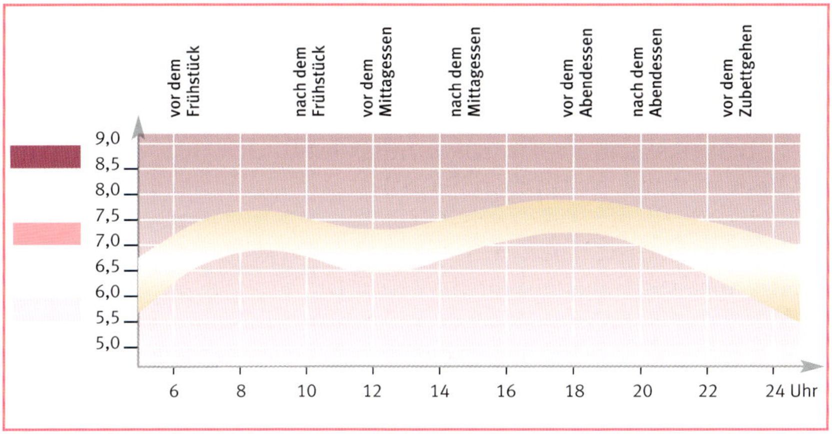

In der Grafik erkennen Sie die Schwankungen des ph-Wertes im Tagesverlauf. Der ideale ph-Wert liegt bei jeder Messung im gelben Bereich.

Zweiter Schritt: Gleichen Sie durch basische Ernährung aus

Sie haben es vermutlich mithilfe der täglichen Messungen Ihres pH-Werts bereits festgestellt: Über die Ernährung – einschließlich der Getränke – können Sie Ihren Säure-Basen-Haushalt am schnellsten und nachhaltigsten positiv beeinflussen. Deshalb sollten Sie vor allem in diesem Bereich ansetzen um einer Übersäuerung entgegenzuwirken.

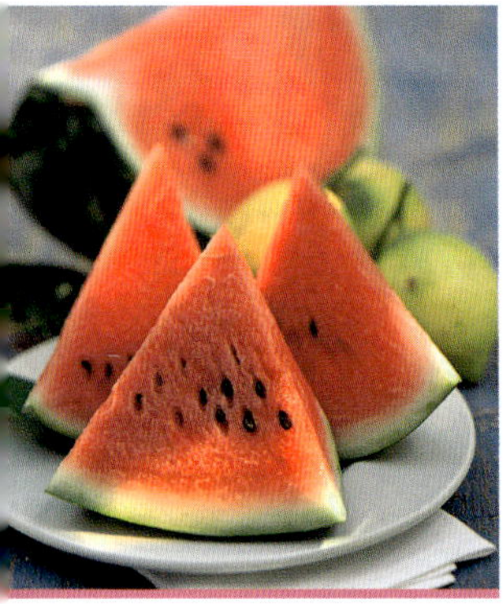

Unter den basischen Lebensmitteln gibt es Köstlichkeiten, die Sie nichts vermissen lassen.

Machen Sie sich Ihre Ernährungsgewohnheiten bewusst und vergleichen Sie sie mit den Empfehlungen in diesem Buch. Seien Sie ehrlich zu sich selbst und nehmen Sie ab jetzt jedes Stück Schokolade und jedes Glas Wein bewusst wahr, das Sie zu sich nehmen. Auch wenn Sie dazu neigen, mal fünfe gerade sein zu lassen: Ihr Körper reagiert sofort auf jede einzelne kleine Sünde. Jedoch müssen Sie nicht gleich aufgeben, nur weil Sie Schokolade lieben oder sich auch weiterhin ab und zu ein Glas Bier zum Feierabend gönnen möchten, denn:

- Ein Organismus mit ausbalanciertem Säure-Basen-Haushalt kann kleine Ernährungssünden ausgleichen.
- Sie finden unter den basenbildenden Lebensmitteln viele Leckereien, mit denen Sie kaum etwas vermissen werden.
- Wenn Sie dem säurebildenden Genuss genügend Basen entgegensetzen, gleicht der Stoffwechsel die Säuren aus.

Nach und nach geht's leichter

Die Umstellung auf eine basenbildende Ernährung ist auch deshalb so mühelos, weil sie nicht plötzlich und radikal geschehen muss. Für Ihren Körper ist es sogar besser, wenn Sie Ihre Ernährungsgewohnheiten nach und nach verändern, damit sich der Stoffwechsel darauf einstellen kann. Sie können ganz nach Ihrem individuellen Geschmack selbst entscheiden, an welcher Stelle Sie etwas verändern möchten. Suchen Sie sich ruhig zu Beginn die Punkte aus, bei denen Ihnen eine Umstellung leicht fällt. Denn die Erfolge daraus werden Sie motivieren, sich auch den vermeintlich schwierigeren Neuerungen zuzuwenden.

Das A und O: basisch trinken

Weil die Flüssigkeitszufuhr für den Organismus und die Säure-Basen-Balance so außerordentlich wichtig ist, beginnt dieses Kapitel mit dem richtigen Trinken.
Ohne Wasser gibt es kein Leben. Der Mensch kann sehr viel eher Hunger als Durst ertragen, und er kann erheblich länger ohne Essen auskommen als ohne Flüssigkeit. Der menschliche Körper besteht zu etwa 60 Prozent aus Wasser. Es ist in unserem Körper ein Multitalent, zuständig für den Transport von wichtigen wasserlöslichen Stoffen – und unverzichtbar für die innere Reinigung: Die Ausscheidungen der Nieren, der Haut, des Darms und das Abatmen von feuchter Atemluft sorgen für einen täglichen Wasserverlust von 1,5 bis 2 Litern. Bei körperlich anstrengender Betätigung kann es noch erheblich mehr sein. Dieser Wasserverlust muss ersetzt werden, damit der Organismus weiterhin reibungslos funktioniert.

Weit verbreitet: Flüssigkeitsmangel

Es ist weitgehend unbekannt, dass sehr viele Beschwerden in engem Zusammenhang mit Wassermangel stehen. Diese Beschwerden betreffen den gesamten Organismus und gleichen denen der chronischen Übersäuerung auf verblüffende Weise! Was außerdem häufig übersehen wird: Wir dursten, ohne es zu wissen. Denn der Flüssigkeitsmangel im Körper beginnt lange bevor wir durstig werden. Außerdem nimmt das warnende Durstgefühl mit zunehmendem Alter ab, sodass ein Flüssigkeitsmangel nicht oder viel zu spät bemerkt wird.
An den Trinkgewohnheiten des Erwachsenen hat häufig seine Erziehung einen nicht unwesentlichen Anteil: Kinder sind eigentlich immer durstig, jedoch wird ihnen das Trinken häufig buchstäblich abgewöhnt, indem man ihnen zuckerhaltige Limonaden und konzentrierte Fruchtsäfte statt Wasser reicht. Zuckerhaltige Getränke können aber nicht zur positiven Flüssigkeitsbilanz des Körpers beitragen, sondern entziehen ihm sogar noch Wasser!

Beschwerden durch Wassermangel:

Das Durst-ABC

Bandscheibenvorfall
Cellulite
Diabetes
Durchblutungsstörungen
Erschöpfungszustände
Geruchssinnschwäche
Geschmacksstörungen
Hautprobleme
Herzinfarkt
Hörschwäche
Konzentrationsmangel
Kopfschmerzen
Krampfadern
Magen-Darm-Leiden
Migräne
Müdigkeit
Mundgeruch
Mundtrockenheit
Ödeme
Osteoporose
Parodontose
Rheuma
Schlafstörungen
Schlaganfall
Schmerzen, chronisch
Schweißgeruch
Sehstörungen
Übergewicht
Verdauungsprobleme
Verstopfung
Wundheilungsstörung

Wasser ist nicht gleich Wasser

Nach der Verordnung über natürliches Mineral-, Quell- und Tafelwasser (MTV) von 1984 werden vier im Lebensmittelhandel erhältliche Wassertypen unterschieden:

- **Mineralwasser** stammt aus unterirdischen Wasservorkommen und muss von Natur aus Mineralien und Spurenelemente in vorgegebenen Mindestmengen enthalten. Es kann ohne Kohlensäure vorkommen und auch ohne diese abgefüllt sein. »Natürliches kohlensäurehaltiges Mineralwasser« ist mit seinem ursprünglichen Gehalt an Quellkohlensäure abgefüllt. »Natürliches Mineralwasser mit eigener Quellkohlensäure versetzt« ist nachträglich mit dem eigenen Quellvorkommen an Kohlensäure gesprudelt. »Natürliches Mineralwasser mit Kohlensäure versetzt« ist mit fremder Kohlensäure versetzt. Mineralwässer werden außerdem nach den enthaltenen Mineralstoffen unterteilt: in Wasser mit sehr geringem, mit geringem und mit hohem Gehalt an Mineralstoffen. Wenn auf der Flasche nichts steht, können Sie meist davon ausgehen, dass es sich um ein Wasser mit einem sehr geringen oder geringen Anteil an Mineralstoffen handelt.

Bei sommerlicher Hitze schwitzt der Körper vermehrt Mineralstoffe aus. Wenn Sie Mineral- oder Leitungswasser mit geringem Mineralstoffgehalt trinken, sollten Sie ihm Mineralstoffe zufügen: Mischen Sie drei Viertel Wasser mit einem Viertel Apfelsaft.

- **Quellwasser** stammt ebenfalls aus unterirdischen Wasservorkommen, muss aber keine Mindestmenge an Mineralstoffen oder Spurenelementen aufweisen.
- **Tafelwasser** kann aus Leitungswasser (häufig), entsalztem Meerwasser, Sole oder Mineralwasser bestehen. Die Abfüllung darf überall erfolgen und nicht, wie bei Mineral- und Quellwässern, ausschließlich am Quellort.
- **Heilwasser** entstammt unterirdischen Wasservorkommen. Es enthält von Natur aus heilend wirkende Mineralien oder Spurenelemente, ist ursprünglich rein und nicht mit Zusätzen versehen. Nach Abfüllung in die Flasche gilt es als Arzneimittel. Vorgeschrieben ist deshalb, dass auf dem Etikett Anwendungsgebiete, Gegenanzeigen, Neben- und Wechselwirkungen sowie die Dosierungsanleitung vermerkt sind. Heilwasser ist kein Getränk für jeden Tag: Eine Langzeitanwendung ist nur in Absprache mit einem Therapeuten ratsam, der sich auf diesem Gebiet auskennt.

Welches Mineralwasser fördert die Säure-Basen-Balance?

Wasser mit Kohlensäure wirkt im Körper säuernd. Am besten geeignet ist ein stilles Mineralwasser mit einem hohen Anteil von Hydrogenkarbonat (HCO_3): Er sollte bei mindestens 600 mg/l liegen. Der Gehalt an Sulfat (SO_4^{2-}) dagegen soll möglichst gering sein und deutlich 240 mg/l liegen. Damit Sie beurteilen können, wie weit ein Wasser zur Deckung des Tagesbedarfs an wichtigen Mineralstoffen beiträgt, hier jeweils die Werte:

- Magnesium (Mg): Tagesbedarf 350/300 mg*
- Kalzium (Ca): Tagesbedarf 1000 mg*
- Kalium (K): Tagesbedarf 2000 mg**
- Chlorid (Cl): Tagesbedarf 830 mg**

Wohltuend und wohlschmeckend: heißes Wasser

- Die Traditionelle Chinesische Medizin (TCM) empfiehlt das Trinken von heißem Mineralwasser (ohne Kohlensäure) oder gutem Trinkwasser. Es sorgt am Morgen für ausreichend Flüssigkeit. Davon profitieren vor allem Menschen mit einem Beruf, der ihnen in den ersten Stunden des Arbeitstages kaum Zeit zum Trinken lässt. Trinken Sie vorm Frühstück eine Kanne heißes Wasser. Erhitzen Sie das Wasser auf etwa 70 °C und lassen Sie es nicht kochen, damit keine Mineralsalze »ausfallen« und im Topf zurückbleiben. Danach gönnen Sie sich die Tasse Kaffee zum Aufwachen.
- In der TCM wird zur schonenden, aber intensiven Ausleitung über Niere und Haut eine Trinkkur eingesetzt. Lassen Sie Leitungswasser 15 Minuten köcheln: Die Wassermoleküle können dann ihre ausleitende Funktion besser ausüben. Füllen Sie das Wasser in eine Thermoskanne und trinken jede halbe bis volle Stunde eine Tasse. Eine halbe Stunde vor und nach dem Essen setzen Sie jeweils aus.

* für Männer/Frauen von 25 bis 50 Jahren mit überwiegend sitzender Tätigkeit. Durch körperliche Arbeit und Sport erhöht sich der Bedarf. Quelle: Deutsche Gesellschaft für Ernährung: Referenzwerte für die Nährstoffzufuhr. Umschau/Braus. Frankfurt/m. 2000.
** Jugendliche und Erwachsene. Quelle: siehe oben

Leitungswasser trinken?

Beim Leitungswasser muss unterschieden werden zwischen jenem, das aus einem eigenen Brunnen kommt, und jenem, das aus der öffentlichen Trinkwasserversorgung stammt.

- Wer Wasser aus dem eigenen Brunnen trinkt, sollte es unbedingt regelmäßig in einem Labor (Informationen bekommen Sie in Ihrer Apotheke) auf seine Qualität untersuchen lassen. Gerade bei einzeln liegenden Häusern im ländlichen Raum kann es erheblich mit Nitraten aus der landwirtschaftlichen Düngung belastet sein.
- Leitungswasser aus der öffentlichen Trinkwasserversorgung kann in der Regel ohne Bedenken getrunken werden: Die Trinkwasserverordnung schreibt so strenge Grenzwerte für Schadstoffe sowie regelmäßige Kontrollen vor, dass Trinkwasser der öffentlichen Wasserversorger zu den am besten kontrollierten Lebensmitteln in Deutschland gehört. Auch sehr kalkhaltiges Wasser ist zumindest zum Trinken nicht schlechter als anderes, es enthält sogar mehr Mineralien als kalkarmes. Da die Werte der enthaltenen Mineralstoffe regional schwanken, informieren Sie sich am besten bei Ihrem örtlichen Wasserwerk, das kostenlos Auskunft gibt.
- Wenn Sie den Wasserhahn längere Zeit nicht mehr geöffnet haben, lassen Sie das Wasser vor dem Trinken eine Minute ablaufen, damit Sie frisches Wasser erhalten. Verwenden Sie das abgelaufene Wasser zum Blumengießen oder Putzen.
- Vorsicht jedoch bei Wasser aus Leitungen, die vor 1980 installiert wurden: Sie bestehen oft aus Kupfer oder Blei. Vor allem Bleirohre können gefährliche Schadstoffe freisetzen. Haben Sie einen Verdacht auf Schadstoffbelastung, sollten Sie das Wasser in der Apotheke oder einem Labor untersuchen lassen.
- Wasserfiltersysteme sollten nur unter der Voraussetzung benutzt werden, dass sie regelmäßig ausgetauscht werden, weil die Filter sonst zum Nährboden für Keime werden.

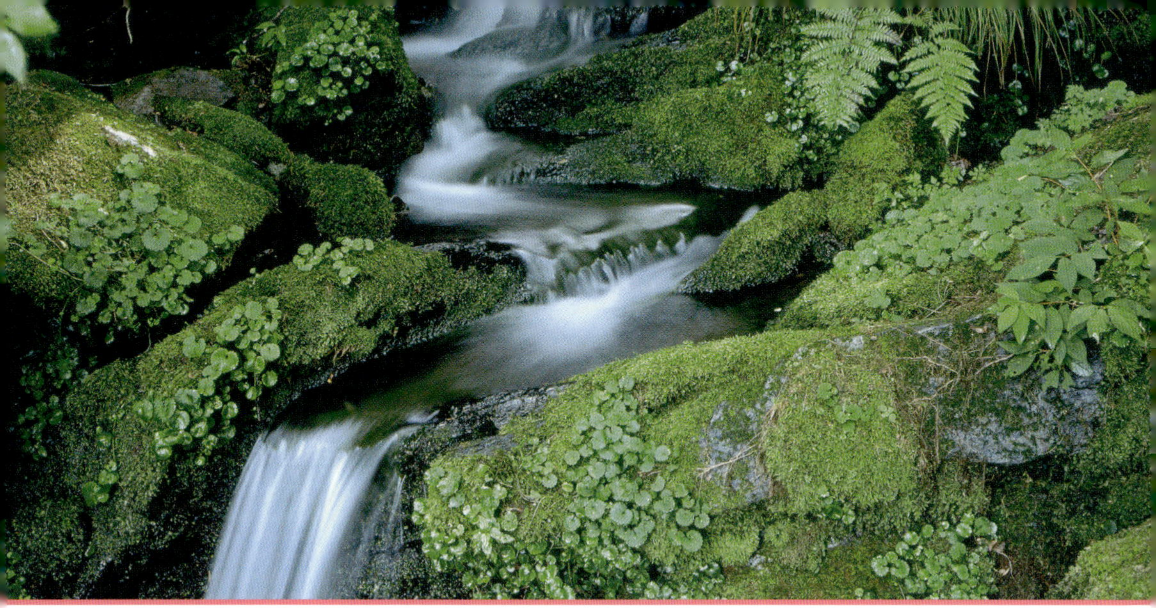

Wasser ist Lebenskraft – und eine unentbehrliche Quelle für Ihre Energie und Gesundheit. Vergessen Sie deshalb nie, ausreichend zu trinken!

Wie oft und wie viel Wasser trinken?

Damit Ihr Körper ausreichend mit Flüssigkeit versorgt wird, müssen Sie vermutlich mehr Wasser trinken, als Sie es derzeit tun. Die Faustregel lautet: 30 Milliliter Wasser pro Tag je Kilogramm Körpergewicht. Eine 50 Kilo schwere Person braucht also etwa 1,5 Liter Wasser pro Tag. Bei Hitze oder körperlicher Anstrengung steigt die benötigte Menge.

Trinken Sie über den Tag verteilt so oft es geht Wasser – schluckweise und langsam. Zum Essen oder unmittelbar danach sollten Sie nur wenig trinken, da sonst die Verdauungssäfte verdünnt und die Vorverdauung im Magen gestört würden. Auch sollten Sie abends nicht literweise trinken, um die Versäumnisse des Tages nachzuholen: Die volle Blase stört den Schlaf. Bewährt hat sich folgende Aufteilung (am Beispiel der 50 Kilo schweren Person):

- vor dem Frühstück 0,5 Liter (am besten heißes) Wasser
- im Laufe des Vormittages insgesamt 0,5 Liter Wasser
- zum Mittagessen 0,1 Liter Wasser
- im Laufe des Nachmittags 0,5 Liter (am besten heißes) Wasser
- zum Abendessen 0,1 Liter Wasser

Vorsicht: Bei Erkrankungen, welche eine eingeschränkte Wasserzufuhr notwendig machen (wie schwere Herz- und Nierenschwäche), muss das Trinkprogramm mit dem Therapeuten abgesprochen werden!

Dunkelgelber Urin ist ein Zeichen für starken Flüssigkeitsmangel!

Zur Abwechslung: Tee

Neben reinem Wasser können Sie Ihren Durst auch mit grünem Matetee und grünem Tee stillen, ebenso eignen sich Früchte- und Rotbuschtee. Kräutertee ist als Hausmittel bewährt. Allerdings besitzen alle Kräuter eine Arzneiwirkung und können auf Dauer auch unerwünschte Wirkungen haben. Trinken Sie Kräutertee nur ab und zu als besonderen Genuss.

Schwarzer Tee und Kaffee: Die Zubereitung macht's

In den meisten Schriften über den Säure-Basen-Haushalt werden Kaffee und Schwarztee, die wegen ihres Koffeingehalts in der Ernährungslehre als Genussmittel gelten, als säurebildend charakterisiert. Doch zum Glück für die Liebhaber beider Getränke stimmt das so pauschal nicht: Es hängt von der Zubereitung ab, wie das Getränk im Körper wirkt. Schwarzer Tee wirkt nur dann säuernd, wenn er kürzer als vier Minuten zieht. Je länger er zieht, umso mehr Mineralien sind darin gelöst. Wird Kaffee auf die klassisch deutsche Art gefiltert, enthält er wenige Schwemmstoffe und wirkt säuernd. Menschen mit empfindlichem Magen vertragen ihn eher schlecht. Im Dampfdruckverfahren hergestellter Kaffee wie Espresso ist dagegen verträglicher und etwas weniger säuernd.
Am verträglichsten und am günstigsten für den Säure-Basen-Haushalt ist jedoch die Zubereitung in einer Kanne mit Siebmechanik: Grob gemahlener Kaffee wird mit heißem Wasser übergossen und zieht etwa fünf Minuten. So zubereiteter Kaffee hat ein volles, weiches Aroma, ohne bitter zu schmecken.

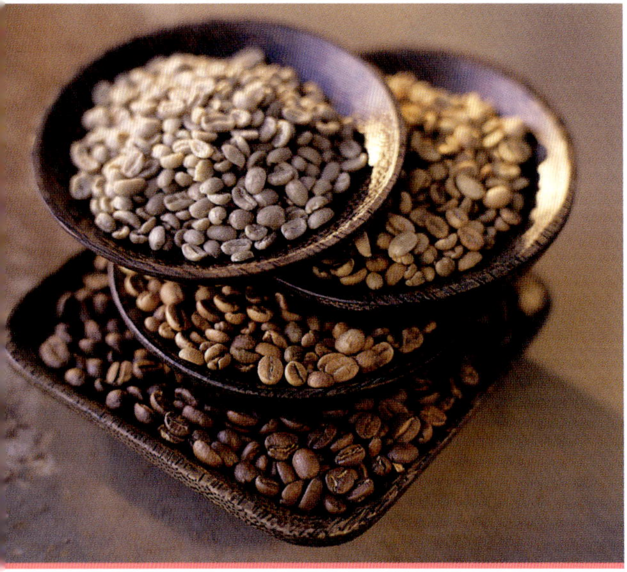

Kaffee, der frisch gemahlen und im Siebverfahren zubereitet wurde, wirkt weniger säuernd und ist magenfreundlicher als Filterkaffee.

Wohlschmeckende koffeinfreie Alternativen sind übrigens Frucht- und Getreidekaffee. Sie sind als Instantpulver oder zum Aufbrühen erhältlich. Zu Letzterem eignet sich ebenfalls das Siebverfahren am besten.

Basischer Genuss mit Saft

Frisch gepresste Obst- und Gemüsesäfte und fertige Direktsäfte (nicht aus Konzentrat) enthalten Vitamine, Mineral- und Ballaststoffe und wirken an der Säure-Basen-Balance mit. Allerdings sollten sie nicht wärmebehandelt sein; vorteilhaft sind naturtrübe Säfte. »Saft« darf sich übrigens nur Fruchtsaft ohne Zusätze nennen. Fruchtsaftgetränke und Fruchtnektar enthalten zugesetztes Wasser und zum Teil jede Menge Zucker. Fruchtsäfte sollten Sie im Verhältnis 1:2 mit stillem Mineralwasser oder Leitungswasser verdünnt trinken, denn durch die hohe Konzentration an Nährstoffen sind sie für den Körper eher Nahrungsmittel als Flüssigkeit. Pur in großen Mengen getrunken können sie durch den enthaltenen fruchteigenen Zucker sogar die Flüssigkeitsbilanz negativ beeinflussen. Zudem sind sie verdünnt für Magenempfindliche besser verträglich.

Schmeckt säuerlich, wirkt basisch: Brottrunk

Der Bäckermeister Wilhelm Kanne entwickelte ein Verfahren, um Bio-Brot milchsauer zu vergären. Der Kanne-Brottrunk schmeckt wegen seiner leichten Säure nicht jedem auf Anhieb – manche lieben ihn jedoch gerade deshalb! Sie können ihn auch mit etwas Apfelsaft mischen.
Brottrunk enthält unter anderem Kupfer, Eisen, Zink, Kalzium, Magnesium, Kieselsäure, Selen. Zudem liefert er die wichtigen Vitamine E, B_1, B_2, B_{12} sowie Niacin und Folsäure, außerdem viele lebensnotwendige (essenzielle) Aminosäuren. Sein pH-Wert liegt mit 3,0 im sauren Bereich, doch er wird basisch verstoffwechselt. Das Getränk regeneriert die Darmflora, erhöht die Sekretion von Verdauungsfermenten, hilft den Körper zu entgiften und soll sogar die Zellerneuerung fördern.
Zu Beginn des regelmäßigen Genusses kann eine Erstverschlimmerung auftreten: Ausgeschwemmte Abfallstoffe führen zur vorübergehenden Verschlechterung des Befindens. Umgehen Sie dies, indem Sie mit 3-mal täglich 10 Milliliter Brottrunk mit der gleichen Menge stillem Wasser beginnen und die Menge langsam auf 3-mal täglich 100 Milliliter steigern.

Basische Ernährung für jeden Tag

Die Grundlage der basischen Ernährung bilden Gemüse, Salat und Obst, die frisch und schonend zubereitet werden. So profitiert unser Organismus am meisten von ihren wertvollen Inhaltsstoffen – von Vitaminen, Mineralstoffen und Spurenelementen sowie ungesättigten Fettsäuren und sekundären Pflanzenstoffen. Fisch, Fleisch, Eier, Käse, Getreide und andere säuernde Nahrungsmittel kommen weiterhin auf den Tisch, weil sie ebenfalls viele wertvolle Vitalstoffe enthalten. Optimal ist ein Verhältnis von 80 Prozent basenbildenden zu 20 Prozent säurebildenden Lebensmitteln. Damit nehmen Sie alle wichtigen Nahrungsbestandteile in ausreichendem Maße auf. Welche Nahrungsmittel Basen und welche Säuren bilden, verrät Ihnen die Tabelle im vorderen Umschlag.

Vegetarier und Veganer leben meist basischer

Manche Menschen verzichten teilweise oder ganz auf tierisches Eiweiß. Sie haben es leichter, die Säure-Basen-Balance zu erreichen, weil viele säuernde Lebensmittel von Tieren stammen. Dabei sollten sie darauf achten, alle lebenswichtigen Eiweißstoffe (siehe Amarant, Seite 67) sowie Kalzium in ausreichender Menge zu sich zu nehmen. Da Kinder, Jugendliche, Schwangere, Stillende und Kranke besondere Nährstoffbedürfnisse haben, sollten sie den Verzicht auf tierisches Eiweiß mit dem Arzt besprechen und eventuell durch Nahrungsergänzungspräparate ausgleichen.

Was sind sekundäre Pflanzenstoffe?

Diese Vitalstoffe sind für den Körper so wichtig wie Vitamine und Mineralien. Gut 100 sekundäre Pflanzenstoffe sind bekannt, man vermutet jedoch, dass es rund 1000 gibt. Sie sollen etwa bei der Vorbeugung von Krebs und Herz-Kreislauf-Krankheiten sowie Krebserkrankungen helfen und Alterungsprozesse verlangsamen. Sie können nicht chemisch nachgeahmt werden, deshalb ersetzen Nahrungsergänzungspräparate nicht frisches Obst und Gemüse!

Basisches Essverhalten

Nicht nur die Auswahl der Lebensmittel entscheidet über den Säure-Basen-Stand des Körpers, sondern auch die Einteilung der Mahlzeiten sowie die Umstände, unter denen die Mahlzeiten eingenommen werden.

Drei Mahlzeiten am Tag – plus zwei leichte Snacks

Essen und Trinken sollen unserem Körper und Geist die Kraft für die tägliche Arbeit geben und nicht zu sehr belasten. Die bei uns meist übliche Aufteilung in drei Hauptmahlzeiten am Tag ist optimal: Der Organismus ist durch die Nahrungspausen nicht ständig mit Verdauung beschäftigt. Dabei sollte das Frühstück eher üppig sein, um die nötige Energie für den Tag bereitzustellen. Auch mittags braucht der Körper noch ausreichend Energie für den Rest des Tages, denn das Tagespensum ist längst nicht erledigt. Das Abendessen dagegen sollte unbedingt eher leicht sein.
Zwei kleine Zwischenmahlzeiten können die großen Mahlzeiten ergänzen. Optimal sind vormittags etwas Obst und nachmittags Gemüsesaft oder Gemüsebrühe, je nach Geschmack heiß oder kalt.
Die gerade im Arbeitsalltag beliebten Schokoriegel und Kuchenstückchen verursachen dagegen starke Schwankungen des Blutzuckerspiegels und damit Heißhunger und Konzentrationsstörungen.

Berufstätige nehmen oft ein karges Frühstück zu sich, essen mittags in Eile eine Kleinigkeit – und lassen es sich abends richtig gutgehen. Dadurch sind sie tagsüber unter- und nachts überversorgt. Das beeinträchtigt Leistung und Schlaf!

In Ruhe essen

Wir essen, um satt zu werden – und um zu genießen. Wer nebenbei oder in Eile isst, genießt nicht. Nehmen Sie sich immer die Zeit, sich zum Essen hinzusetzen und genüsslich zu kauen. Das gilt auch fürs Mittagessen im Arbeitsalltag: Die Essenspause dient schließlich zur Wiederherstellung der Arbeitskraft und ermöglicht es, zur Tätigkeit auf Distanz zu gehen. Dabei stellt sich oft der zündende Gedanke, der andere Blick ein, nach dem man am Vormittag gesucht hat!
In Ruhe zu essen hilft auch Ihrer Verdauung, und Sie fühlen sich nach einer bewusst eingenommenen Mahlzeit gestärkt und leistungsfähig statt schwer und müde. Wenn Sie in Hektik essen, nehmen Sie möglicherweise unwillkürlich sogar zu viel zu sich.

Lebensmittel gezielt auswählen

Kaum ein Nahrungsmittel verhält sich bei der Verstoffwechslung im Körper neutral, fast alle bilden – mehr oder weniger – Säuren und Basen. Die ausführliche Tabelle in der vorderen Umschlagklappe gibt Ihnen einen Überblick, welche Lebensmittel Säure- oder Basenbildner sind.

Die Basen-Hitliste:
Feigen, getrocknet
Spinat
Petersilie
Kastanien
Datteln, getrocknet
Löwenzahn
Haselnüsse
Mandeln
Grünkohl
Aprikosen
Kürbis
Meerrettich
Endivien

Maßhalten heißt nicht verzichten

Wie zuvor bereits gesagt, müssen und sollen Sie nicht komplett auf säurebildende Lebensmittel verzichten, weil viele von ihnen auch wertvolle Vitalstoffe, also Mineralien und Vitamine, enthalten. Außerdem schmecken gerade einige säurebildende Lebensmittel sehr vielen Menschen so gut, dass sie diesen Genuss nicht aus ihrem Leben streichen wollen. Sich selbst ein striktes Verbot aufzuerlegen würde nur dazu führen, dass die betreffenden Speisen umso reizvoller wirken und der Heißhunger darauf wächst – der meist irgendwann siegt und besonders große Portionen der verbotenen Leckereien einfordert. Viel sinnvoller ist es, diese in Maßen zu genießen: Wenn Sie sich an der 80:20-Regel von Seite 62 orientieren, sind Sie auf dem besten Wege zur Säure-Basen-Balance!

Säure-Basen-Tabellen nicht überbewerten

Wer verschiedene Säure-Basen-Tabellen vergleicht, stellt fest, dass sie sich teilweise erheblich unterscheiden. Einige Autoren teilen nach Nahrungsmittelgruppen ein und geben die Säure- beziehungsweise Basenanteile

Neutrale Lebensmittel

- Wasser ohne Kohlensäure
- naturbelassene Fette, etwa Butter, Schmalz, Sahne
- kaltgepresste Öle

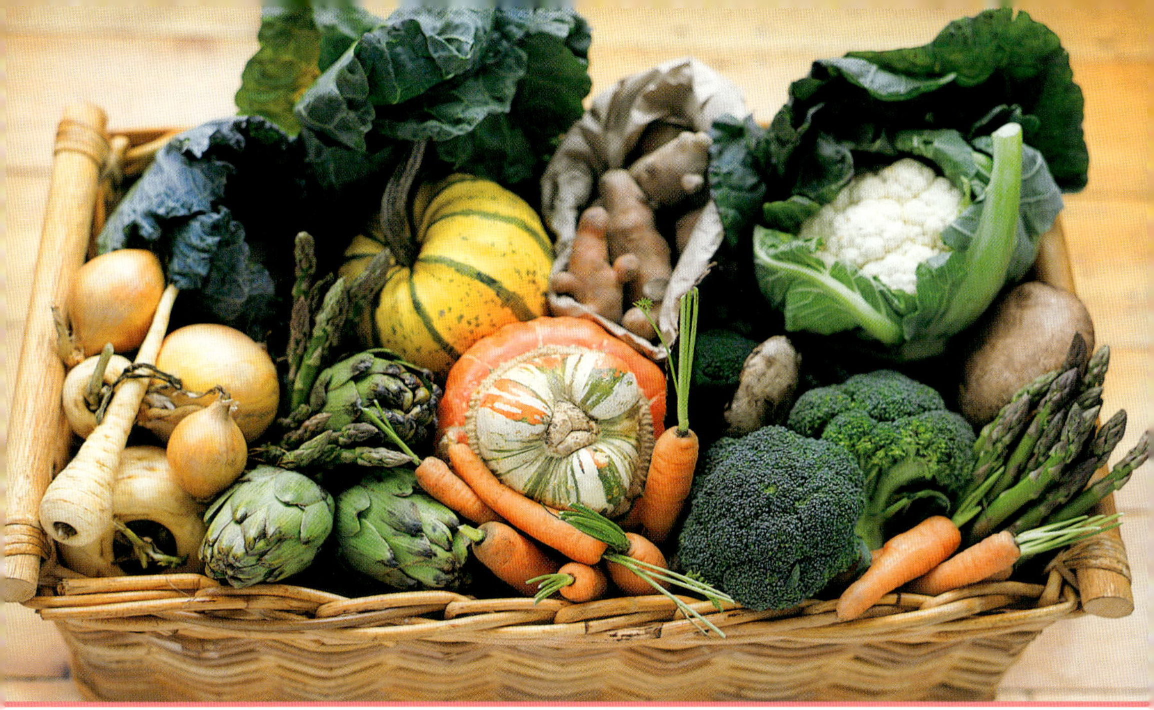

Bei Gemüse können Sie nach Herzenslust zugreifen. Auch Sorten, die eher säuernd wirken, müssen Sie nicht vom Speiseplan streichen, da sie wertvolle Vitalstoffe liefern.

des jeweiligen Lebensmittels in Zahlen an. Andere verwenden Stufenpläne von starken und mäßigen Basenbildnern bis zu den mäßigen und starken Säurebildnern, manchmal mit Zahlenangaben, manchmal ohne. Es gibt aber derzeit keine aktuelle Tabelle mit genauen Zahlen, die mit modernen Messtechniken erstellt wurde.

Das Gesamtkonzept im Auge behalten

Weil der Säure-Basen-Haushalt neben der Ernährung jedoch ohnehin von vielen anderen Faktoren abhängt, wie Lebensweise und Bewegung, ist die Einstufung der Lebensmittel nicht von alleiniger Bedeutung für eine Säure-Basen-Balance. Sie sollten diese Tabellen deshalb lediglich als Orientierungshilfe betrachten. Es kommt schließlich darauf an, wie Ihr individuelles Gesamtkonzept aussieht, und nicht auf einzelne genaue Laborwerte der Lebensmittel! Verwenden Sie deshalb beruhigt einen Stufenplan ohne genaue Zahlenangaben. Am aussagekräftigsten sind ohnehin die Veränderungen im Urin-pH-Wert, die Sie beim Erstellen Ihres Tagesprofils nach dem Genuss von säure- oder basenbildenden Lebensmitteln feststellen.

Strittige Lebensmittel im Blickpunkt

Oft sind ungenaue Betrachtungsweisen oder unklare Formulierungen dafür verantwortlich, dass ein Lebensmittel in einer Tabelle irreführend eingestuft wird. Hier die »prominentesten« Fälle:

- **Algen** werden oft als das basischste Lebensmittel der Welt bezeichnet. Tatsächlich wirken sie basisch, aber der Superlativ ist übertrieben.
- **Artischocken** werden als säuernd beschrieben, sind aber mineralstoffreiche Pflanzen, die ab und zu genossen eine stark positive Wirkung auf die Leber und den Fettstoffwechsel haben.
- **Frische Erbsen** werden als säuernd charakterisiert, sind aber ein sehr gesundes, mineralstoffreiches Gemüse, das den Speiseplan bereichert.
- **Erdnüsse** wirken schwach sauer, enthalten aber wertvolle Mineralien. Sie sollten allerdings ungesalzen und ungeröstet verzehrt werden. Übrigens eine feine Zutat für die asiatische Küche!
- **Getreide,** und zwar alle Sorten, wird oft als säuernd eingestuft, obwohl Vollkornprodukte noch gar nicht ausreichend analysiert worden sind.
- **Geräuchertes** wird als basenbildend gekennzeichnet. Doch da es sich um Fisch- oder Fleischwaren handelt, die aus tierischem, also säurebildendem Eiweiß bestehen, gibt es keinen plausiblen Grund für diese Behauptung.
- **Hirse** wird in der Literatur unterschiedlich bewertet. Im Alltagstest hat Hirse sich als basisch erwiesen (siehe auch Seite 68).
- **Kaffee** wird generell in die Kategorie sauer eingeteilt, ohne die Zubereitungsverfahren zu unterscheiden (siehe auch Seite 60).
- **Milchsaures** wie Sauerkraut oder saure Gurken ist mineralstoffreich, wirkt basenbildend und ist sehr nützlich für die Darmflora.
- **Nüsse** wirken schwach bis stärker säuernd, enthalten aber wichtige Spurenelemente und Fettsäuren.
- **Reis** wird generell als säuernd eingestuft. Vollkornreis ist jedoch sehr nahrhaft und wirkt im Alltagstest nur schwach sauer.
- **Rosenkohl** gilt als säurebildend, liefert jedoch gerade im Winter viel Vitamin C und wichtige Mineralstoffe.
- **Schwarztee** wird als säurebildend eingestuft, ohne die verschiedenen Möglichkeiten der Zubereitung zu unterscheiden (siehe Seite 60).
- **Spargel** wird als säurebildend eingestuft, ist aber mineralstoffreich und schwemmt Giftstoffe aus.

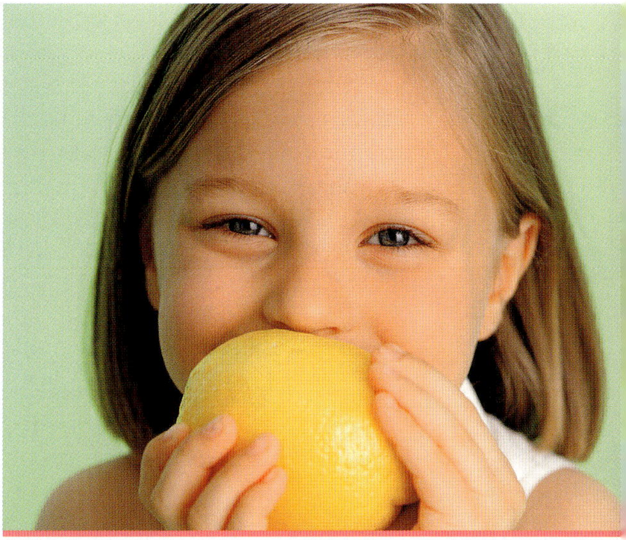

Der Geschmack eines Lebensmittels sagt nichts über seine Wirkung im Körper aus – Zitronen etwa werden basisch verstoffwechselt.

Sauer schmecken heißt nicht sauer wirken

Der Geschmack eines Lebensmittels sagt absolut nichts über seine Wirkung auf den Säure-Basen-Haushalt aus. Klassische Beispiele: Die Zitrone schmeckt sauer, ist aber basenbildend, Zucker schmeckt süß, bildet jedoch Säure im Organismus!

Obst, Trockenobst und milchsauer vergorenes Gemüse enthalten Zitronensäure, Fruchtsäure, Salicylsäure, Gerbsäure, Milchsäure. Unser Geschmackssinn sagt uns: »sauer«. Das hat aber überhaupt nichts mit einer sauren Verstoffwechselung zu tun.

Da Sie wahrscheinlich nicht zu jedem Einkauf und zu jedem Essen außer Haus eine Lebensmitteltabelle mitnehmen möchten, um die Wirkung der Nahrungsmittel zu überprüfen, können Sie sich für den Anfang folgende Faustregel merken: Tierisches Eiweiß und entsprechend fast alle tierischen Produkte sind säurebildend, außerdem Süßwaren und Weißmehlprodukte. Alle Obstsorten und das meiste Gemüse inklusive Kartoffeln bilden Basen.

Wertvolle Lebensmittel stellen sich vor

Hier finden Sie einzelne Lebensmittel, die nicht nur Basen bilden, sondern dem Organismus auch viele wertvolle Vitalstoffe liefern. Manche von ihnen werden unterschätzt oder falsch eingeschätzt.

Amarant: Eiweiß lieferndes Inka-Korn

Das Inka-Korn Amarant wird biologisch nicht zu den Getreiden, sondern zu den Fuchsschwanzgewächsen gezählt. Nicht nur weil es reich an Mineralien, Spurenelementen und anderen Vitalstoffen ist, eignet es sich optimal für die basisch orientierte Küche: Amarant ist das einzige »Getreide«, das essenzielle Aminosäuren in bedeutenden Mengen enthält, also Eiweiße, die wir über die Nahrung aufnehmen müssen! Für Vegetarier und noch mehr für Veganer, die sich ganz ohne tierische Produkte ernähren, sind die kleinen Samen wichtig. Es gibt sie in hell und in dunkel. Mit frischen Früchten, Trockenobst, Nüssen und Kernen kombiniert, ist Amarant hervorragend geeignet, die Küche der Säure-Basen-Balance zu bereichern. Lecker fürs Müsli: Popcorn aus hellem Amarant (gibt es im Bioladen).

Buchweizen, ein feines Früchtchen

Das Eiweiß dieser Frucht eines Knöterichgewächses ist für uns gut verwertbar, der Gehalt der lebenswichtigen Aminosäure Lysin sehr hoch. Der basenbildende Buchweizen enthält viele Mineralstoffe und Spurenelemente sowie Vitamin B_1, B_2 und Pantothensäure. Da Buchweizen kein Gluten enthält, eignet er sich sehr gut für Menschen, die unter den Verdauungsstörungen Zöliakie und Sprue leiden. Man kann aus Buchweizen Grütze, Aufläufe sowie Bratlinge herstellen und Kuchen aus dem Mehl backen, dem allerdings klebereiweiß(gluten-)reiches Mehl wie Dinkelmehl beigemengt werden muss.

Hirse: süß und pikant ein gesunder Genuss

Hirse ist ein sehr wohlschmeckendes Getreide aus der Familie der Süßgräser. Es zählt zu den Basenbildnern und liefert viele wichtige Vitalstoffe. Hirse lässt sich vielseitig verarbeiten, beispielsweise als Bratlinge, als Flocken fürs Müsli oder wie Risotto zubereitet.

Kartoffeln sind die Stars unter den Basenbildnern

Früher waren sie bei uns ein fester Bestandteil des Mittagessens, dann hat man sie jahrelang zu Unrecht als Dickmacher bezeichnet: Mittlerweile hat es sich jedoch herumgesprochen, dass Kartoffeln ein gesundes Lebensmittel sind, auf das niemand verzichten sollte. Sie sind reich an Vitamin B und C, an Mineralien, verdauungsfördernden Ballaststoffen und Eiweiß. Ob als Hauptgericht oder Beilage: Die tolle Knolle, die es in zahlreichen aromatischen Sorten gibt, lässt sich auf vielfältigste Weise zubereiten. Dabei sind die klassischen Salzkartoffeln die ungünstigste Art, weil wertvolle Inhaltstoffe ins Kochwasser übergehen und mit dem Was-

ser weggeschüttet werden. Besser ist es, Kartoffeln mit Schale zu kochen. Werden die Knollen vor dem Kochen unter fließendem kaltem Wasser mit einer Gemüsebürste gut abgebürstet, kann man die Schale bei Biokartoffeln sogar bedenkenlos mitessen.
Kartoffeln eignen sich optimal, um bei vielen Gerichten den gewohnten weißen Reis, die Nudeln oder auch das Weißbrot zu ersetzen. So kommen Sie schnell ins Basenplus. Pellkartoffeln oder Kartoffelsuppe, die gut vorbereitet werden können, eignen sich außerdem bestens zum Mitnehmen an den Arbeitsplatz oder für ein schnell zubereitetes Abendessen.

Bei nervösem Magen oder Sodbrennen eine große Kartoffel fein reiben, den Saft auspressen, mit der dreifachen Menge warmen Wasser mischen und 3-mal täglich vorm Essen trinken.

Pilze: kleine Vitalstoffpakete

Pilze mit ihrer großen Vielfalt von Arten und Zubereitungsmöglichkeiten bringen in der basenorientierten Küche ganzjährig Abwechslung auf den Tisch. Sie sind reich an Vitaminen, darunter auch die in Pflanzen selteneren B-Vitamine, an Mineralien und Spurenelementen. Sie liefern Ballaststoffe und essenzielle Aminosäuren, die lebenswichtigen Eiweiße. Der Genuss von Pilzen fördert die Verdauung, beeinflusst den Cholesterinspiegel positiv, stabilisiert das Herz-Kreislauf-System und stärkt das Immunsystem. In der chinesischen Medizin kommen sie sogar als Arzneimittel zum Einsatz.
Der aus Asien stammende Shiitake-Pilz hat sich mittlerweile auch in der europäischen Küche etabliert. Er ist ein Alleskönner: Kreislauf, Verdauung, Nerven, Blut und Immunsystem – alle profitieren von seinem hohen Vitalstoffgehalt.
Auch Champignons und Austernpilze sind Basenspender, die im Salat, als Hauptspeise oder Beilage, warm oder kalt köstlich schmecken.

Rote Bete: stärkend und belebend

Die Rote Bete oder rote Rübe stammt ursprünglich aus dem Mittelmeerraum. Dieser Kraftspender wirkt blutbildend, versorgt uns im Winter mit Vitalstoffen und dient im Alter zur Stärkung. Außerdem ist die Rote Bete wichtig für die unterstützende Ernährungstherapie, etwa bei Immunschwäche und bei Krebserkrankungen.
Rote Bete enthält eine Fülle von Vitaminen, Mineralien, Spurenelementen und sekundären Pflanzenstoffen. In ihrem positiven Einfluss auf den Zellstoffwechsel und die Immunabwehr ist sie beinahe konkurrenzlos!

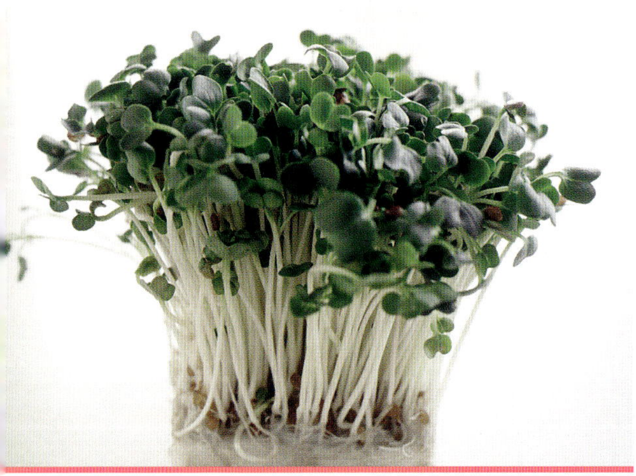

Im Naturkostladen finden Sie günstige Keimgeräte und eine große Auswahl an Samen für die hauseigene »Sprossenzucht«.

Als Saft oder Salat (roh oder gekocht), in Suppen oder als Gemüse – Rote Bete ist in der basenorientierten Küche vielseitig zu verwenden.
Rote Bete sollte aus kontrolliert biologischem Anbau stammen, da sie Schadstoffe aus dem Boden in besonderem Maße aufnimmt.

Sprossen – das pralle Leben

Keimlinge aus Samen und Körnern sind allesamt kleine, basenbildende Energie- und Vitaminwunder. Sie bereichern den Speisezettel besonders in der kalten Jahreszeit, wenn die Auswahl an frischem Salat und Obst nicht so groß ist wie im Sommer. Außer den Sprossen von Kichererbsen und Mungbohnen können alle roh gegessen werden: Sie geben so ihre volle Kraft an uns weiter. Da Sprossen sehr ballaststoffhaltig sind und schwer lösliche Stärke enthalten, die lange sättigt, sollten Sie anfangs nicht zu viele davon essen, um Ihren Darm nicht zu überfordern.

Trockenfrüchte: Sonne in Tüten

Frisches Obst sollte als gesunder Basenbildner auf keinem Speisezettel fehlen. Aber auch getrocknete Früchte sind ausgesprochen gesund; sie sollen sogar den Alterungsprozess verlangsamen und Krebserkrankungen vorbeugen. Die köstlichen Basenspender eignen sich hervorragend als Ersatz für zuckerreiche Naschereien, geben unterwegs und zwischendurch neue Kraft. Dem Trockenobst ist ein Großteil seines ursprünglichen Wassergehalts entzogen: Frische Früchte bestehen zu etwa 85% aus Wasser, Dörrobst nur noch zu rund 25%. Dadurch steigt die Nährstoffkonzentration der Früchte um ein Vielfaches. Trockenfrüchte sind leichte, lagerfähige kleine Kraftpakete.
Allerdings nehmen Herkunft, Transport und Verarbeitung erheblichen Einfluss auf die Qualität von Dörrobst. Wurden die frischen Früchte mit

Pflanzenschutzmitteln behandelt, sind die Trockenfrüchte oft ebenfalls erheblich mit den verwendeten Giften belastet. Zur Konservierung werden von der Industrie außerdem beispielsweise Methylbromid, Schwefel und Sorbinsäure verwendet – alles Substanzen, die in einer gesunden Ernährung nichts zu suchen haben. Der Naturkosthandel bietet dagegen Produkte aus ungespritztem Obst und ohne diese Zusätze an. Bei der Herstellung von Bio-Trockenobst werden nur ganz reife, pralle, saftige und unversehrte Früchte zu Dörrobst verarbeitet. Sie werden vor dem Trocknen gut sortiert und gereinigt. Traditionell werden sie unter freiem Himmel in der Sonne getrocknet. Zum Trocknen von großen Mengen kommen riesige Dörranlagen zum Einsatz.
Unsachgemäßer Umgang mit getrockneten Früchten kann dazu führen, dass sie mit Schimmelpilzen und dem von ihnen gebildeten hochgiftigen Aflatoxin belastet sind. Bei der Verseuchung mit Aflatoxinen ist der Verbraucher auf die Kontrollen der Lebensmittelbehörden und Verbraucherverbände angewiesen (Internetadresse siehe Seite 191).
Die folgenden gesunden, wohlschmeckenden Trockenfrüchte oder eine Auswahl davon sollten Sie immer auf Vorrat haben:

- **Feigen** sind die Stars unter den basenbildenden Trockenfrüchten. Sie helfen bei Müdigkeit, Schwäche, Konzentrationsmangel. Seit dem Altertum weiß man um die heilende Wirkung der Früchte: Bakterientötende Inhaltsstoffe fördern die Wundheilung, Enzyme kurbeln die Verdauung an, Mineralien und Spurenelemente stärken Immunsystem und Nerven.

Was macht Trockenobst so stark?

- Fruchtsäuren beleben den Körper und fördern die Verdauung.
- Fruchtaromen bieten köstliche Geschmacksvariationen.
- Antioxidanzien schützen vor Krankheit und vorzeitiger Alterung.
- Mineralstoffe und Spurenelemente geben Kraft.
- Vitamine bilden wichtige Aufbau- und Abwehrstoffe.
- Sekundäre Pflanzenstoffe unterstützen das Immunsystem.
- Ballaststoffe regulieren die Verdauung und pflegen die Darmflora.

- **Datteln** haben eine entspannende Wirkung auf unser Nervenkostüm. Bei Prüfungen spenden sie Energie sowie Konzentrationsfähigkeit und sorgen zugleich für das nötige Quäntchen Gelassenheit. Vor dem Zubettgehen genossen, entfalten sie ihre schlaffördernde Wirkung durch einen hohen Gehalt an Tryptophan, einen Baustein für das Schlafhormon Melatonin.
- **Pflaumen** sind in getrockneter Form vor allem bekannt zur Verdauungsförderung. Daneben hat dieses traditionelle Dörrobst aber noch weit mehr positive Auswirkungen auf den Organismus: Der blaue Farbstoff wirkt als Antioxidans und unterstützt die Vorbeugung gegen vorzeitige Alterung und Krebs, besonders Dickdarmkrebs. Außerdem senken Backpflaumen die Werte des LDL-Cholesterins, das als Risikofaktor für Herzinfarkt gilt.
- **Aprikosen** liefern neben Mineralien (besonders Kalium) und Spurenelementen (vor allem Bor) auch noch zellschützende sekundäre Pflanzenstoffe, die Betakarotine. Diese unterstützen das Immunsystem und bekämpfen Krebszellen. Wilde Aprikosen schmecken angenehm säuerlich und sind etwas härter, Früchte aus dem Anbau sind dagegen weich und sehr süß.
- **Rosinen, Korinthen und Sultaninen,** also getrocknete Trauben, sind die Klassiker unter den Trockenfrüchten. Sie schmecken pur ebenso gut wie im Müsli, Kuchen, Salat und bereichern die gesunde Küche in vielfältiger Weise. Gemüsegerichten oder Reis verleihen sie eine besondere, exotische Note. Wegen ihres mit 20 Prozent recht hohen natürlichen Zuckergehalts sind sie ein guter Ersatz für konventionelle Süßigkeiten und geben zum Beispiel dem Frühstücksmüsli ausreichend Süße. Außerdem schützen sie sogar vor Karies, wie US-amerikanische Wissenschaftler herausfanden.
- **Bananen** sind besonders stark basenbildend. Außerdem enthalten sie viel wichtiges Kalium. Das gilt auch für ihre getrocknete Form, die im Müsli oder pur zum Knabbern herrlich schmeckt. Beim Kauf von Bananenchips oder -scheiben sollten Sie darauf achten, dass es wirklich ungezuckerte, getrocknete Scheiben aus frischen Bananen sind. Denn unter den preiswerten Waren gibt es auch solche, die zuvor erhitzt und mit Zucker versetzt wurden.

Die idealen Energiespender für Klausuren, Prüfungen und anstrengende Meetings

TIPP

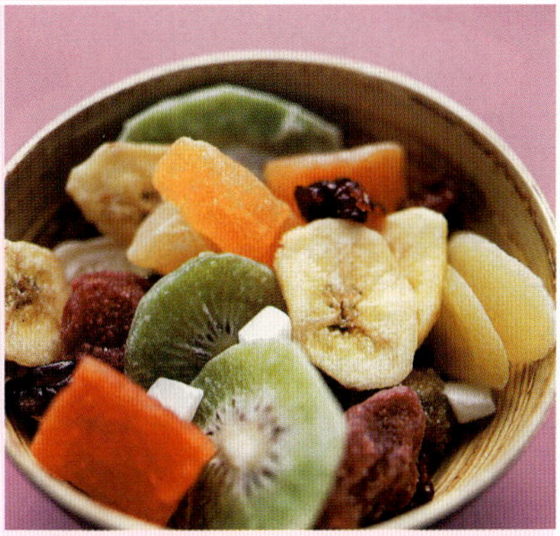

- Cola und Traubenzucker gelten bei vielen Schülern und Studenten als kraftspendende Snacks, ebenso Kaffee und Schokoriegel im Büro. Ein folgenschwerer Irrtum, der Konzentration und Leistung senkt statt fördert! Die so genannten Einfachzucker in Süßigkeiten werden vom Körper so schnell aufgenommen, dass der Blutzuckerspiegel rasant steigt – und damit zunächst auch die Konzentration. Doch der Organismus schüttet nun vermehrt Insulin aus, das den Zucker im Blut abbaut. Nach wenigen Minuten sinkt der Blutzuckerwert wieder ab, meist unter das Niveau vor dem süßen Genuss. Die Konzentration lässt nach, Müdigkeit setzt ein, im Extremfall werden die Hände zittrig und kalt. Ähnlich verhält es sich mit dem Koffein in Cola und Kaffee: Auch hier rast die Leistungskurve kurz nach oben, um dann umso steiler wieder abzufallen.
- Vor oder auch während einer Prüfung oder einem wichtigen Geschäftstermin sollten besser Feigen, Datteln und Nüsse gegessen werden. Sie liefern dem Körper so genannte langkettige Zuckerarten, die er langsam aufschließt und die ihn gleichmäßig versorgen. Zudem enthalten sie wertvolle konzentrationsfördernde Nährstoffe. Dazu sollten kohlesäurefreies Mineralwasser oder Tee (siehe ab Seite 56) in ausreichender Menge getrunken werden.
- Wer zu Kreislaufschwäche mit Blutdruckabfall neigt, sollte für den Notfall zusätzlich Salzstangen im Gepäck haben und viel trinken, denn Wasser und Salz unterstützen den Blutdruckanstieg. Getrocknete Bananen verhindern den Blutdruckabfall schon im Vorfeld.

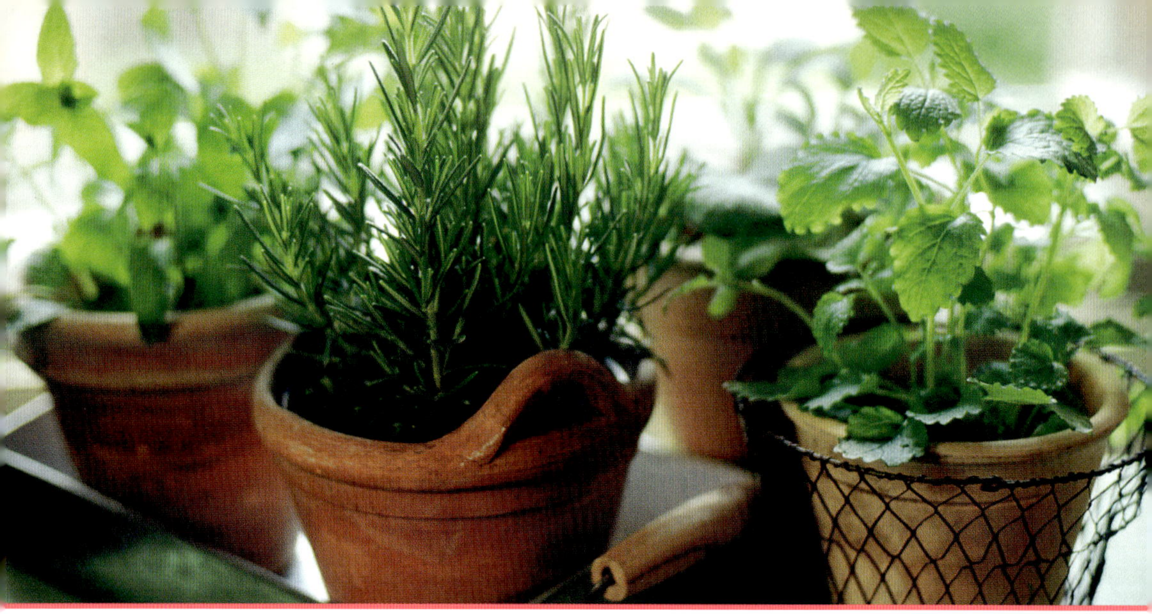

Ein Kräutergärtchen ist eine wundervolle Bereicherung Ihrer Basenküche. Dafür eignet sich ein Gartenbeet ebenso wie die Fensterbank.

Basisch würzen: das gewisse Etwas

Essen ist eine Genuss- und Geschmacks-Sache. Eine Mahlzeit kann noch so sorgfältig zusammengestellt, basisch und gesund sein – wenn sie nicht schmeckt, wird sie Currywurst & Co. kaum aus dem Feld schlagen können. Deshalb dürfen auch in der basischen Küche Würzzutaten nicht fehlen. Kräuter und naturbelassene Öle sind besonders förderlich für die Gesundheit. Auch auf natürliche Süße müssen Sie nicht verzichten. Salz dagegen ist mit Bedacht zu genießen.

Kräuter – aromatisch und basisch

Mit frischen Kräutern machen Sie ohne großen Aufwand auch ein schlichtes Mahl zu einer Köstlichkeit. Außerdem haben Kräuter nicht zu unterschätzende »Nebenwirkungen«: Sie wirken allesamt basisch und fördern die Gesundheit – egal ob die hiesigen Klassiker Petersilie und Schnittlauch oder südlich-aromatische Pflanzen wie Basilikum oder Salbei (siehe Kasten rechte Seite). Frische Kräuter liefern eine Menge Vitamine und Mineralien und machen viele Speisen bekömmlicher.
Legen Sie auf dem Fensterbrett, dem Balkon oder im Garten ein Kräutergärtchen an. Neben der Freude an den hübschen, wohlriechenden Pflanzen sorgen Sie so für Frische beim Kochen. Alternativ können Sie auch auf Tiefkühlkräuter zurückgreifen oder auch auf gute getrocknete Ware.

Wichtige Gewürzpflanzen und ihre Wirkung auf den Körper

TIPP

- **Bärlauch** wirkt antibiotisch, entzündungshemmend, blutdrucksenkend und vorbeugend gegen Arteriosklerose.
- **Basilikum** hemmt Entzündungen, lindert Verdauungsprobleme.
- **Dill** wirkt entzündungshemmend, beruhigend und harntreibend.
- **Kerbel** fördert Appetit, Verdauung und Stoffwechsel, wirkt außerdem blutreinigend und entzündungshemmend.
- **Knoblauch** wirkt antibiotisch, krampflösend, gefäßerweiternd und entspannend, aber auch auswurffördernd und lindernd bei Husten. Außerdem regt er Verdauung und Appetit an, senkt den Blutdruck und reguliert den Fettstoffwechsel.
- **Kresse** regt Stoffwechsel, Leber, Galle und Nieren an und wirkt entzündungshemmend.
- **Kümmel** wirkt krampflösend und ausgleichend auf die Verdauung, wird deshalb blähenden Lebensmitteln wie Kohl zugesetzt.
- **Majoran** fördert die Verdauung und löst Krämpfe.
- **Meerrettich:** verdauungsfördernd, harntreibend, hustenlösend.
- **Petersilie** wirkt appetitanregend und harntreibend. Vorsicht: Schwangere sollten sie nicht in größeren Mengen genießen.
- **Pfefferminze** wirkt desinfizierend, kühlend, muskelentspannend, krampf- und schleimlösend, belebend. Regt die Magensäureproduktion an (nicht geeignet bei Sodbrennen u. Magengeschwüren).
- **Rosmarin** hemmt Entzündungen, regt Verdauung und Kreislauf an.
- **Salbei** besitzt entzündungs- und schweißhemmende, krampflösende und zusammenziehende Eigenschaften.
- **Schnittlauch** wirkt verdauungsfördernd, harntreibend, entzündungshemmend, appetitanregend und stärkt die Abwehrkräfte.
- **Senf** fördert Appetit und Verdauung.
- **Thymian** wirkt verdauungsfördernd und harntreibend sowie keimtötend bei entzündlichen Erkrankungen der Atemwege.
- **Zwiebeln** regen Verdauung und Appetit an und wirken harntreibend.

Fett ist nicht gleich Fett!

Pflanzliche Öle sind nicht nur Geschmacksträger – sie enthalten mehrfach ungesättigte Fettsäuren. Diese sind etwa an der Regulierung des Immunsystems und des Blutzuckerspiegels beteiligt und beugen Herzerkrankungen vor. Der Körper muss diese Fette mit der Nahrung zugeführt bekommen. Sie sind in kalt gepressten Pflanzenölen wie Sonnenblumen-, Soja-, Walnuss- und Kürbiskernöl, aber auch in fettem Fisch enthalten. Erhitzte oder durch chemische Verfahren gewonnene Öle enthalten die ungesättigten Fettsäuren nicht mehr.
Olivenöl enthält einfach ungesättigte Fettsäuren, die der Körper selbst herstellen kann, die sich aber auch nicht negativ etwa auf den Cholesterinspiegel auswirken. Es ist im Mittelmeerraum seit der Antike nicht nur ein alltägliches Nahrungsmittel, das vermutlich für die niedrige Herzinfarktrate dort verantwortlich ist, sondern auch ein Heilmittel. Von allen naturbelassenen Ölen enthält es die meisten sekundären Pflanzenstoffe. In der Küche entfaltet es seine heilende Wirkung, etwa auf Verdauung und Stoffwechsel, ebenso wie in der Kosmetik.
Geschmacklich neutraler als Olivenöl ist Sesamöl, das in der asiatischen Küche viel verwendet wird. Es ist ebenfalls ein heilender Alleskönner. Im Gegensatz zu pflanzlichen Ölen enthalten tierische Fette – etwa in Sahne, Butter, Käse, Eiern, Fleisch – gesättigte Fettsäuren, die unser Körper auch selbst herstellen kann. Beim Abbau von tierischen Fetten entsteht das so genannte LDL-Cholesterin, der Hauptfeind der Blutgefäße.

Das Geheimnis naturbelassener Öle: Antioxidanzien

Wer sich mit gesunder Ernährung beschäftigt, trifft immer wieder auf die Begriffe Antioxidanzien und freie Radikale. Antioxidanzien sind chemische Stoffe wie die Vitamine A, C, E sowie Betakarotin, Zink oder Selen. Freie Radikale sind Moleküle, die körpereigenes Eiweiß zerstören können und vermutlich viele Erkrankungen wie Krebs, Alzheimer, Parkinson und Bluthochdruck sowie vorzeitige Alterung mitverursachen. Die in vielen naturbelassenen Pflanzenölen reichlich enthaltenen Antioxidanzien setzen die freien Radikale außer Gefecht!

Salz – Qualität statt großer Mengen

Salz ist für unseren Organismus so unverzichtbar wie Wasser: Urmeer, Fruchtwasser, Tränen, Blut – immer handelt es sich um eine 0,9-prozentige Salzlösung, die Sole. Kochsalz, also Natriumchlorid (NaCl), benötigt der Körper zur Regulierung des Salz-Wasser-Haushalts. Allerdings reichen drei bis fünf Gramm täglich aus. Die meisten Menschen nehmen jedoch die drei- bis vierfache Salzmenge zu sich. Das belastet Herz und Nieren. Auf Dauer lässt die Funktionsfähigkeit der Nieren nach. Durch den mangelnden Transport der Ausscheidungsprodukte übersäuert das Gewebe, Wasser sammelt sich an, Gefäße und Gelenke nehmen Schaden. Wer es gewöhnt ist, mit viel Salz zu würzen, sollte die Salzmenge nach und nach reduzieren: So gewöhnen sich die Geschmacksnerven um, und man braucht nicht mehr so viel Salz. Viele Speisen schmecken auch, wenn sie nur mit reichlich frischen Kräutern gewürzt sind.
In jedem Fall sollten Sie Salz von erstklassiger Qualität wählen. Verzichten Sie auf das billige Kochsalz aus dem Supermarkt, dem alle Mineralien und Spurenelemente entzogen, dafür aber Chemikalien zugesetzt wurden. Entscheiden Sie sich für ein naturbelassenes Salz wie Meersalz, Steinsalz oder Kristallsalz wie Himalajasalz. Den Unterschied merken Sie: Natürliches Salz schmeckt feiner und unterstreicht den Eigengeschmack der Speisen.

Basisch süßen

Ob weißer oder brauner Streuzucker: Der stark raffinierte Industriezucker wirkt im Körper säurebildend. Der Magensäuregehalt steigt nach dem Zuckergenuss stark an, weil Süßigkeiten meist gar keine ausgleichenden basisch wirkenden Substanzen beinhalten. Dies führt zu erneutem Hungergefühl, das oft wieder mit Schokolade oder Kuchen beantwortet wird – häufig der Beginn von Übersäuerung und Übergewicht. Jedoch müssen Sie bei einer basisch betonten Ernährung nicht auf den süßen Genuss verzichten: Mit den Basenspendern Honig, Ahornsirup, Apfeldicksaft, Birnendicksaft, Rübenkraut und Datteln (klein geschnitten, eingeweicht und eventuell püriert ein wahrer Allrounder der süßen Basenküche) können Sie den raffinierten Zucker langsam aus ihrer Küche verdrängen. Natürlich gilt auch bei natürlichen Süßungsmitteln: In Maßen genießen!

TIPP

Lieblingsrezepte basisch serviert

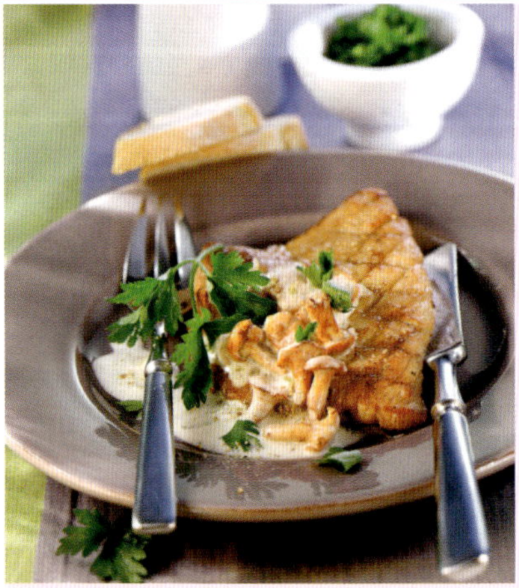

Auf dem Weg zur Säure-Basen-Balance müssen Sie keineswegs alle Ihre Lieblingsrezepte über Bord werfen: Sie können altbewährte, heiß geliebte Speisen ganz einfach basischer gestalten. Statt eines großen Schnitzels mit Pommes servieren Sie ein kleines Schnitzel mit gebratenen Pilzen, Pellkartoffeln und Salat, statt zwei Bratwürsten essen Sie eine, dazu viel Kartoffeln und Rotkohl. Bei den so genannten Sättigungsbeilagen, also Kartoffeln, Reis, Nudeln, können Sie am leichtesten und effektivsten verändern:

- **Kartoffeln** mit ihrer Vielfalt von Zubereitungsarten sind immer erste Wahl (siehe Seite 68). Selbst die beliebten Pommes frites sind erlaubt, wenn sie aus frischen Kartoffeln geschnitten und in gutem, sehr heißem Öl frittiert werden.
- Polierten Reis und weiße Nudeln können Sie durch **Naturreis** und **Vollkornnudeln** ersetzen. Man streitet sich zwar noch, ob diese zu den säure- oder den basenbildenden Lebensmitteln zählen, in jedem Fall enthalten sie gegenüber ihren hellen Verwandten wertvolle Nährstoffe und machen schneller und länger satt.
- Versuchen Sie statt Reis auch einmal **Hirse, Buchweizen** oder **Amarant** (siehe ab Seite 67).
- Gerichte wie Spagetti mit Sauce, Pfannkuchen oder Auflauf werden möglichst mit **Vollkorn(produkten)** zubereitet und mit **Salat** und **Gemüse** serviert. Diese gleichen basisch aus und liefern Vitamine. Oder Sie servieren Salat oder Gemüse als Vorspeisenteller.

Die Ernährung im Lebenslauf

Unsere Ernährungsbedürfnisse verändern sich im Laufe unseres Lebens durch die Wandlungen, die unser Körper bedingt durch Wachstum, Belastungen und Alterung durchmacht. Eine abwechslungsreiche, vollwertige Ernährung trägt dem in der Regel Rechnung, trotzdem sollten Sie besonders mit zunehmendem Alter auf die Veränderungen achten und nicht nur auf Ihr Körpergefühl, das bisher immer ein zuverlässiger Wegweiser war. So lässt beispielsweise das Durstgefühl im Alter deutlich nach, obwohl der Körper auch weiterhin seine 1,5 bis 2 Liter Flüssigkeit pro Tag benötigt.

Basisch Essen während der Schwangerschaft

Eine schwangere Frau versorgt durch ihre eigene Ernährung ihr ungeborenes Kind mit allen wichtigen Substanzen, die es für sein Heranreifen benötigt. Alles, was sie selbst isst, nimmt Einfluss auf das Ungeborene. Wenn die Mutter sich basenorientiert ernährt, kann sie sich problemlos die Mineralien und Spurenelemente wieder zuführen, die sie an ihr Kind weitergibt. Fehlen diese, sind die Knochen und vor allem die Zähne der werdenden Mutter bedroht (daher der Spruch »Jedes Kind kostet einen Zahn«). Gemüse, Salat, Obst, Kartoffeln, aber möglichst auch ein wenig Fisch und Fleisch – diese abwechslungsreiche Kost ist reich an vorwiegend basisch wirkenden Mineral- und Vitalstoffen.

Muttermilch – basischer geht's nicht

Für den Säugling ist Muttermilch die optimale Nahrung, denn die Nieren des Neugeborenen können den Mineralstoff- und Säure-Basen-Haushalt des kleinen Körpers noch nicht regulieren.
Die Muttermilch ist auf diese Situation perfekt abgestimmt: Sie wirkt stark basenbildend. Der pH-Wert des Urins von gestillten Kindern liegt bei 8,0 bis 8,5, also weit im basischen Bereich. Dies ist wohl unter anderem der Tatsache zu verdanken, dass die Muttermilch sehr eiweißarm ist. Ein gestilltes Kind deckt seinen Energiebedarf zu 95 Prozent aus Fetten und Kohlenhydraten und nur zu 5 Prozent aus dem in der Muttermilch befindlichen Eiweiß.

»Saure« Verführungen in Kindheit und Jugend

Geht die Zeit der ausschließlichen Ernährung über die Muttermilch zu Ende, beginnt die – einzige und sehr kurze – Phase, wo die Eltern ganz allein bestimmen können, was ihr Kind isst und trinkt. Da dies gleichzeitig die Phase ist, in welcher der Geschmack des Kindes geprägt wird, werden bereits hier die Weichen für die spätere Ernährungsweise gestellt. Ein Kind, das mit einer wohlschmeckenden basischen Ernährung aufwächst, wird auch später danach verlangen. Es wird zu süße, salzige oder künstlich schmeckende Speisen eher ablehnen als Kinder, die von Beginn an mit stark gewürzten Fertigprodukten gefüttert wurden. Ganz wichtig ist in diesem Zusammenhang, Kinder nicht an gesüßte oder sprudelnde Getränke, sondern an stilles Mineralwasser und milde Teesorten zu gewöhnen. Und: Bitte belohnen Sie Ihr Kind niemals mittels Süßigkeiten!

Das Chips-und-Cola-Alter

In Kindergarten und Schule werden Kinder zunehmend selbstbestimmter, sind aber auch erheblich mehr Fremdeinflüssen ausgesetzt: Wenn die Freunde Cola und Schokolade haben, kommen Datteln und Milch nicht mehr so gut an.

Seit Übergewicht bei Kindern als gesellschaftliches Problem erkannt wurde, können Eltern mehr Einfluss auf die auswärtige Ernährung ihrer Kinder nehmen: Sie können sich in Kindergarten und Schule für eine möglichst vollwertige Ernährung bei der Ganztagsbetreuung einsetzen oder Projektwochen zum Thema gesunde Ernährung anregen. Was Kinder in der Schule selbst erarbeitet haben, geben sie gerne zu Hause an die Eltern weiter – wenn diese ein offenes Ohr dafür haben.

Spätestens in der Pubertät erliegen fast alle Kinder den »sauren« Verführungen: Es ist für sie nicht nur sehr schwierig, in der Clique Pizza, Chips und Schokolade, aber auch Alkohol und Nikotin zu widerstehen – sie wollen es gar nicht. Hier bietet sich die Chance, sich von den Eltern und ihren Regeln abzugrenzen und eigene Wege zu gehen – ein unverzichtbarer Abnabelungsprozess in der Entwicklung zum Erwachsenen.

Sind Jugendliche ans tägliche Essen im Kreis der Familie gewöhnt, nehmen sie zumindest dann basische Mahlzeiten zu sich. Eltern sollten sich in jedem Fall auf sachliche Erläuterungen beschränken und auf gut gemeinte Ratschläge verzichten – Letztere bewirken oft eine Trotzreaktion.

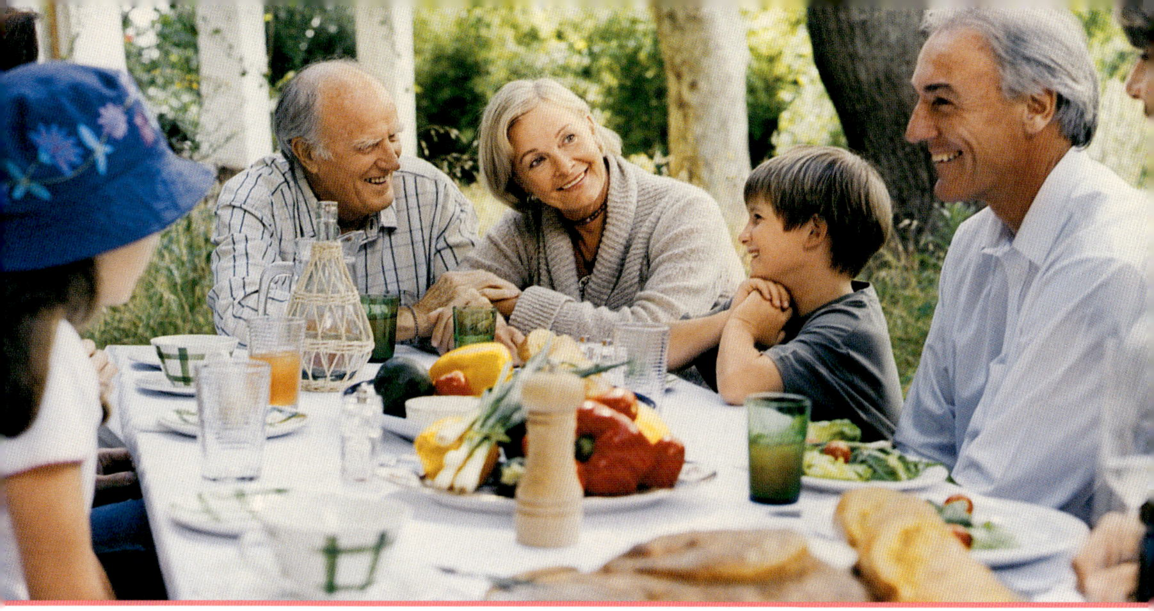

Essensgewohnheiten werden zum großen Teil in der Familie geprägt. An einem schön gedeckten Tisch, in angenehmer Atmosphäre kommen Kinder auf den gesunden Geschmack.

Erwachsenenalter

In Stresszeiten, etwa in Beruf oder Kindererziehung, ist die Gefahr einer Übersäuerung hoch – weil Stress an sich säuernd wirkt und weil die dem Alltag angepassten Ernährungsgewohnheiten häufig den Säure-Basen-Haushalt aus dem Gleichgewicht bringen. Dabei kann jetzt der Grundstein für ein gesundes Alter gelegt werden: mit basischer Ernährung, viel Bewegung, Entspannungsübungen und genug Ausgleich zum stressigen Alltag, etwa beim Hobby oder im Freundeskreis.

In den Wechseljahren nicht versauern

In ihrem fünften Lebensjahrzehnt kommen die meisten Frauen in die Wechseljahre, die rund 10 bis 15 Jahre dauern. So lange braucht der Körper, um die Fortpflanzungsfähigkeit einzustellen. Durch die natürliche Abnahme des Hormons Östrogen kann es zu Stimmungs- und Blutdruckschwankungen, Schweißausbrüchen und vielem mehr kommen. Da Östrogene den Aufbau des Knochens fördern, fehlt dieser hormonelle Reiz in zunehmendem Maße. Eine basenreiche Ernährung vermindert die seelischen und körperlichen Beschwerden. Untersuchungen bei Japanerinnen, die viel basenbildende Sojaprodukte zu sich nehmen, zeigten, dass sie viel weniger unter Wechseljahrsbeschwerden litten.

Good Aging statt Anti-Aging – basisch essen im Alter

Selbst Wissenschaftler, die dem Konzept der Säure-Basen-Balance skeptisch gegenüberstehen, stimmen in einem Punkt den Verfechtern der basenbildenden Ernährung zu: Mit einer basischen Kost verläuft der Abbau von Knochensubstanz im Alter wesentlich langsamer.
Da die Funktion der Nieren und damit die Ausscheidung von Säuren im Alter deutlich nachlässt, kann eine basenreiche Kost einer Übersäuerung des Blutes entgegenwirken. Damit wird auch das Argument vieler älterer Menschen außer Kraft gesetzt, sie seien doch trotz ihrer bisherigen Ernährung nicht am Säuretod gestorben: Sie vergessen, dass ihr Körper bereits etwa ab dem 30. Lebensjahr mit Abbauprozessen beschäftigt ist, die sich erst im letzten Drittel des Lebens massiv bemerkbar machen – umso mehr, je säuernder in jungen Jahren die Lebensweise war:

- die Knochenmasse und die Muskelmasse nehmen ab,
- die körperliche Leistungsfähigkeit und die des Herzmuskels sinken,
- die Nierenfunktion nimmt ab,
- die Pufferkapazität des Blutes sinkt,
- die Gefäßschädigung nimmt zu,
- die Zellschädigung nimmt zu.

Die Puffersysteme (siehe Seite 16) sind beeinträchtigt und können eine Übersäuerung nicht mehr so gut ausgleichen wie in jungen Jahren.

Typische Veränderungen im Alter und der Säure-Basen-Haushalt

Viele Veränderungen im Alter fördern eine Übersäuerung. Dazu gehören beispielsweise das nachlassende Durstgefühl, zu wenig Kauen und Einspeicheln aufgrund von Gebissproblemen, eine träge Verdauung, Bewegungseinschränkungen und dadurch mangelnde Bewegung, eine flache Atmung durch Lungenschwäche, die Einnahme von Arzneimitteln und häufig auch Stress durch Schmerz, Krankheit, Alleinsein und Trauer.
Manche dieser Probleme lassen sich im Einzelfall nicht ändern. Deshalb ist es wichtig, da wo es möglich ist auf den Ausgleich des Säure-Basen-Haushalts zu achten. Hier bietet sich meist vor allem die Ernährung an. Der Tabelle rechts entnehmen Sie, welche Nährstoffe der Organismus im Alter unbedingt braucht, um seine Aufgaben möglichst gut erfüllen zu können und die Schädigung von Zellen und Gefäßen auf ein Mindestmaß zu beschränken.

Wichtige Lebensmittel für die gesunde Ernährung im Alter

Nährstoff	Aufgabe im Körper	Gute Quellen
L-Arginin	Zellschutz	● Nüsse, Mandeln, Pinien-, Kürbiskerne, Soja ▲ Fisch, Fleisch
Vitamin C	Immunsystem, Aufnahme von Eisen	● Acerolakirsche, Kartoffeln, Kohl, Meerrettich, Obst, Petersilie, Sanddorn, Sauerkraut
Vitamin E	Antioxidans, Zellschutz	● Haselnüsse, Mandeln ■ Weizenkeim-, Sonnenblumen-, Walnussöl, Leinsamen
Betakarotin	Antioxidans, Sehkraft, Immunsystem	● orangefarbenes Gemüse und Obst
Selen	Entgiftung, Baustein von Antioxidanzien	● Erd-, Kokos-, Paranüsse, Steinpilze, Weizenkleie, Vollkorn (vor allem Gerste!) ▲ Thunfisch
Zink	Regeneration von Haut und Haaren, Enzymbestandteil	● Hühnereigelb, Vollkorn, Haferflocken, Nüsse, Kürbiskerne, Kartoffeln, Obst, Pilze und Gemüse, Weizenkeime, Weizenkleie, Frischmilch ■ weiße Bohnen, Erbsen, Linsen ▲ Käse (Cheddar), Fleisch, Garnelen
Anthozyan	Antioxidans	● Apfelbeerensaft, blaue Traube, Blaubeere, Brombeere, Himbeere, Erdbeere, Süßkirsche
Vitamin B_6	Eiweißstoffwechsel, Blutbildung, Immunsystem	● Buchweizen, Gemüse, Hirse, Hühnereigelb, Vollkorn, Weizenkeime, Naturreis, Frischmilch ▲ Käse, Fleisch, Lachs
Vitamin B_{12}	Stoffwechsel, Immunsystem, Blutbildung, Nervensystem	● Sauerkraut, Frischmilch ▲ Fleisch, Käse
Folsäure	Blutbildung, Nervensystem	● Eigelb, Bäckerhefe, Brokkoli, Endivien, Sojabohne, Spinat, grünes Gemüse und Salat, Weizenkeime, Kichererbsen, Frischmilch ▲ Käse

● wirkt basisch ▲ wirkt eher neutral ■ wirkt säuernd, ist aber wichtig

Basisch essen in besonderen Lebenslagen

Die häufigsten Einwände gegen eine Umstellung der Ernährung in Richtung basisch heißen: »Mein Beruf lässt das nicht zu« und »Ich bin zu viel unterwegs und auf Essen in Lokalen angewiesen.« Wie wenig schlagkräftig diese Argumente sind, lesen Sie auf den folgenden Seiten.

Basische Ernährung im Berufsalltag

Der Tagesablauf lässt es bei vielen Menschen nicht zu, sich morgens, mittags und abends intensiv mit der Nahrungszubereitung zu beschäftigen. Selbst wenn Sie sich eine Mittagspause leisten können, bleibt meist keine Zeit für stundenlange Küchenzeremonien. Mit einer umsichtigen Wochenplanung sparen Sie aber viel Zeit und steigern gleichzeitig die Qualität Ihrer Ernährung: Mit einer durchdachten Vorratshaltung, praktischen Rezepten und dem portionsweisen Einfrieren vorgekochter Mahlzeiten, etwa Eintöpfe oder Aufläufe, gewinnen Sie Zeit, die Sie dem basischen Kochen oder Fitness und Entspannung widmen können. Für Tage, an denen die Zeit sehr knapp bemessen ist, sollten Sie notfalls ein basenorientiertes Fertiggericht oder Tiefkühlessen zur Hand haben. So fallen Sie in der Hektik nicht in alte, säuernde Essensmuster zurück.

Auf Vorräte zurückgreifen

Tiefkühlware enthält meist noch viele Vitalstoffe. Neben Gemüse und Obst gibt es auch gefrorene Fertigprodukte, die sich mit einer basenorientierten Küche gelegentlich durchaus vereinbaren lassen. Dazu gehören beispielsweise Frühlingsrolle, Spinat, Kartoffelsuppe, Kartoffelauflauf oder Gemüsemischungen. Fertiggerichte aus der Dose, wie Kartoffelsuppe, Linseneintopf oder Bohnensuppe, enthalten leider meist sehr viel Salz. Trotzdem sind sie, mit frischen Kräutern aufgewertet, immer noch besser als ein Schokoriegel oder Hamburger. Vakuumverpackte Fertiggerichte aus Bioladen oder Reformhaus bereichern die schnelle Küche durch eine Vielfalt an basenbildenden Produkten, etwa Gemüsebratlinge oder Tofuschnitzel.

Bei Fertiggerichten sollten Sie die Zutatenliste genau prüfen: Es sollten keine größeren Mengen an Säurebildnern enthalten sein. Die Inhaltsstoffe sind immer nach der im Produkt enthaltenen Menge sortiert.

Schnell und dennoch basisch

Muss das Kochen sehr schnell gehen, brauchen Sie dennoch nicht auf eine basische Mahlzeit zu verzichten:

- Die Küche Asiens bietet ein unendliches Feld der Inspiration (siehe Buchtipps Seite 190). In feine Streifen oder Würfel geschnitten, gart das Gemüse rasch, wodurch die Vitamine geschont werden. Ob Sie das Gemüse am Vorabend zurechtschneiden und kühl stellen oder es aus dem Tiefkühlfach nehmen – ruck, zuck ist ein schmackhaftes Gericht bereitet. Natürlich können Sie das Gemüse auch auf italienische, französische oder deutsche Art würzen und so jede Gemüsesorte nach Geschmack variieren.
- Der Zeitsparfavorit für Suppenliebhaber ist eine frische Suppe, deren Zutaten mit dem Gemüsehobel minutenschnell zerkleinert wurden (siehe Rezepte auf Seite 135).
- Zu Gemüsebratlingen aus der Packung passen frischer Salat und Gemüse aus dem Glas, wie Rotkohl, Bohnen, Mais, Erbsen und Möhren.
- Achten Sie bei Kartoffeln darauf, dass sie möglichst klein sind und dadurch schneller garen, oder kochen Sie am Vortag gleich eine Portion für den nächsten Tag mit. Gerade im Sommer schmecken Pellkartoffeln auch kalt hervorragend als Salat oder Suppe.
- In der schnellen Küche sind frische Kräuter unentbehrlich, um einfachen Gerichten das gewisse Etwas zu verleihen (siehe auch Seite 74).

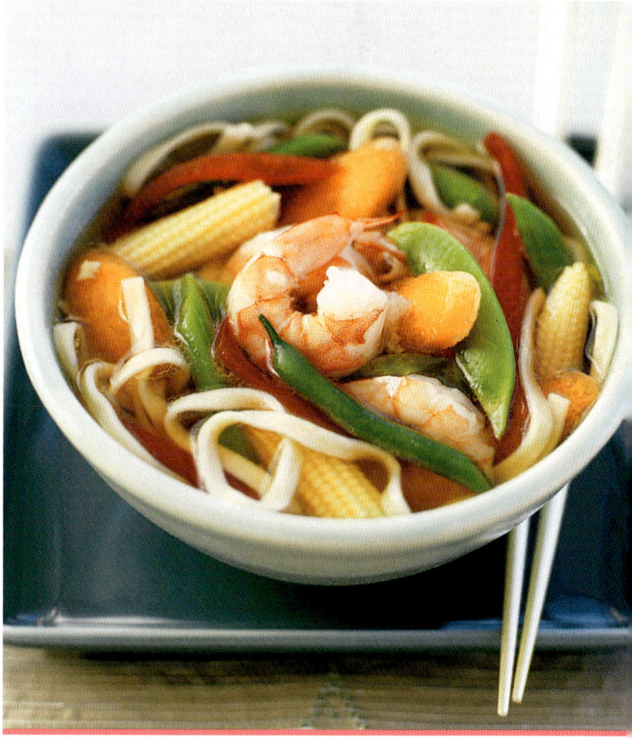

Die asiatische Küche bietet eine unerschöpfliche Vielfalt an gesunden, basischen und einfach köstlichen Gerichten.

Folgerezepte – eine raffinierte »Nahrungskette«

Wer wenig Zeit zum Kochen hat, für den sind Folgrezepte eine clevere Möglichkeit, trotzdem abwechslungsreich und basisch zu essen. Sie sind vor allem für kleine Haushalte mit ein oder zwei Personen geeignet.

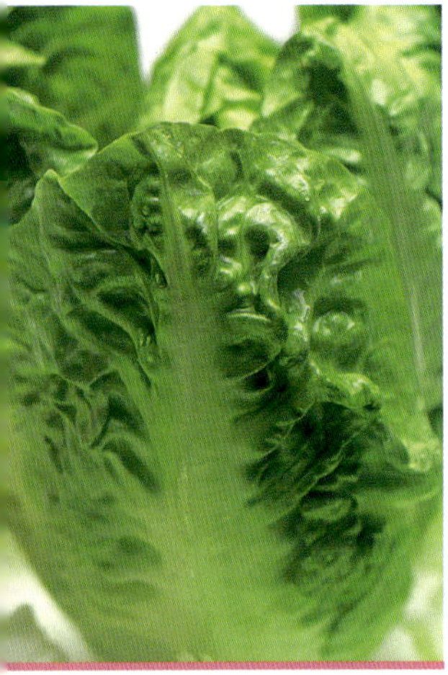

Auch im kleinen Haushalt sind große Salatköpfe willkommen: Im Kühlschrank aufbewahrt halten sich übrige Blätter bis zum nächsten Tag.

Ein ganzer Kopf Salat, eine Melone, eine Knolle Sellerie: Überlegen Sie auch manchmal, ob sich der Kauf lohnt – obwohl Sie Lust darauf hätten? Wer möchte schon den Kühlschrank voller Lebensmittel haben, die angeschnitten oder geöffnet sind und verderben?

Mit etwas Vorausschau können Sie das Problem umgehen: Waschen Sie zum Beispiel den ganzen Salatkopf, bereiten die gewünschte Menge mit Dressing zu und stellen die übrigen Blätter in der Salatschleuder oder einer Frischhaltebox in den Kühlschrank. Am nächsten Tag ist dann ein gemischter Salat aus Blattsalat, Möhren, Gurken, Tomaten schnell zubereitet. Die halbe Gurke, die Sie vom gemischten Salat übrig haben, können Sie am folgenden Tag für einen Gurken-Kräuter-Quark verwenden …

Die Rezepte im dritten Kapitel dieses Buches sind nach dem Folgeprinzip aufeinander abgestimmt – damit Ihre basischen Mahlzeiten nicht nur gut schmecken, sondern auch praktisch sind. Werden Sie auch selbst kreativ, und finden Ihre eigenen Favoriten unter den Speisefolgen.

Dabei kommt Ihnen die Vielseitigkeit von Gemüse entgegen: Es schmeckt frisch, gedünstet, gebraten, gebacken, mariniert, auf einer Quiche, als Beilage, Suppe, Sauce …

Hier noch einige Anregungen für praktische Rezeptfolgen:

- Kartoffelkette: Pellkartoffeln mit Gurken-Kräuter-Quark. Am nächsten Tag gibt es Kartoffelsalat, Ofenkartoffel mit Kräuterhaube oder Bratkartoffeln mit grünem Salat.
- Zucchinikette: Zucchini-Salat aus einer halben Zucchini. Am nächsten Tag gibt es gebratene Zucchini, Zucchini-Tomaten-Suppe oder Spaghetti mit Zucchini-Kräuter-Sauce.
- Gemüseketten: Am ersten Tag gibt es Salat beziehungsweise Rohkost, am zweiten dann Gemüse gedünstet, gebraten, gebacken, mariniert, auf einer Quiche, als Beilage, Suppe oder Sauce.

Unterwegs basisch genießen

Auch außer Haus müssen Sie nicht auf basenorientierte Mahlzeiten verzichten: Basische Nahrung wird überall angeboten. Viel schwerer fällt es, unterwegs nicht auf alte Ess-, und Trink-Pfade zurückzukehren.

Im Restaurant

Ob beim Italiener, Türken oder Griechen, die Speisekarte mit mediterraner Kost bietet neben den üppigen Fleischgerichten auch viel Basisches. Noch größer ist die Auswahl in der asiatischen Gastronomie, weil in Asien traditionell mehr Gemüse als Fleisch gegessen wird. Aber auch Restaurants mit unserer traditionellen einheimischen Küche müssen Sie nicht meiden, denn Kartoffeln, Salat und Gemüse gibt es hier vielfältig als Beilagen – dabei kommt Ihnen entgegen, dass sich viele Gaststätten immer mehr auch auf die Wünsche von Vegetariern einstellen. Heute ist es nirgends mehr ein Problem, wenn Sie ein Gericht in anderer Kombination bestellen, als es auf der Karte steht. Bestellen Sie basenbildende Beilagen statt säuernder, etwa Kartoffeln zum Fisch statt polierten Reis. Werfen Sie einen Blick auf die Teller der Gäste an den Nachbartischen: Sind die Fleischportionen sehr groß, bitten Sie die Bedienung, Ihnen weniger Fleisch, dafür mehr Gemüse zu servieren.
So weit, so gut – wie sieht es aber mit dem süßen Abschluss der Mahlzeit aus? Auch hier gibt es Basisches, etwa ein Fruchtdessert. Heißt Ihr Lieblingsdessert aber Mousse au chocolat, und freuen Sie sich während des ganzen Essens auf diesen krönenden Abschluss – dann genießen Sie ihn und wählen Ihre Vor- und Hauptspeise zum Ausgleich möglichst basisch.

TIPP

Auch unterwegs genug trinken!

Wer regelmäßig zu wenig trinkt, wird die Folgen gerade auf Reisen eventuell deutlich spüren: Sonnenstich, Blasenentzündung, Kopfschmerzen, Fieber, Muskelschmerzen – alles Probleme, die durch Wassermangel und Übersäuerung beeinflusst werden. Eine Wasserflasche gehört deshalb immer ins Handgepäck!

In Kantine und Mensa

Fest zusammengestellte Menüs, wie es sie in Kantine und Mensa oft gibt, sind meist stark säurebildend. Doch selbst dort können Sie beim Füllen Ihres Tabletts auf eine möglichst basische Mahlzeit achten: Verzichten Sie auf Fleisch oder bitten Sie um ein kleineres Stück sowie um mehr Gemüse oder Kartoffeln. So erhöhen Sie den Basenanteil Ihrer Mahlzeit.
Ist es möglich, den Teller selbst zu füllen, gehen Sie nach der 80:20-Regel von Seite 62 vor – das dürfte in der Regel kein Problem sein.
Im Hotel kommen Frühstückbuffets dem Wunsch entgegen, den Tag basisch zu beginnen: Statt klassischem Brötchen mit Marmelade, Wurst oder Käse wählen Sie Obst(salat), Gurke, Tomate, Vollkornbrot, Saft. Vorsicht ist jedoch angebracht bei Müslimischungen: Das Getreide wird meist in großen Schalen angeboten und ist lange der Luft ausgesetzt. Dabei verliert das gequetschte Getreide an Wert. Außerdem befinden sich unverdauliche Substanzen in der Schale der rohen Körner (mit Ausnahme von Hafer), die eventuell Magen-Darm-Störungen verursachen können. Wenn Sie Müsli über Nacht in Wasser einweichen, wird diese Substanz vom Wasser abgebaut und unschädlich gemacht. Fragen Sie

TIPP

So wird Ihr Kantinenessen basisch

Wenn Sie in Kantine oder Mensa Ihre Mahlzeit zusammenstellen, können Sie eine säuernde Mahlzeit in eine eher neutrale oder basische verwandeln. Hier einige Beispiele für relativ ausgeglichene Menüs aus typischen Komponenten.

eher basische Komponenten	säuernde Komponenten
Steinpilzcremesuppe, Gemüse vom Grill	Rinderhüftsteak, Schokoladenpudding
Grüner Salat, Quarkspeise mit Waldbeeren	Leberknödelsuppe, Seelachsfilet italienische Art, Risotto
Nizzasalat	Rahmhackbraten mit Spirelli
Erbsen- und Möhrengemüse Rhabarberkompott	Brot mit Aioli, Kartoffel-Gemüsegratin

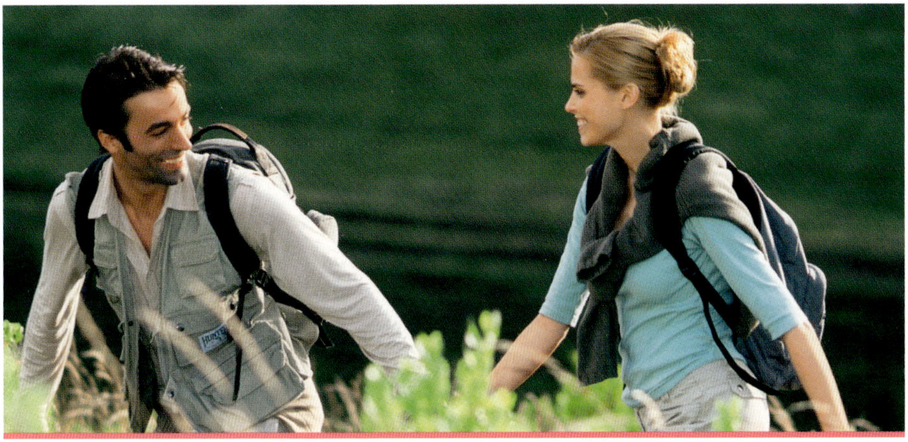

Ein Picknick auf dem Land ist eine herrliche Abwechslung – vor allem wenn das Auto mal in der Garage bleiben darf …

einfach, ob es möglich ist, dass man Ihnen am Abend etwas von Ihrer gewünschten Müslisorte einweichen kann. Wenn das nicht geht, greifen Sie zu groben Haferflocken – die können Sie ohne Bedenken genießen.

In der Stadt und auf dem Land

In der Freizeit und zu besonderen Festtagen gibt es zahlreiche Situationen, in denen auswärts zu essen einfach dazugehört und gemeinsam viel Spaß macht. Leider neigen wir dazu, dann unser Säure-Basen-Gleichgewicht völlig zu vergessen, obwohl es viele leckere Möglichkeiten gibt, es zu unterstützen. Ob Straßenfest, Kirmes oder Weihnachtsmarkt – statt säurebildendem Hotdog oder Bratwurst schmecken auch Folienkartoffeln, Gemüsekuchen, Gemüse- oder Pilzpfanne, geröstete Maronen und Backäpfel …
Ein wunderbarer Freizeitspaß ist ein Picknick, das durch Bewegung in der Natur, Entspannung und Genießen sehr zum Ausgleich des Säure-Basen-Haushaltes beiträgt. Die Köstlichkeiten, welche Sie in Ihren Picknickkorb packen, sollten dem in nichts nachstehen: Eingelegte Gemüse wie Auberginen oder Zucchini, Gemüsesalate aus Brokkoli oder Karotten, Krautsalat, Obst oder der Klassiker Kartoffelsalat – basischer geht es kaum (Rezepte siehe ab Seite 133).
Das basische Picknick unterstützt Ihren Körper auch bei der Anstrengung, die Radeln oder Wandern bedeuten: Es stellt puffernde Basen zu Verfügung um die durch Muskelaktivität angefallene Milchsäure zu neutralisieren und damit Muskelkater und Verspannungen vorzubeugen.

Basische Menüs für jede Jahreszeit

Ein geschmackvoll gedeckter Tisch, Blumenschmuck, Kerzenschein und Musik: Die richtige Atmosphäre für inspirierende Gespräche und gut gelaunte Menschen.
Bei diesen Menüs wird niemand etwas vermissen – eher werden Ihre Gäste auf den basischen Geschmack kommen!

Frühlingsmenü

- Lachsröllchen mit Dill-Senf-Füllung
- Blattsalat mit frischen Kräutern, Frühlingszwiebeln, Radieschen
- Hühnerbrust oder Blumenkohlschnitzel in Kräuter-Zitronen-Sauce mit Frühkartoffeln
- Käse mit Datteln
- gefüllter Bratapfel oder gebratene Banane

Sommermenü

- Vollkornbruschetta, am besten aus Maisbrot, mit Olivenöl, Tomaten und Basilikum
- Thunfischsalat mit Roter Bete, Oliven auf Salatblatt
- Gemüse aus dem Wok, eventuell mit Putenstreifen oder Fisch
- Käse mit Datteln
- Erdbeereis an Beerenkomposition

Herbstmenü

- Kürbissuppe mit Lachsstreifen
- Gemüsequiche an Krautsalat
- Lammfilet mit Endiviensalat und Maronen, Ofenkartoffel
- Käse mit Datteln
- Birne in Rotweinsauce (durch Erhitzen vom Alkohol befreit)

Wintermenü

- Selleriesuppe mit Rotbarschfilet
- Feldsalat mit (Mais-)Croutons und Walnüssen
- Entenbrust mit Apfelrotkohl, alternativ Kartoffelgratin oder Rotkohlrouladen
- Käse mit Datteln
- Orangen-Grapefruit-Grütze

Wie die Grillparty zur Basen-Party wird

Partys müssen nicht zwangsläufig eine Völlerei mit reichlich Säurelieferanten sein – und selbst Grillen, auf die klassische Weise mit viel Fleisch meist ein »Eiweißfest« mit sauren Nebenwirkungen, kann zum basenorientierten Genuss werden. Schon beim Sektempfang wird der säurebildenden weißen Traube, die durch die prickelnde Kohlensäure noch aggressiver ist, einen basischer Gegenspieler kredenzt: Wie wäre es mit der basenreichen Melone? Ein Melonenteller eignet sich gut zum Herumreichen oder Hinstellen. Tomatensaft mit Kräutern sorgt nach dem Sekt für Basennachschub.

Und so ersetzen Sie die übrigen Säurebildner mit Erfolg:

Sprudel

- feines Mineralwasser ohne Kohlensäure, reine Obstsäfte

Grillfleisch

- Bratlinge, Räuchertofu, Foliengemüse mit Rosmarin

Würstchen

- Tofuwürstchen, Gemüsespieße, Zwiebelspieße

Weißbrot

- Vollkornbaguette, Vollkornbauernbrot, Maisfladenbrot, Folienkartoffeln, Kartoffelspieße, Kartoffelsalat, Maiskolben aus der Folie

Chips

- Getrocknete Früchte und ungesalzene Nüsse

Eiscreme

- gegrillte Apfel- und Nektarinenhälften oder Obstsalat mit Vanillejoghurt. Oder Sie reichen Eiscreme in Verbindung mit viel Obst.

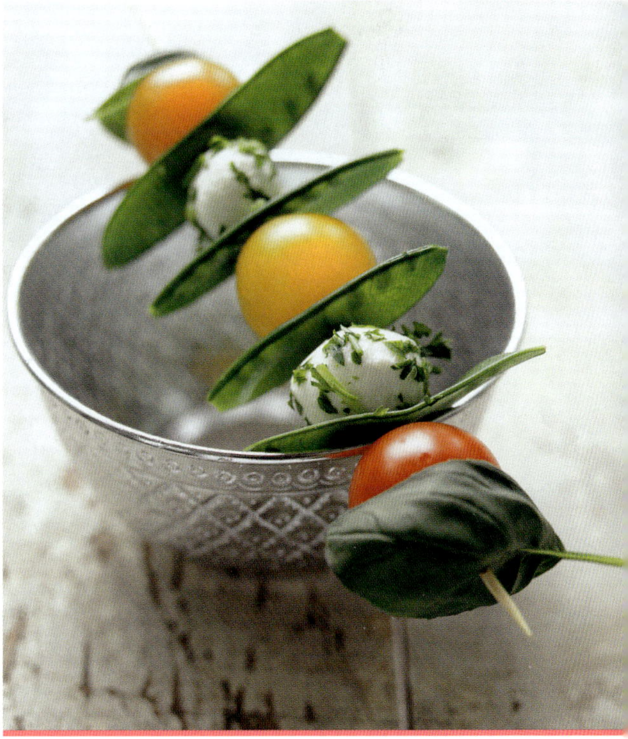

Mit der basischen Grillparty animieren Sie Ihre Gäste sicher dazu, es auch selbst einmal auszuprobieren!

INFO

Basenpräparate – in Maßen hilfreich

Auch die pharmazeutische Industrie hat das Problem der Übersäuerung erkannt und bietet eine Vielzahl von basenspendenden Präparaten an. Sie sollten jedoch nicht ohne Rücksprache mit Arzt oder Therapeuten angewandt werden.

Eine unsachgemäße Anwendung kann dazu führen, dass zu viele der Säuren, die für die Verdauung notwendig sind, neutralisiert werden. Mögliche Folgen: Magenprobleme, Blähungen und Durchfälle. Empfehlenswerter sind Basentabletten, die sich erst nach der Passage durch den Magen auflösen. Langfristig sollte eine Übersäuerung aber durch eine basenspendende Ernährung und Lebensweise, ausgeglichen werden.

Harmonisierung durch Basentee

Statt chemischer Basenpräparate bietet sich eine pflanzliche Alternative an. Die Zutaten dafür gibt es in der Apotheke oder Bioladen: Je 2 Teile Ackerschachtelhalm und Brennnessel, je 1 Teil Kamille und Fenchelsamen.
Übergießen Sie 6 Teelöffel Kräuter mit 1/2 Liter kochendem Wasser und seihen Sie den Tee nach 6 Minuten in eine Thermoskanne ab. Trinken Sie die erste Tasse morgens auf nüchternen Magen, zwei weitere über den Tag verteilt. Sie können den Tee kurmäßig zwei Wochen lang beim Einstieg in die Säure-Basen-Balance trinken oder auch tassenweise zwischendurch, etwa nach einer Party.

Das bekannteste Basenpräparat: Natron ($NaHCO_3$)

Natron wurde früher im Haushalt für zahlreiche Zwecke eingesetzt. Für doppeltkohlensaures Natron, kurz Natron genannt, gibt es noch andere Bezeichnungen: Natriumhydrogenkarbonat, Natriumbikarbonat, Speisenatron, Speisesoda. Verwechseln Sie es nicht mit ähnlich klingenden Substanzen wie dem gefährlichen Ätznatron (NaOH), der ätzenden Natronlauge ($NaOH^+H_2O$) oder Natriumkarbonat, dem ungenießbaren Waschsoda (Na_2CO_3)!

- Natron besänftigt Völlegefühl und Sodbrennen nach üppigen Mahlzeiten. Dazu lösen Sie einen Teelöffel Natron in einem Glas Wasser auf. Beim Neutralisieren der übermäßigen Magensäure entsteht Kohlensäure, die manchmal durch Aufstoßen entweicht.

- **Vorsicht:** Menschen mit einer Herzkrankheit sollten auf Natron verzichten. Es kann den Kaliumspiegel beeinflussen, was bei der eventuell notwendigen gleichzeitigen Einnahme von Digitalis gefährlich sein kann.

Wofür Sie Natron noch verwenden können

- Für ein gutes, günstiges Erfrischungsgetränk gibt man in ein Glas Wasser Zitronensaft, Essig oder Apfelsaft nach Geschmack und dazu einen halben Teelöffel Natron.
- Gemüse wird mit Natron schneller gar. Das schont die Vitamine und macht das Gemüse bekömmlicher, zudem bleibt die grüne Farbe von Erbsen, Bohnen und Kohl besser erhalten. Geben Sie einen Teelöffel Natron auf einen Liter Wasser beim Aufkochen.
- Als Zusatz im Badewasser macht Natron das Wasser weicher, basischer und regt die Durchblutung an. Ein Basenbad belebt, fördert die Durchblutung der Haut und reinigt. Rühren Sie dafür 50 g Natron in ein Vollbad ein. Bitte nicht zu heiß baden, damit der Kreislauf nicht überfordert wird.
- Erfrischen Sie Ihre Gesichtshaut mit Natron. Es klärt außerdem den Teint und macht die Haut samtweich. Dazu das Waschbecken mit lauwarmem Wasser füllen, vier Teelöffel Natron zugeben, Gesichtshaut spülen. Nicht nachspülen, sondern trockentupfen.
- Wohlige Entspannung für strapazierte Füße bietet ein Natron-Fußbad: Drei Teelöffel Natron auf zehn Liter warmes Wasser.
- Gegen Schweißfüße morgens etwas Natron in die Schuhe streuen, abends wieder entfernen. Vor dem Zubettgehen ein Natron-Fußbad. Auch beim Strümpfewaschen kann beim letzten Spülgang ein Esslöffel Natron zugegeben werden.

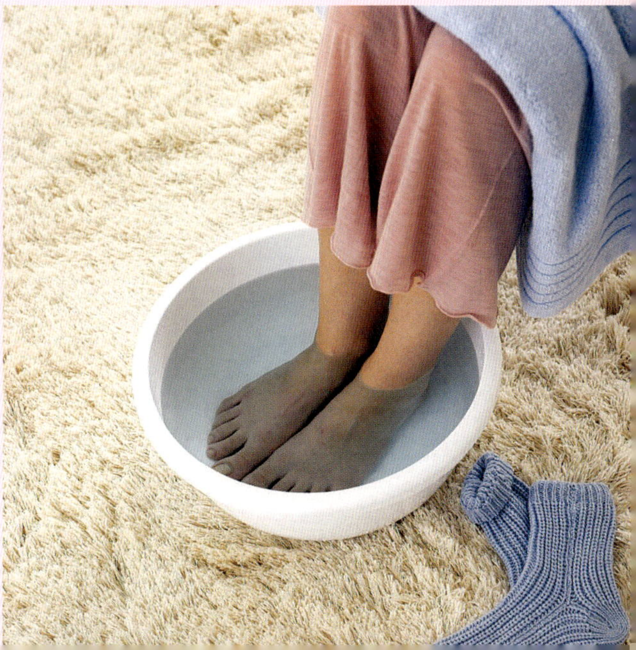

Dritter Schritt: Sanieren Sie Störfelder in Körper und Seele

Sie haben den Selbsttest auf Seite 92/93 gemacht und dabei Hinweise für Übersäuerung gefunden? Sie haben Ihren Säure-Basen-Status gemessen und dabei festgestellt, dass sich Ihre Kurve deutlich im sauren Bereich bewegt? Sie haben körperliche und seelische Beschwerden, die Ihrer Vermutung nach durch Übersäuerung verursacht werden?

Mit kleinen Wehwehchen und starken Beschwerden zeigt unser Organismus uns, dass etwas nicht stimmt und wir es verändern sollten. Allzu häufig ignorieren wir diese Signale oder unterdrücken sie mit einer Tablette. So eine Tablette ist frei verkäuflich und wird sogar im Fernsehen beworben – also nehmen wir sie guten Gewissens zu Hilfe.
Mit diesem Verhalten ignorieren wir jedoch die Ursache unseres Unwohlseins völlig und fordern es heraus, dass es sich immer häufiger und stärker zu Wort meldet – so lange oder so intensiv, bis wir sie schließlich ernst nehmen und zum Arzt gehen.

Auch Entspannung und sanfte Bewegung trägt dazu bei, Störfelder im Körper zu sanieren, etwa wenn Probleme Kopfschmerzen bereiten.

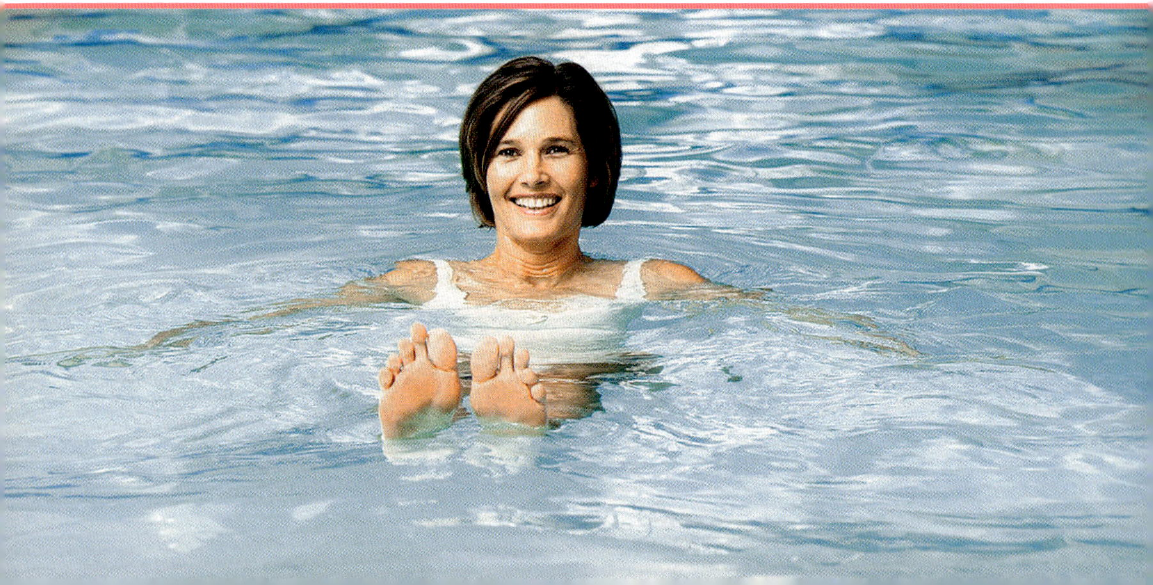

Der Körper als Wegweiser

Wenn wir unserem Körper und unserer Seele mehr Aufmerksamkeit schenken und die Signale beider bewusst wahrnehmen, können wir unsere ureigensten Bedürfnisse berücksichtigen. Damit fördern wir unser Wohlbefinden auf allen Ebenen, uns selbst als ganzen Menschen. Denn oft haben wir Kopfschmerzen, weil uns »etwas Kopfschmerzen bereitet«, ein Problem, um dessen Lösung wir uns vielleicht drücken. Diese Ursache zu beseitigen, erfordert vielleicht Mut oder bedeutet eine Veränderung, würde aber, im Unterschied zur Tablette, nachhaltige Erleichterung bringen.
Auf keinen Fall soll hier jedoch jemandem unterstellt werden, er sei an seinen Beschwerden beziehungsweise seiner Krankheit selbst schuld, weil er die eine oder andere Schwierigkeit in seinem Leben nicht gelöst hat. Das kann, muss aber nicht so sein. Denn das Leben ist nicht so eindimensional, und natürlich tragen auch biologische oder genetische Aspekte sowie Umweltfaktoren zur Entstehung einer Krankheit bei. Jeder sollte von dort aus, wo er im Moment steht, das Beste aus seiner Situation machen können. Auf die Zeichen von Körper und Seele zu achten, ist dabei nicht unbedingt jederzeit angenehm und einfach, dafür aber immer hilfreich.

Wann zum Arzt?

Wenn Selbsttest und Messung des pH-Werts im Urin (siehe Seite 48 und Seite 53) nur auf eine leichte Übersäuerung hindeuten und Sie sich im Großen und Ganzen körperlich und seelisch recht wohl fühlen, können Sie auch ohne therapeutische Unterstützung versuchen, Ihren Säure-Basen-Haushalt mithilfe der Rezepte und der weiteren Tipps in diesem Buch auszugleichen.
Wenn Sie jedoch unter einer der Säurebeschwerden oder mehreren leiden, die im ersten Teil des Buches (ab Seite 32) dargestellt werden, sollten Sie sich von einem Therapeuten Ihres Vertrauens untersuchen und beraten lassen. Denn sich ohne kompetente Hilfe mit eigenen Krankheiten und psychischen Störfeldern auseinander zu setzen, führt meist in eine Sackgasse und zur Verschleppung oder gar Verschlimmerung der Beschwerden.

Der gesunde Darm als Basis

Eine funktionierende Verdauung und eine gesunde Darmflora sind unverzichtbar für Gesundheit und Wohlbefinden: Im Darm leben Millionen von Mikroorganismen, die alle eine wichtige Funktion erfüllen und an der Verdauung und Aufspaltung der Nahrung beteiligt sind. Der Darm ist damit das größte Organ unseres Immunsystems. Entsprechend führen Störungen von Verdauung und Darmflora oft zu gesundheitlichen Problemen in Bereichen, die man nicht mit dem Darm verbindet, wie Immunschwäche, chronische Nasennebenhöhlenentzündungen, Hautprobleme, Nagel- und Haarwachstumsstörungen, Schlafstörungen, Kopfschmerzen.

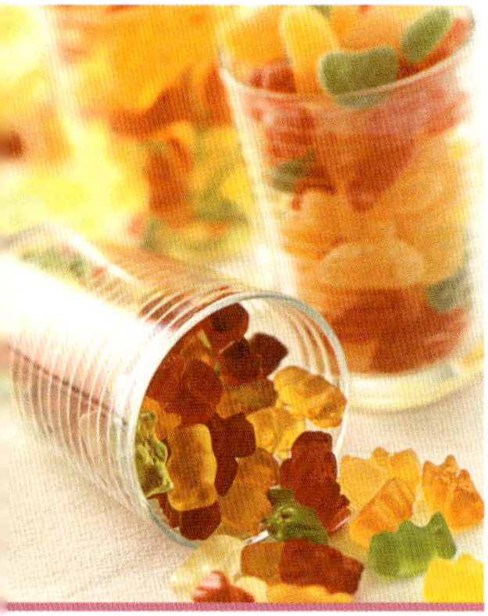

Naschen, bis die Tüte leer ist – bald wird es den »guten« Darmbakterien zu bunt, und sie verschwinden.

Darmsanierung contra Übersäuerung

Die Darmbakterien benötigen bestimmte pH-Werte. Wird ihre Umgebung zu sauer, sterben sie ab. Hefepilze, weniger empfindliche Schmarotzer, können nun ihren Platz einnehmen. Pilze produzieren Mykotoxine, giftige Stoffe die unserem Körper schaden können. Ein »Pilzpatient« hat meist ein schwaches Immunsystem und deshalb ständig Infekte. Außerdem löst die Pilzinfektion Heißhunger auf Süßes aus, was die Übersäuerung noch fördert. Antibiotika, die der Patient vom Arzt verschrieben bekommt, schaden der Darmflora und dem Immunsystem, was zu neuen Infekten, noch mehr Pilzen und zu Stress führt … Bei Verdauungsproblemen ist es hilfreich, den Darm zu sanieren, also Krankheitsherde zu beseitigen und die Darmflora wiederherzustellen, und gleichzeitig eine Säure-Basen-Balance anzustreben.

Ursachen von Verdauungsstörungen

Hauptauslöser von Verdauungsproblemen sind Darmerkrankungen, Allergien, Arzneimittel (vor allem Antibiotika), Hefepilze (beispielsweise Candida albicans), stark säurebildende Nahrung!

Basische Ernährung bei akuten Alltagserkrankungen

Zur Genesung benötigt der Körper die ausgleichenden Basen aus der Nahrung. Bei intaktem Immunsystem und gegebenenfalls naturheilkundlicher Unterstützung hat er alle Möglichkeiten zur Selbstheilung. Helfen Sie ihm mit basischer Nahrung! Erkrankte sollten ihrem Gefühl vertrauen und Lebensmittel meiden, die abstoßen. Dagegen sind Speisen, auf die sie große Lust haben, oft förderlich.

Hier eine Liste hilfreicher Lebensmittel:

Blasenentzündung: Ananas, Preiselbeeren, Heidelbeeren, Brunnenkresse, Petersilie, Kürbiskerne, Wacholderbeeren, Zwiebel, Knoblauch, Bärentraubenblätter-Extrakt oder -Tee, Kamille-Pfefferminz-Tee mit Zitrone. Trinken Sie sehr viel, um die Keime »wegzuspülen«!

Durchfall: Kartoffeln, Möhren, Gemüsebrühe, Gemüsesaft, Basensuppe, Bananen, geriebener Apfel, Tomatenmark. Sehr viel trinken, um die verlorene Flüssigkeit zu ersetzen. Bei Kreislaufproblemen knabbern Sie Salzstangen. Kein Fett, kein tierisches Eiweiß, kein Zucker.

Erbrechen: Viel kohlensäurefreies Mineralwasser. Keine Fette und Milchprodukte. Besonders Kleinkinder laufen bei starkem Erbrechen Gefahr, Milch einzuatmen, was in der Lunge zu Problemen führt!

Fieber: Viel trinken: pro Grad Temperaturerhöhung einen Liter mehr als sonst! Basensuppe, Hühnerbrühe selbst gekocht mit Suppenhuhn mit reichlich Möhren, Sellerie, Porree, Petersilie. Sanddorn-Gemüse-Saft.

Gichtanfall: Viel trinken, am besten grünen Matetee und bikarbonatreiches Mineralwasser ohne Kohlensäure. Keine tierischen Fette, tierischen Eiweiße, Hülsenfrüchte, kein Spinat, Kaffee, Tee, Kakao.

Migräneanfall: Viel trinken (bikarbonatreiches Mineralwasser ohne Kohlensäure). Basenorientiert essen. Keine tierischen Fette oder Eiweiße.

Schnupfen, Nasennebenhöhlen-Entzündung: Ananas, Kresse, Rettich, Meerrettich, Thymian, Salbei, Senf, Weißkohlsalat, Zwiebel, Schnittlauch, Sanddorn-Gemüsesaft.

Sodbrennen: Kartoffeln, Kartoffelsaft (selbst gepresst oder Reformhaus), Kamillentee, Basensuppe. Kein Zucker, Koffein und Pfefferminz, keine Fruchtsäuren (Zitrusfrüchte, frische Tomaten, Paprika), tierische Fette. Vorsicht: Bei nicht nachlassenden Beschwerden unbedingt zum Arzt!

Für eine Basensuppe fein gehobelte Kartoffeln und Möhren in Wasser mit Gemüsebrühwürfel kochen.

Für Sanddorn-Gemüsesaft je einen Esslöffel Sanddornsaft und Olivenöl in einem Glas reinem Gemüsesaft verrühren.

Übergewicht – ein »saures« Problem

Deutschland und Großbritannien sind im europäischen Vergleich des Durchschnittsgewichts der Bevölkerung deutlich an der Spitze. Doch nur langsam dringt in das gesellschaftliche Bewusstsein, dass Übergewicht immer stärker zum Problem wird – nicht nur bei Erwachsenen, sondern auch und gerade bei Kindern. Übergewicht ist zumindest mitverantwortlich für viele Krankheiten, vom Herzinfarkt bis zum überlasteten Bewegungsapparat. Keine Art der Gesundheitsvorsorge hat einen größeren Effekt als die Gewichtsregulierung!

Die Hintergründe des Problems sind extrem »sauer«: Ob aus Unwissenheit, mangelnder Motivation oder dauerhaft gestörtem Essverhalten – Übergewichtige essen zu viel, zu fettig und zu süß, bei gleichzeitigem Bewegungsmangel. Die säuernden Sünden, also Zucker, Alkohol, Rauchen und Bewegungsmangel – führen zur chronischen Übersäuerung des Körpers mit all ihren negativen Auswirkungen auf die Gesundheit. Bei Übergewichtigen leiden besonders das Herz-Kreislauf-System und der Bewegungsapparat unter den Folgen. Diabetes und Gicht können sich hinzugesellen – Krankheiten, die im Zusammenhang mit einer chronischen Übersäuerung und Übergewicht zu nennen sind.

Hier hilft nur Information. Zwar ist es nicht ganz einfach, die gewohnte Lebensweise abzulegen und sich neu zu orientieren, aber zu spät ist es nie. Am leichtesten haben es Kinder, die von Anfang an eine ausgewogene Ernährung im Sinne der Säure-Basen-Balance schätzen lernen, sich viel bewegen und die Freude an Bewegung nicht verloren haben.

Diäten führen zur Übersäuerung

Viele Diäten zum reinen Abspecken sind darauf angelegt, in kurzer Zeit möglichst viel Gewicht loszuwerden. Der berühmte Jo-Jo-Effekt ist vorprogrammiert: Es ändert sich nichts Grundlegendes an der Ernährungsweise, und so wird nach der Diät oft noch mehr Gewicht zugelegt. Außerdem programmieren so gut wie alle Diäten den Körper darauf, sich in guten Zeiten, also bei normaler Ernährung, Vorräte für Notzeiten, nämlich die nächste Diät, anzulegen! Teilweise werden zur Gewichtsreduktion sogar Abführmittel, Diuretika (harntreibende Mittel) oder Schilddrüsenhormone eingesetzt. Da diese Substanzen in den Regelme-

chanismus des Körpers eingreifen, sind sie alles andere als empfehlenswert. Wer sie einnimmt, entfernt sich nur noch weiter von einer gesunden Lebensweise.
Auch Diäten, die auf viel Eiweiß beruhen oder Kohlenhydrate erlauben, aber auf Fett verzichten, sind meist einseitig und säurebildend. Ein Diätdrink oder eine Tütensuppe, ein Diätpulver kann wie jedes Produkt aus der Food-Design-Industrie natürlicher Nahrung nie gleich kommen und wirkt auf Dauer eher schädlich als hilfreich.

Langfristige Gewichtsregulation durch Säure-Basen-Balance

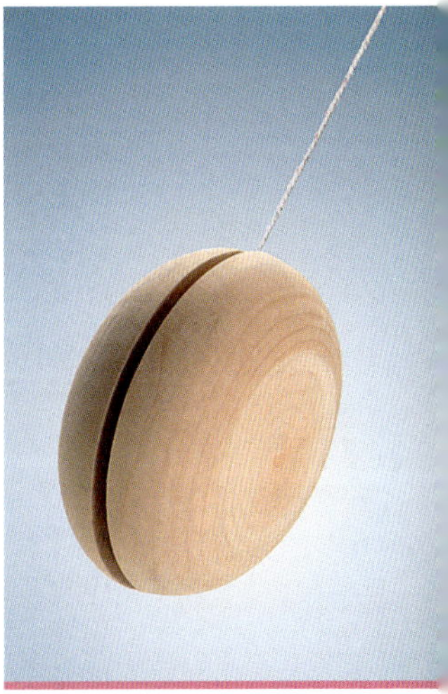

Bei einer »Hungerkur« stellt sich meist der berühmte Jo-Jo-Effekt ein: Nach der Diät hat man schnell noch mehr auf den Rippen als zuvor.

Erfolgreich abnehmen und das Wunschgewicht auf Dauer halten kann nur, wer seine Ernährung dauerhaft umstellt, sich regelmäßig mehr bewegt und sich von Angewohnheiten wie etwa dem Schokoladeessen gegen Frust trennt. Etwas Geduld gehört auch dazu: Eine langfristige Umstellung der Ernährung kann nur schrittweise gelingen. Auch die Steigerung der Fitness muss sehr langsam erfolgen, um den ohnehin überbelasteten Bewegungsapparat nicht überzustrapazieren.
Setzen Sie sich kleine, realistische Ziele, die Sie in angemessener Zeit erreichen können – die Erfolgserlebnisse beflügeln Sie auf dem Weg zum nächsten Ziel!

Genuss statt Diät

Bei der basenorientierten Küche handelt es sich nicht um eine Diät, sondern um eine ideale Ernährungsform, um Ziele wie dauerhafte Gewichtsreduktion und einen ausgeglichenen Säure-Basen-Haushalt zu erreichen.
Mit viel Freude am Zubereiten und Speisen können Sie Gemüse, Säfte, Salate und Kartoffeln genießen, während Sie darauf achten, Zucker, Weißbrot, weiße Nudeln oder polierten Reis sowie tierische Fette in Maßen zu verwenden. Diese Ernährung macht zufrieden statt hungrig, denn Sie müssen auf nichts völlig verzichten und können sich immer satt essen. Zudem sind Sie weniger (heiß-)hungrig, weil Ihr Magen nicht mehr übersäuert ist – das wirkt dem übermäßigen Hungergefühl entgegen.

Befriedigen Sie den Wunsch nach Essen mit einer großen Schüssel würzigem Salat, einem heißen Gemüseeintopf oder saftigem Obst. Sind die über Jahre entstandenen Säuredepots nach einiger Zeit abgebaut, führt die Säure-Basen-Balance zu einem Wohlgefühl, das Sie aus eigenem Antrieb erhalten möchten.

Partielles Fasten oder Teilfasten

Eine gute Möglichkeit zum Einstieg ist partielles Fasten oder Teilfasten. Dabei verzichtet man auf einzelne oder mehrere Bestandteile der gewohnten Ernährung. Vor allem der vorübergehende völlige Verzicht auf tierisches Eiweiß und/oder tierische Fette ist sehr wirkungsvoll. Denn durch den Verzicht wird Ihnen bewusst, in welchen Mengen Sie diese Nahrungsmittel zu sich nehmen. Nun können Sie einen bewussteren Umgang damit planen. Es ist abhängig vom individuellen Gesundheitszustand, den persönlichen Wünschen, der nervlichen Verfassung und anderem, ob und in welcher Zeitabfolge Sie auf tierisches Eiweiß verzichten: entweder einige Tage in Folge oder ein- bis zweimal pro Woche oder über einen Zeitraum von zwei Wochen jeden zweiten Tag.
Zum Teilfasten bieten sich außerdem der Verzicht auf Koffein und Tein, Zucker oder Alkohol an. Für was Sie sich auch entscheiden, wichtig ist in dieser Zeit eine ausgewogene Ernährung in Säure-Basen-Balance. Nehmen Sie Bierhefetabletten und Amarant zu sich, sorgen Sie für die ausreichende Zufuhr von Vitamin B und essenziellen Aminosäuren, wie sie etwa in naturbelassenen Pflanzenölen enthalten sind.

Kartoffelkur

Kartoffeln machen nicht dick. Im Gegenteil: Eine Kartoffelkur lässt sogar die Pfunde purzeln. Basenspendende Kartoffeln, Gemüse, Salat, naturbelassene Pflanzenöle, Obst ... alles ist erlaubt.
Essen Sie sechs Tage lang ausschließlich Kartoffelsuppe, -salat, -puffer, Pellkartoffeln mit Gemüse und Salatbeilagen. Dies ist zudem eine hervorragende Hilfe beim Abnehmen! Eine ein- bis dreitägige Kartoffelkur ist übrigens auch als Einstieg in ein Leben in Säure-Basen-Balance sehr gut geeignet.

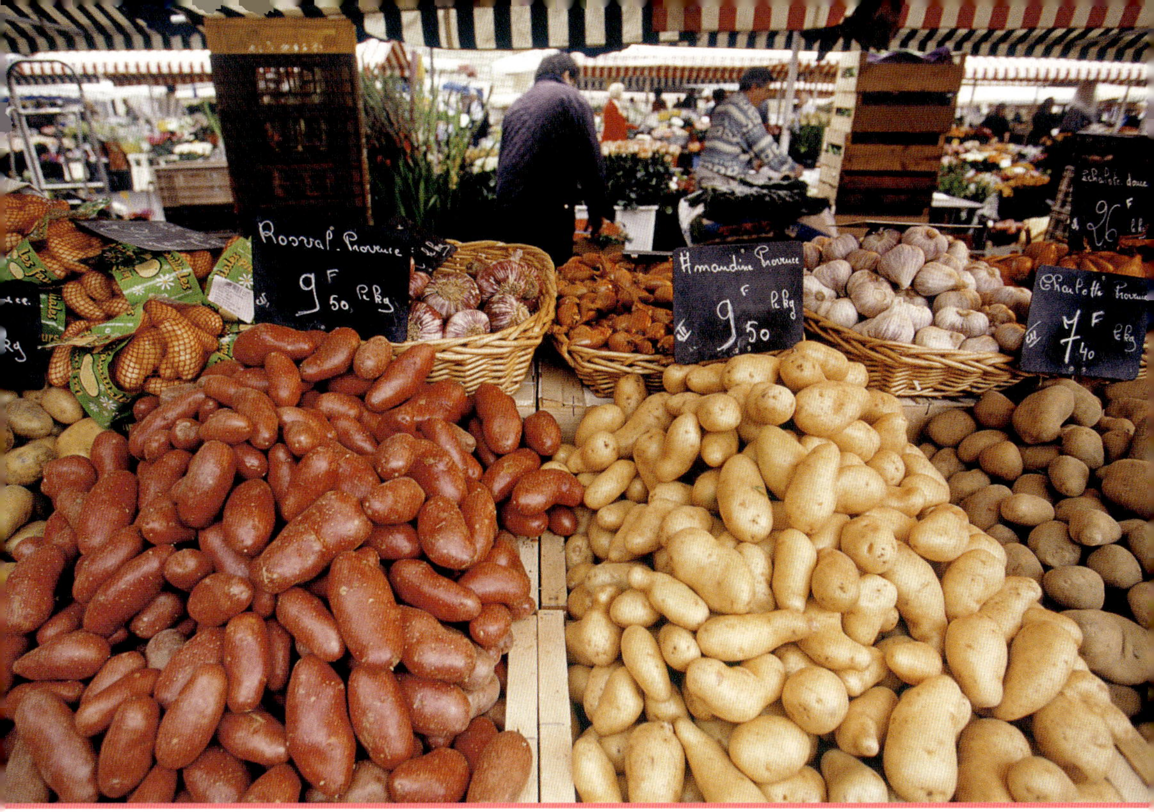

Kartoffeln gibt es auf dem Bauernmarkt in einer riesigen Vielfalt. Die unterschiedlichen Sorten unterscheiden sich auch stark im Aroma. Deshalb wird es bei einer Kartoffelkur nicht so schnell langweilig.

Dinner-Cancelling

Beim so genannten Abendfasten oder Dinner-Cancelling (übersetzt etwa: »Das Abendessen streichen«) verzichtet man nach 16 Uhr auf jede Art von Essen und nimmt weder alkoholische Getränke zu sich noch solche, die Koffein oder Tein enthalten. Stattdessen gibt es beruhigende, magenfreundliche Kräutertees oder Mineralwasser ohne Kohlensäure, die auch gegen Hungergefühle helfen.
Es konnte mittlerweile wissenschaftlich nachgewiesen werden, dass durch das abendliche Fasten im Schlaf ein Wachstumshormon freigesetzt wird, das dem natürlichen Alterungsprozess entgegenwirkt und außerdem das Abnehmen unterstützt. Des Weiteren trägt Abendfasten zu einem ruhigen Schlaf bei, da man nicht durch Verdauungsaktivitäten wach gehalten wird oder nur leicht schläft. Zwei- bis dreimal pro Woche ist das Abendfasten ein wirkungsvoller Beitrag zu Ihrem persönlichen Anti-Aging-Programm!

Vierter Schritt: Trainieren Sie Ihren Körper

Nicht nur über die Ernährung beeinflussen Sie Ihren Säure-Basen-Haushalt, sondern sehr wesentlich auch durch Bewegung. Denn wenn Sie Ihre individuelle Fitness trainieren, steigern Sie die Fähigkeit Ihrer Puffersysteme, einen Säurenüberschuss im Blut abzubauen.

Viele Berufe werden heute im Sitzen ausgeübt, und ausreichende Bewegung im Alltag ist durch das Auto nicht einmal mehr für Kinder eine Selbstverständlichkeit. An diese erst wenige Jahrzehnte alte Entwicklung konnte sich unser Körper noch nicht anpassen – er benötigt nach wie vor regelmäßige Bewegung und Belastung, um einwandfrei funktionieren zu können. Dazu zählen nicht nur Sport- und Fitnesstraining, sondern auch körperliche Arbeit in Haushalt und Garten oder im Beruf.

Die Puffersysteme durch Bewegung stärken

Mit regelmäßiger Bewegung unterstützen Sie Ihren Körper nachhaltig beim Säureabbau und tun einiges für Ihr Wohlbefinden – nicht nur für das körperliche, sondern auch das seelische. Bewegungsmangel dagegen wirkt säuernd, weil wichtige körpereigene Entsäuerungsmechanismen ungenutzt verkümmern. Betrachten wir die Puffersysteme (siehe Seite 16) unter diesem Aspekt, wird deutlich, wie wichtig Bewegung ist.

Die Knochen werden gestärkt

Durch Belastung der Knochen entsteht ein körpereigener Reiz, die Knochenstruktur zu festigen. Knochensubstanz wird aufgebaut, und das Puffersystem Knochen kann regenerieren. Wandern, Walking, aber auch Krafttraining sind dafür besonders geeignete Bewegungsformen, weil der Körper sein Gewicht dabei selbst tragen muss.

Die Haut kann ihre Pufferfunktion optimal erfüllen

Bei intensiver körperlicher Betätigung wird Schweiß produziert. Die Haut, unser flächenmäßig größtes Organ, kann über den Schweiß den

Körper von überschüssigen Säuren befreien. Deshalb ist es wichtig und gesund, regelmäßig ins Schwitzen zu geraten.

Die Nieren profitieren von mehr Flüssigkeit

Bewegung, Sport und Schweißproduktion fördern das Verlangen nach Flüssigkeit. Trinken beim Sport ist wichtig, um die verlorene Flüssigkeit auszugleichen. Beim Sport werden die Nieren gut durchblutet, was die Filtrationsleistung anregt, und durch das vermehrte Trinken stärker durchspült.

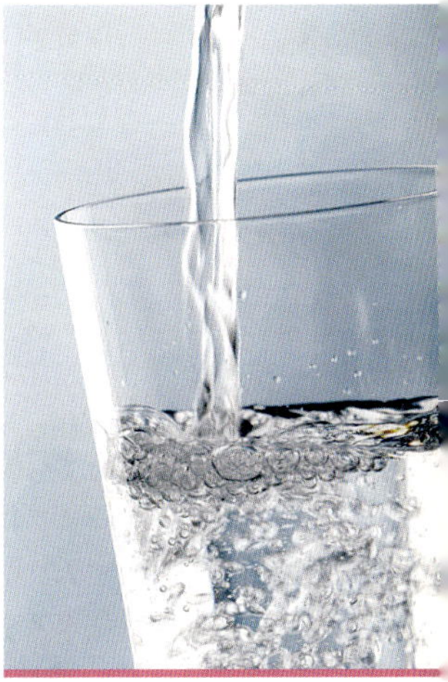

Wenn Sie sich viel bewegen, sollten Sie regelmäßig Flüssigkeit »nachfüllen« – am besten in Form von stillem Mineralwasser oder gutem Leitungswasser.

Die Darmtätigkeit wird unterstützt

Körperliche Bewegung unterstützt auch die Tätigkeit des Darms, der durch die Bewegung seiner Wandmuskulatur (der so genannten Peristaltik) den Speisebrei befördert. Bei Darmträgheit oder Verstopfung dagegen bilden sich zusätzliche Säuren im Nahrungsbrei.

Die Lunge kann ihre Puffer- und Versorgungsfunktion besser erfüllen

Über die Lunge werden Säuren abgeatmet. Bewegung und tiefes Atmen an der frischen Luft fördern diese körpereigene Entsäuerungsstrategie und hebt gleichzeitig den Blutsauerstoffspiegel an, was dem gesamten Organismus zugute kommt.

Die Leber steigert ihre Entgiftungsarbeit

Bewegung fördert die Durchblutung aller Organe. Die Leber, unser Kraftwerk, das eine wichtige Rolle bei der körpereigenen Entgiftung spielt, nutzt den erhöhten Blutfluss für ihre Tätigkeit.

Das Gewebe bleibt schön elastisch

Bei chronischer Übersäuerung kann das körpereigene Regulationssystem nicht alle Säuren ausscheiden. Daher müssen sie zwischengelagert werden. Die Säuren werden vor allem im Bindegewebe und in der Muskulatur gespeichert. Harte, schmerzende Muskeln, besonders die Muskulatur des Rückens, deuten auf einen Überschuss an Säuren hin. Durch sanftes, aber regelmäßiges Training und Massagen kann verhindert werden, dass Muskelfasern zu hartem Bindegewebe umgebaut werden.

Bewegung tut Geist und Seele gut

Sport und regelmäßige Bewegung wirken sich nicht nur positiv auf den Körper und seine Säurepuffer aus, sondern auch auf unser Gemüt und unseren Geist. Denn die verstärkte Durchblutung kommt auch dem Gehirn und seiner Leistungsfähigkeit zugute. Die Seele wird gleich auf zweierlei Weise gestreichelt: Zum einen setzt der Körper beim Sport Endorphine frei, die auch treffend »Glückshormone« genannt werden. Sie verursachen beispielsweise den Glücksrausch, von dem Marathonläufer oft berichten. Zum anderen vermittelt Sport viele positive Erlebnisse wie Gemeinschaftsgefühl, die Überwindung von Ängsten, Freude über die eigene Leistung, ein besseres Körpergefühl und Ablenkung von Sorgen und Stress. Bewegung in der Natur beruhigt, macht glücklich und bringt uns in Stresssituationen auf andere Gedanken.

Ihr Training sollte immer ihrem individuellen Leistungsstand angepasst sein, und vor allem Ihrem Gesundheitszustand. Bitte fragen Sie Ihren Arzt oder einen Sportmediziner, welche Belastung Sie sich zutrauen können und welche Art von sportlicher Bewegung für Sie geeignet ist.

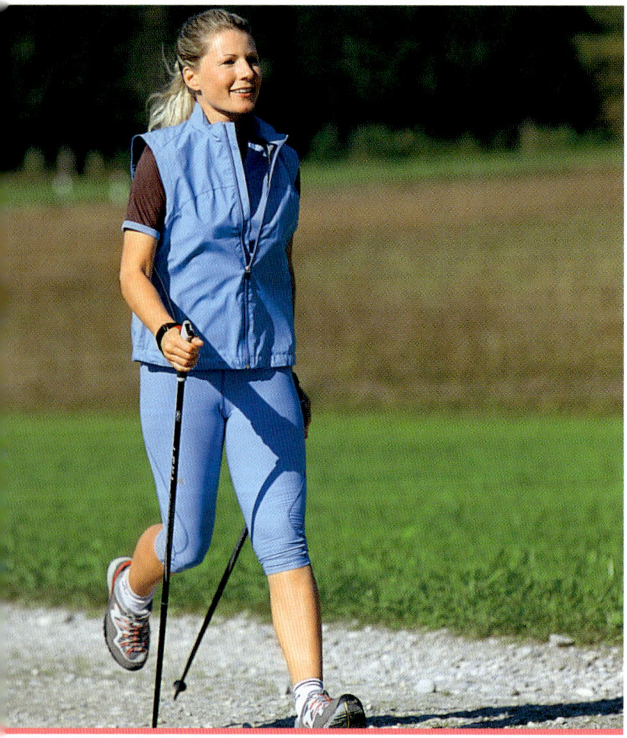

Nordic Walking ist zu Recht eine Trendsportart, da es sanft und gelenkschonend ist und den ganzen Körper beansprucht.

Die geeignete Sportart finden

Wenn Sie noch keine Lieblingssportart haben, probieren Sie in Ruhe aus, was Ihnen Spaß macht. Denn ohne Freude an der Sache würde das Ganze zur Qual – und damit wieder säuernd. Leichter ist es, gemeinsam mit Bekannten

oder Freunden zu beginnen, weil man sich gegenseitig motivieren kann. Außerdem macht Bewegung in Gesellschaft natürlich noch mehr Spaß. Radfahren, Walking, Schwimmen, Aquarobic, Nordic Walking, rhythmische Gymnastik oder Tanzen sind ideale Bewegungsformen auch für Einsteiger, weil sie dem individuellen Leistungsvermögen angepasst werden können. Wenn Sie Ihre Fitness draußen trainieren, streicheln Sie außerdem durch das Naturerlebnis Ihre Seele und steigern Ihre Abwehrkräfte durch die unterschiedlichen Klimareize. Sie sollten allerdings regelmäßig trainieren, also auch bei schlechtem Wetter, oder zusätzlich noch eine Indoor-Sportart ausüben. Anregungen finden Sie im Kasten auf Seite 106, Buchtipps auf Seite 190/191.
Jede Sportart spricht mehrere Ebenen des Seins an, fördert unterschiedliche Fähigkeiten wie Ausdauer, Kraft, Beweglichkeit, Koordination, Schnelligkeit, Gleichgewicht, Gedächtnis, unterstützt den Stressabbau oder fördert die Teamfähigkeit.

Die Krankenkassen übernehmen die Kosten für manche Sportkurse, weil sie der Gesunderhaltung dienen. Informieren Sie sich bei Ihrer Krankenkasse, man wird Sie dort gern beraten!

Das richtige Pensum

Gerade wenn Sie sich bisher nicht viel bewegt haben, sollten Sie es in der ersten Begeisterung auf keinen Fall übertreiben. Viel sinnvoller ist es, regelmäßig zu trainieren. So können Sie Ihre Leistungsfähigkeit langsam steigern. Jeden Tag eine Viertelstunde oder viermal wöchentlich eine halbe Stunde intensive Bewegung trainiert den Körper wirkungsvoller als einmal pro Woche eine fordernde Trainingseinheit von einer Stunde.
Als Faustregel gilt: Solange Sie sich beim Sport noch unterhalten könn(t)en und danach ganze Sätze deutlich ausformulieren können, haben Sie sich nicht überlastet. Damit ersparen Sie sich den unangenehmen Muskelkater und erhalten sich die Freude am Training. Schon nach wenigen Wochen werden Sie eine erhebliche Steigerung Ihrer Fitness und Ihres Wohlbefindens feststellen.

Bewegung im Alltag

Wahrscheinlich finden Sie nicht an jedem Tag Zeit für Sport und Bewegung an der frischen Luft. Wenn Ihre Zeit knapp bemessen ist, brauchen Sie aber nicht auf Bewegung zu verzichten – es gibt im Alltag genug Gelegenheiten dazu – ganz nebenbei und ohne Zeitaufwand.

Ideale Bewegungsformen für Einsteiger

Hier finden Sie Sportarten, die Spaß machen, entspannen und zahlreiche positive Wirkungen auf Körper und Seele haben. Wichtig ist immer die richtige Technik, die Sie sich in Kursen oder auch mit einem Buch aneignen können. Buchtipps finden Sie auf Seite 190 und 191.

- **Walking** ist der ideale Einstieg in ein bewegteres Leben. Es ist auch für Ungeübte leicht zu erlernen, für jeden geeignet und gelenkschonender als etwa Joggen. Sie brauchen keine teure Ausrüstung, lediglich gut Walkingschuhe sind wichtig.
- **Nordic Walking** vereint die Vorteile von Walking und Skilanglauf: Nicht nur Beine und Po werden trainiert; durch den Einsatz der Stöcke werden auch Arm-, Schulter- und Brustmuskulatur beansprucht. Ein Ganzkörpertraining also, das rundum gut tut.
- **Radfahren** ist eine gelenkschonende und sehr entspannende Sportart, sofern Rahmengröße, Sattel- und Lenkerhöhe auf den Fahrer abgestimmt sind und das Rad eine gute Gangschaltung hat.
- **Schwimmen** kann entspannend sein oder fordernd. Es schont die Gelenke, kräftigt die oft vernachlässigte Schulter- und Armmuskulatur. Wenn Sie gewöhnlich einen anderen Sport ausüben, kann eine Schwimmeinheit zur so genannten aktiven Regeneration dienen, da sie trotz Erholung noch einen Trainingseffekt hat.
- **Aquarobic** ist Aerobic im Wasser. Die Intensität ist normalerweise höher als bei der »herkömmlichen« Wassergymnastik. Aquarobic fördert zudem die Durchblutung, kräftigt durch den Wasserwiderstand die Muskulatur und verbessert die Ausdauer.
- **Rhythmische Gymnastik** liegt zu Recht im Trend: Die Kurse machen Spaß und bilden gegebenenfalls die Grundlage für alle tänzerischen Bewegungsformen. Gerade für Kinder sind sie eine wunderbare Möglichkeit, ein gutes Körpergefühl zu entwickeln.
- **Tanzen** ist Lebensfreude pur, fördert Konzentration, Koordination, Gleichgewicht und Teamwork.

Mit dem Fahrrad erreichen Sie Ziele in der Nähe ebenso schnell wie mit dem Auto, in der Stadt sogar oft schneller. Benutzen Sie die Treppe statt den Lift. Beim Zähneputzen, Kochen oder Telefonieren können Sie sich strecken, auf den Zehen wippen, Ihre Schultern kreisen lassen …

Am Schreibtisch lassen Sie zwischendurch Kopf, Schultern und Füße kreisen. Oder Sie schaffen sich ein bewegliches Fußbänkchen an, auf dem Sie mit den Füßen wippen können und so auch Krampfadern durch zu langes Sitzen vorbeugen. Für eine kleine Bewegungseinheit zwischendurch eignet sich hervorragend ein Mini-Trampolin (siehe Buchtipp Seite 190). Oder Sie drehen kurz Musik an und tanzen – das erfrischt viel wirkungsvoller und nachhaltiger als die Tasse Kaffee.

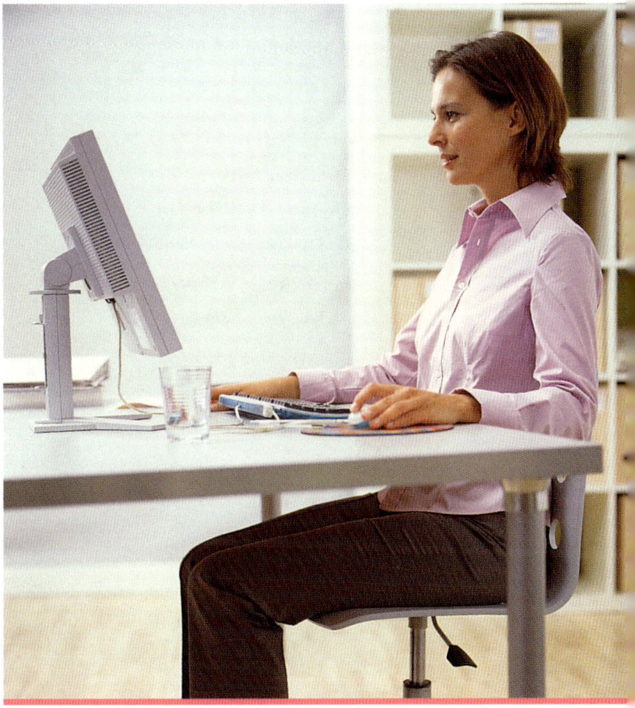

Am Schreibtisch ist die richtige Haltung ebenso wichtig wie kleine, auflockernde Bewegungseinheiten zwischendurch.

Trainingsgelände Haushalt

Es muss nicht immer die ausgedehnte Walking-Runde durch den Park sein: Auch viele der im Haus und im Garten anfallenden Tätigkeiten bieten hervorragende Gelegenheiten, sich ohne zusätzlichen Zeitaufwand etwas Bewegung zu gönnen – da sie ohnehin mit Bewegung verbunden sind. Mit Schwung und Begeisterung den Rasen mähen, eventuell zu den Klängen Ihrer Lieblingsmusik die Fenster putzen, den Boden schrubben, temperamentvoll saugen, fegen, wischen, aufräumen, Beete umgraben, Unkraut jäten, Pflanzen gießen, Holz sägen und hacken: All das kann ganz schön schweißtreibend sein. Außerdem können Sie dadurch manch lästiger Tätigkeit noch etwas Positives abgewinnen und so zwei Fliegen mit einer Klappe schlagen!

Fünfter Schritt: Entspannen Sie Ihren Alltag und regen Sie Ihren Geist an

Sie haben Ihre Ernährung Richtung basisch umgestellt und bewegen sich nun regelmäßig. Damit haben Sie nicht nur etwas für Ihren Körper getan, sondern auch für Seele und Geist. Für einen dauerhaft ausgeglichenen Säure-Basen-Haushalt ist es wichtig, die geistig-emotionale Ebene zu harmonisieren.

Die Säure-Basen-Balance wirkt sich harmonisierend auf unseren Geist aus. Wenn der Körper bestens mit Mineralien versorgt ist, die Organe ihre Aufgaben im optimalen Milieu reibungslos verrichten können, das Immunsystem gestärkt und das Nervensystem ausgewogen belastet ist, fühlen wir uns wohl, sind gelassen und können uns geistigen Interessen zuwenden – wie Bildung, Kultur, musischer Betätigung oder Muße und Träumerei. Umgekehrt ist ein gelassener Geist und ein ausgeglichenes Gefühlsleben Voraussetzung für die Säure-Basen-Balance. Anspannung, Stress und Unzufriedenheit dagegen beeinflussen den Säure-Basen-Haushalt negativ.

Stress, Angst und Ärger – »saure« Probleme

Unser Alltag ist von Stress und Hektik geprägt. Die meisten Menschen eilen durch ihr Leben, weil sie fürchten, die vielen täglichen Pflichten sonst nicht zu bewältigen. Die einen haben Stress, weil sie zu viel Arbeit haben, die anderen, weil sie zu wenig oder gar keine Arbeit haben – alle haben eines gemeinsam: Sie sind nie zufrieden. Diese Unzufriedenheit zieht sich wie ein roter Faden durch die Gesellschaft. Dies erzeugt Ängste und Ärger – alles säuernde Stimmungszustände. Versagens- und Zukunftsängste, mangelndes Selbstwertgefühl, Neid, Missgunst und Hass, Umweltzerstörung, Gewalt, Terror, Krieg – all das versetzt uns bewusst oder unbewusst in neuen Stress.
Allerdings ist Stress nicht immer schlecht: Es gilt zu unterscheiden zwischen dem guten Stress, dem so genannten Eustress, der uns handeln und zupacken lässt, der sogar inspirierend sein kann, und dem schlech-

ten Stress, dem Distress, der uns lähmt, quält, sauer und krank macht. Machen Sie sich immer wieder diese Unterscheidung bewusst: Sie hilft Ihnen, Ihr Leben in die Hand zu nehmen und in eigener Sache aktiv zu werden, statt sich gehetzt, gejagt und deprimiert zu fühlen.

Stimmungstest

Mit den Begriffspaaren auf dieser Seite können Sie Ihre Stimmung testen und stellen Sie fest, ob diese Ihrer Säure-Basen-Balance eher zu- oder abträglich ist. Kreuzen Sie insgesamt 10 Zustände an: entscheiden Sie spontan, ohne lang nachzudenken, welche Stimmung in Ihrem Leben derzeit eine große Rolle spielt.

Eustress	**Distress**
☐ Mut	☐ Angst
☐ Freude	☐ Ärger
☐ Liebe	☐ Hass
☐ Zufriedenheit	☐ Unzufriedenheit
☐ Entspannung	☐ Anspannung
☐ Gelassenheit	☐ Wut
☐ Harmonie	☐ Disharmonie
☐ Zuneigung	☐ Abneigung
☐ Wärme	☐ Kälte
☐ Elan	☐ Hast
☐ Zuversicht	☐ Verdruss
☐ Geduld	☐ Ungeduld
☐ Gerechtigkeit	☐ Ungerechtigkeit
☐ Gleichgewicht	☐ Ungleichgewicht
☐ Versöhnung	☐ Streit
☐ Frieden	☐ Krieg

Sicher haben Sie es beim Ankreuzen gemerkt: Auf der rechten Seite stehen die sauren Stimmungszustände, links die basischen. Sind Ihre Kreuze (fast) alle auf der basischen Seite, leben Sie mit sich selbst im Einklang. Je mehr Kreuze Sie rechts haben, desto wichtiger ist es für Sie, gerade die angekreuzten Zustände und Stressfaktoren bewusst anzusehen und aktiv abzubauen.

So bauen Sie Stress ab

Allen Gestressten ist gemeinsam, dass sie glauben, keine Zeit zu haben – ganz besonders nicht für Dinge, die Stress abbauen. Dabei könnten sie mit dem richtigen Zeitmanagement Zeit gewinnen für Beschäftigungen, die Spaß machen und entspannen. Zeit, um über Lebensziele nachzudenken oder sich aktiv mit Entspannungstechniken zu beschäftigen.

Zeitmanagement – bewusster Umgang mit der Zeit

Es gibt sie noch, die verborgenen Minuten, die verschwendeten Stunden. Sie müssen sie nur ausfindig machen. Erster Schritt: Pflastern Sie Ihre Freizeit nicht mit unzähligen Aktivitäten zu. Es muss auch Zeit fürs Nichtstun bleiben – denn inspirative Muße braucht ein gesunder, gelassener Geist genauso wie Aktivität. Der hastige Lebensrhythmus unserer Zeit birgt die Gefahr, dass uns die Lebensqualität verloren geht, indem wir nur noch reagieren und nicht mehr selbstbestimmt unseren Weg gehen. Es ist unabdingbar für ein erfülltes Leben, dass wir die Muße finden, nachzudenken, die Gedanken fliegen zu lassen und neue Wege aus quälenden Problemen oder eingeschliffenen Verhaltensmustern zu finden.

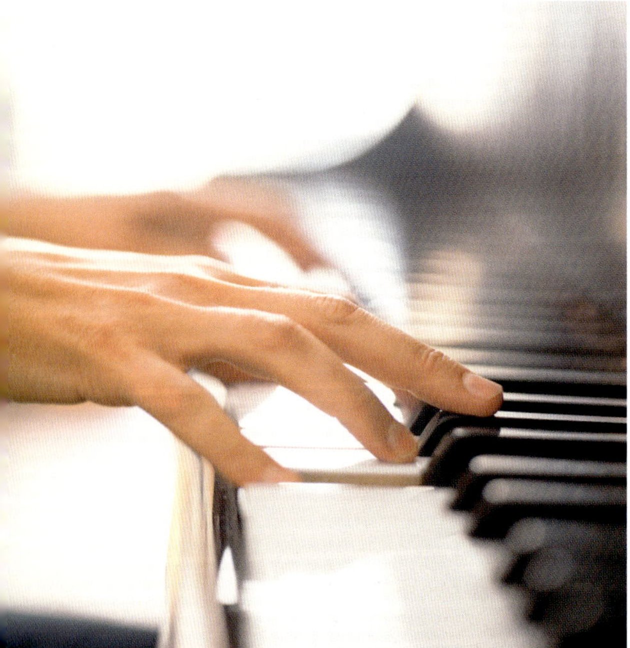

Zeit und Muße für geistige Interessen sind wichtig und sollten nicht im Alltagstrubel verloren gehen.

Zeitanalyse und -planung

Beobachten Sie mehrere Tage lang in Haushalt und Beruf genau, was Sie wie lange tun und wie Sie sich dabei fühlen. Notieren Sie es jeweils in einem Stimmungs-Tagebuch. Haben Sie Ihre Beschäftigungen und Stimmungen eine Woche lang »protokolliert«, geht es an die Auswertung. Bewerten Sie jede Tätigkeit mithilfe von Farben oder Symbolen:

- wichtig – unwichtig
- zügig erledigt – getrödelt
- befriedigend – unbefriedigend
- angenehm – unangenehm

Auf der Grundlage dieser Analyse können Sie »Zeiträuber« identifizieren und nach Alternativen suchen. Beispielsweise nehmen Aufräumen und Suchen viel Zeit ein, die durch sofortiges Wegräumen, das in Sekundenschnelle erledigt ist, eingespart werden kann.
Dann sollten Sie Prioritäten setzen, also den wirklich wichtigen, aber auch den befriedigenden und angenehmen Dingen Vorrang einräumen. Eine konkrete Zeitplanung, was wann erledigt werden soll, hilft den Überblick zu behalten. Dabei sollte es für die bessere Übersicht eine Wochenplanung geben, sowie eine Tagesplanung für aktuelle Aufgaben.

Realistisch planen

Nehmen Sie sich aber nicht zu viel vor! Dadurch geraten Sie nur wieder in Stress und haben Schuldgefühle, wenn Sie nicht alles geschafft haben. Vergessen Sie auch nicht, ebenso Zeit für sich selbst einzuplanen, und bauen Sie genügend Zeitpuffer zwischen die geplanten Tätigkeiten ein. Buchtipps zum Zeitmanagement finden Sie auf Seite 191.

Medien gezielt einsetzen

Fernsehen, Radio und Internet sind wichtige Informationsträger. Leider sind sie auch Zeiträuber. Stundenlange Spiele, Filme nach dem immer gleichen Strickmuster, Einheitsmusik aus dem Radio mit stündlich wiederholten identischen Nachrichten blockieren das Gehirn und damit die Fähigkeit, neue Gedankenwelten zu erobern. Büchereien bieten zahlreiche interessante Hörstücke auf Tonträgern an. Während der Hausarbeit oder beim Autofahren können Sie sich davon unterhalten lassen und auf neue Gedanken kommen. Oder Sie lernen eine Fremdsprache mittels CD oder Cassette: ganz nebenbei, beim Aufräumen oder Abwaschen.

Den Biorhythmus berücksichtigen

Berücksichtigen Sie bei Ihrer Zeiteinteilung nach Möglichkeit den Rhythmus des Körpers, Ihren Biorhythmus. Die Schlaf- und Wachphasen lassen sich nur schwer verschieben, weil sich die Hormone darauf einstellen, und sollten deshalb recht konstant gehalten werden. Anspruchsvolle Aufgaben sollten Sie auf den Vormittag legen, dann haben Sie am meisten Energie zur Verfügung. Die schlechteste Zeit für schwierige Dinge ist dagegen direkt nach dem Mittagessen: Wenn es geht, verrichten Sie um diese Zeit nur Routinetätigkeiten und fällen Sie keine wichtige Entscheidungen.
Am besten halten Sie eine kleine Siesta von 15 bis höchstens 20 Minuten. Studien haben gezeigt, dass die Gehirnleistung nach einem kurzen Mittagsschlaf deutlich besser ist, und zwar bis in den Abend hinein. Sie verlieren also mit dem Nickerchen keine Zeit, sondern gewinnen welche! Sollten Sie nicht zur Ruhe kommen, versuchen Sie es mit einer Entspannungstechnik, etwa Autogenem Training (Buchtipp Seite 190). Bald stellt sich Ihr Körper auf die Siesta ein, und Sie können mühelos abschalten.

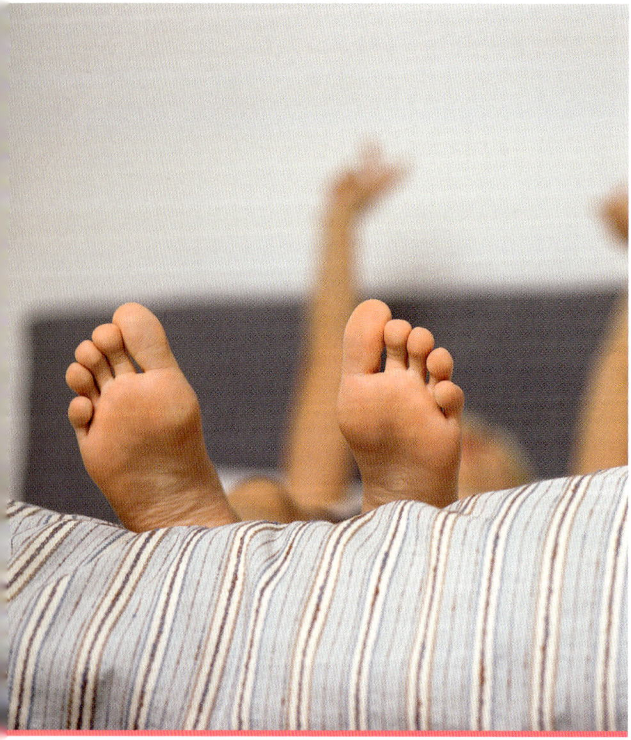

Zeit für eine kurze Entspannung gibt es immer. Ihr Körper und Ihr Geist danken Ihnen solche kleinen Pausen mit neuer Leistungsfähigkeit.

Flexible Routine

Routinen sind unausweichlich und teilweise auch sinnvoll, weil Sie Zeit sparen, wenn Sie nicht über jeden alltäglichen Vorgang neu nachdenken müssen. Wer aber immer nur das Gleiche zur gleichen Zeit tut, verliert die so wichtige Flexibilität. Dem können Sie entgehen, indem Sie sich einen flexiblen Umgang mit ihren Routinen angewöhnen, eine Art »asymmetrischen Trott«. Statt also immer das Gleiche zur gleichen Zeit zu tun, spielen Sie ein wenig mit Ihren Routinen und erledigen Ihre routinemäßigen Aufgaben, wenn möglich, an unterschiedlichen Tagen und auch zu verschiedenen Zeiten.

Setzen Sie sich Ziele

Um Ziele erreichen zu können, müssen Sie diese zuvor definieren: Wohin möchte ich? Wie komme ich dort hin? Wie fühle ich mich, wenn ich angekommen bin? – Stehen verschiedene Wege zum Ziel zur Verfügung, heißt die Frage: Welchen Weg soll ich wählen?
Die Fragen zu großen Zielen, also Lebenszielen, können lauten: Wer bin ich und was will ich? Auf welche Weise will ich durch mein Leben gehen? Welche Aufgaben habe ich mit auf den Weg bekommen und worin liegt für mich der Sinn meines Lebens? Worauf möchte ich später einmal zurückblicken können?
Es geht natürlich auch eine Nummer kleiner: Ziele umfassen alles, was wir erreichen wollen, vom nächsten Urlaub bis zur glücklichen Familie. Wichtig ist, dass wir selbst unsere Ziele bewusst wählen und ansteuern und nicht von anderen gesetzte Ziele, Termine und Aufgaben einfach übernehmen. Denn diese Selbstbestimmung ist die Grundlage für Zufriedenheit und Glück.

Das Ziel konkretisieren

Je genauer Sie Ihr Ziel benennen können, umso größer ist Ihre Chance, es zu erreichen. Deshalb sollten Sie Ihr Ziel in Gedanken durchspielen, es sich genau vorstellen, gegebenenfalls mit den anderen Beteiligten besprechen und schließlich möglichst genau formulieren. Setzen Sie sich auch Etappenziele, die Sie ebenso genau benennen und die zwischendurch für Erfolgserlebnisse und Glücksmomente sorgen.
Wie nützlich es ist, Ziele zu konkretisieren, macht ein Beispiel deutlich: Sie wollen eine Fremdsprache erlernen. Fragen Sie sich, wie gut Sie diese beherrschen möchten. Wenn es Ihnen zum Beispiel genügt, auf Reisen zurechtzukommen, ist der Wortschatz, den Sie lernen müssen, überschaubar. Wie viele Worte wollen Sie an einem Tag lernen? Täglich drei Worte sind in zehn Tagen dreißig Worte, in zwanzig Tagen sechzig Worte … Wo wollen Sie die Sprache lernen: in einer Sprachenschule, zu Hause

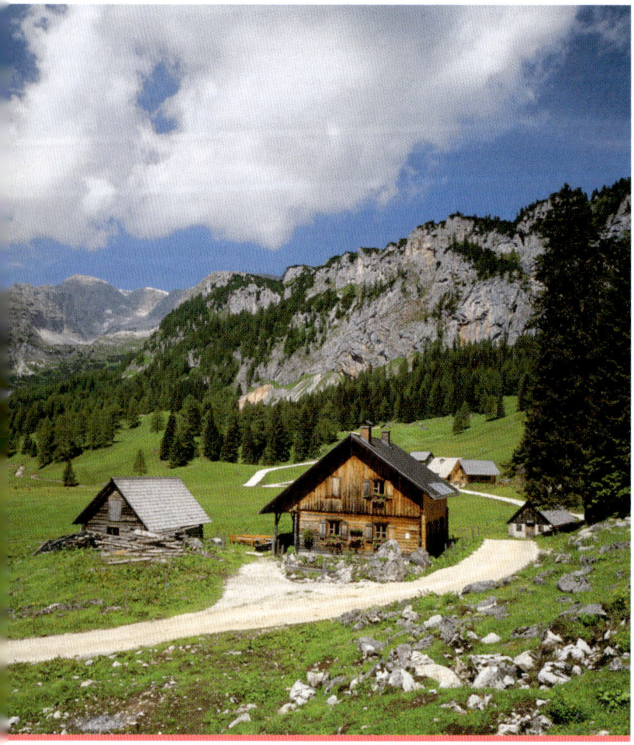

Wohin führt Ihr Weg? Wie heißen Ihre Ziele? Und welche Etappe steuern Sie als Erste an?

oder während einer Sprachreise? Stellen Sie sich die jeweilige Lernsituation vor: in der Schule, zu Hause mit den Büchern mit CDs oder an einem schönen Urlaubsort, umgeben von der neuen Sprache. Können Sie jeweils genügend Zeit und Geld dafür erübrigen? Genauso können Sie auch mit anderen Zielsetzungen verfahren, etwa der Säure-Basen-Balance: Ihr großes Ziel ist eine basische Stoffwechsellage. Fragen Sie sich: Wie werde ich mich fühlen? Welche Beschwerden werden verschwunden sein? Was übersäuert mich zur Zeit? Welche säuernde »Sünde« kann ich am leichtesten abstellen und in welchem Zeitraum kann ich dieses Etappenziel erreichen? Was kommt als Nächstes? Was ist bereits basenbildend in meinem Leben? Wie kann ich es ausbauen und in welchem Zeitraum? Möchte ich einen Yoga- oder Nordic-Walking-Kurs belegen, wo wird er angeboten, wie kann ich ihn in meine Zeitplanung einbauen, was kostet er?
Schreiben Sie alles auf, was Ihnen einfällt, und ordnen Sie Ihre Notizen dann zu Ihrem persönlichen Fahrplan zur Säure-Basen-Balance.

Visualisierungsübungen zur Konfliktlösung

Visualisierungen sind eine große Hilfe auf der Suche nach Glück und Zufriedenheit, weil sie dazu beitragen, Ziele zu konkretisieren und Ängste abzubauen oder erst gar nicht entstehen zu lassen. Die Übungen dienen dazu, sich vor dem inneren Auge ein möglichst konkretes Bild von einer bevorstehenden Situation zu machen: mit Umgebung, Farben,

Gerüchen, Geräuschen und Emotionen. Auf diese Weise kann man sich mit ängstigenden Sachlagen vertraut machen und die eigenen Reaktionen vor dem inneren Auge so lange ausprobieren und üben, bis man damit zufrieden ist. Mit diesem positiven Gefühl ist die reale Situation einfacher zu bewältigen. Sie gewinnen an Sicherheit und wissen, wo Sie hinwollen!

Das Drehbuch

Stellen Sie sich vor, Sie seien Drehbuchautor. Sie allein bestimmen, wie die Handlung des Films verlaufen wird. Die Filmheldin/der Held hat ein Problem – Ihr Problem. Nun schreiben Sie ein Drama: Alles geht schief, rabenschwarzer Verlauf, großes Elend. Es wächst der Entschluss, dass der Film so nicht verlaufen soll, denn Sie würden so etwas nicht im Kino sehen wollen. Versuchen Sie, Ihr Drehbuch neu zu schreiben – lockerer, fröhlicher. Der Held geht mit Witz und Einfallsreichtum an sein Problem heran, und schon sind andere auch bereit, ihm zur Seite zu stehen. Das Ergebnis ist ein Happy End, bei dem jeder auf seine Kosten kommt.

Das Video

Stellen Sie sich vor, ein Filmteam begleitet Sie – nicht weil Sie berühmt sind, sondern weil Sie wie jeder andere ein besonderer Mensch sind. Die Leute filmen alles, was Sie tun! Abends ist die Vorführung, und Sie können sich selbst beobachten. Was sehen Sie? Sind Sie ganz mit sich zufrieden? Gab es Situationen, die Sie lieber anders gelöst hätten? Sind Sie pfeilschnell durch die Stadt gehetzt, egal wen Sie dabei anrempelten? Wie sieht es aus, wenn Sie hektisch an der Zigarette saugen? Gefällt es Ihnen, wenn Sie im Auto schimpfen wie ein Rohrspatz? War es gut, dem Kollegen so richtig den Marsch zu blasen, um Druck abzulassen? Oder um des lieben Friedens willen Ja zu sagen, als Sie Nein dachten? Was auch immer vorgefallen ist: Das Filmteam kommt morgen wieder. Mal sehen, ob man dann nicht einiges besser machen kann …

Im Hörfunk

Stellen Sie sich vor, Sie produzieren ein Hörspiel, und Ihre Familie, Freunde, Kollegen seien mit von der Partie. Niemand sieht Sie, aber alle hören Sie! Wie klingt Ihre Stimme? Können Sie jeden Sprecher deutlich

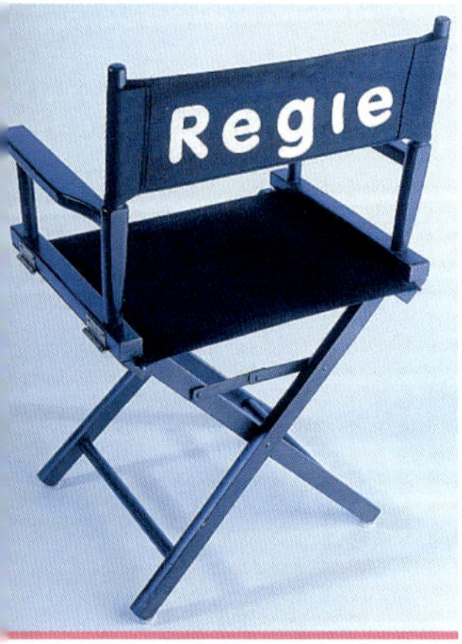

Nehmen Sie Platz! Bei diesen geistigen Übungen können Sie sich Ihr Leben mal in Ruhe anschauen.

verstehen? Gibt es »verstummte« Menschen, die nichts zu sagen haben oder sich nicht trauen? Die ständig ohne Punkt und Komma dazwischenreden, ohne dass das Gesagte für die Handlung des Hörspiels wichtig wäre? Wessen Stimme klingt freundlich oder aggressiv, strahlt Ruhe aus …? Üben Sie das Zuhören! Vielleicht hat der eine oder andere doch mehr zu sagen, als Sie glaubten. Für wen wollen Sie ein Ohr haben? Wer faselt nur, um die Aufmerksamkeit auf sich zu ziehen? Wessen Beitrag klingt rundum gut?

Der Spiegel

Stellen Sie sich vor einen Spiegel. Schauen Sie regungslos und gelangweilt hinein. Keine Miene verziehen! Nun beginnen Sie mit der »Achterbahn der Spiegelbilder«, Verziehen Sie das Gesicht, sodass deutlich zu sehen ist, wie aufmerksam, wütend, freundlich, müde, listig, belustigt, weinend, staunend, gelangweilt Sie aussehen können. Beenden Sie das Spiegelspiel, indem Sie das Lächeln auflegen, mit dem Sie gern angesehen werden würden. Hier geht es nicht um das Üben der Schauspielkunst, sondern darum, die eigene Mimik neu zu entdecken, sie als wichtigen Faktor in der menschlichen Kommunikation zu begreifen und bewusst zu erfahren.

Heilende Gedanken

Sie können den Heilungsprozess Ihres Körpers durch Visualisierung unterstützen. Leiten Sie Ihre Gedanken an die Stelle, wo die heilende Schwingung erforderlich ist. Schmerzt der Rücken oder eine Narbe, will eine Wunde nicht heilen, befinden sich in Ihrem Körper zerstörerische Zellen? Schicken Sie Ihre Gedanken den organischen Helfern als Unterstützung. Malen Sie sich aus, wie rote Blutkörperchen beladen mit Sauerstoff das Gewebe durchfluten und ihm gut tun, wie die Körperpolizei anrückt, um den bösen Zellen an den Kragen zu gehen und sie aufzufressen, wie eine sanfte Hand die Spannung aus den Muskeln nimmt, sie wärmt und geschmeidig werden lässt. Legen Sie diese Hand auf den Schmerz, spüren Sie ihre Wärme und erfahren Sie die heilende Wirkung der Gedanken.

Heilende Visualisierungen werden mit Erfolg in der psychologischen Begleitung von Krebstherapien angewendet.

Gehirnjogging für geistige Fitness

Schon nach wenigen Tagen der Nichtbeanspruchung bilden sich wichtige Nervenverbindungen im Gehirn zurück, die Denkleistung lässt nach. Im Alter nimmt zwar die Zahl der Nervenzellen ab, aber das Gehirn gleicht den Verlust aus, indem es neue Verknüpfungen bildet – wenn es gut durchblutet, richtig ernährt und trainiert wird. Körperliche Aktivität steigert die Durchblutung, die Denk- und Gedächtnisleitung. Tägliche Denk- und Gedächtnisübungen sorgen für die Erhaltung von Nervenzellverbindungen oder fördern die Bildung neuer. Buchtipp siehe Seite 190.

Eine gesunde basenreiche Ernährung mit viel Obst und Gemüse, Fisch und Vollkornprodukten versorgt das Gehirn und die Nervenzellen mit Glücksrohstoffen.

Wirksame Entspannungsmethoden

Entspannungsmöglichkeiten gibt es viele – hier finden Sie einige der wirksamsten unter ihnen.

Lachen, eine Wundermedizin

Lachen bedeutet auf der ganzen Welt das Gleiche: Frieden und Glück. Lachen stärkt das Immunsystem. Eine Minute herzhaftes Lachen ist für den Körper so wertvoll wie zehn Minuten Jogging! In Verbindung mit Atemübungen des Hatha-Yoga entstand 1995 das Lachyoga. Ob in Lachclubs oder in Einzelstunden, durch Lachyoga, Lachseminare oder durch Witzeerzählen – Hauptsache, es wird kräftig gelacht. Ist die anfängliche Scham überwunden, entspannen sich alle Muskeln, die Atmung wird angeregt, Stimmung und Gedanken hellen sich auf.

Klang- und Musiktherapie

Klang besteht aus Schwingungen. Jedem Organ werden in der Klangtherapie bestimmte Schwingungsfrequenzen zugeordnet. Sind Organe belastet oder erkrankt, können die entsprechenden Schwingungen mithilfe von Klangschalen oder ausgewählten Musikstücken erzeugt werden, die ihre heilende Wirkung durch den Körper schicken.

Singen und Musizieren

Singen wirkt auf ähnliche Weise gesund wie Lachen! Singen ist ein Bad in natürlichen, gesunden Schwingungen. Die umfassende positive Wirkung des Musizierens mit Instrumenten kann man ebenfalls nicht genug betonen: Das Gehirn erhält neue Impulse durch Notenlesen und Umsetzen auf die Erfordernisse des Instruments. Die emotionale Ebene wird angesprochen, es wird trainiert, dem Geübten Ausdruck zu verleihen. Genaues Hinhören ist gefragt! Das Gedächtnis wird geübt – und gemeinsames Musizieren verbindet, oft viel intensiver als Gespräche. Das Blasinstrument ist ein Fitnessstudio ganz eigener Art: Hier werden wie beim Singen sämtliche Muskeln trainiert. Die Atmung wird gezielt eingesetzt, um den Luftstrom kontrolliert abzugeben. Überflüssige Säuren werden abgeatmet. Besonders für Asthmatiker ist das sehr gesund.

Sprüche des Tages und Mantras

Gedichte, Sprüche, Sätze, Gebete regen zum Nachdenken über das Leben an und können es bereichern. Nehmen Sie solche Worte, etwa Zitate, die Sie spontan ansprechen, mit auf Ihre Lebensreise. Lassen Sie sich begleiten, blicken Sie immer wieder darauf, um Wandlungen zu entdecken. Der Begriff Mantra steht im Buddhismus und Hinduismus für kurze Formeln, die oft hintereinander zitiert werden. Es gibt Mantren für jede Lebenssituation. Die ständige Wiederholung wirkt entspannend, weil sich die kreisenden Gedanken nach und nach zurückziehen und auflösen. Der Klang der Worte dominiert und bringt deren tiefe Bedeutung ins Unterbewusstsein, wo sie sich entfalten kann. Dieses Prinzip können Sie nicht nur auf die Originalmantren anwenden, die in unserer Kultur recht fremd erscheinen, sondern auch auf Sprüche, Aphorismen oder auch auf (klar formulierte) gute Vorsätze.

Fingerübungen für Körper, Geist und Seele – Mudras

Was aussieht wie ein Kinderspiel, ist von tiefer innerer Bedeutung. Wie die Mantren kommen die Mudras aus dem Buddhismus und Hinduismus. Es sind Stellungen von Fingern und Händen, denen ein symbolischer und magischer Wert zugemessen wird. Nach den Prinzipien der Traditionellen Chinesischen Medizin sind die Hände Spiegel unserer Körperfunktionen. Durch Finger- und Handübungen kann das Wohlbefinden vielfältig positiv beeinflusst werden. Mudras lindern körperliche Beschwerden, wirken harmonisierend und erfrischend, sorgen für seelisches Gleichgewicht und sprechen die Spiritualität an. Sie können die Mudras leicht erlernen und überall durchführen. Deswegen sind sie auch ein fester Bestandteil des 10-Tage-Programms im dritten Teil dieses Buches.

Bewährte und wirksame Entspannungsmethoden

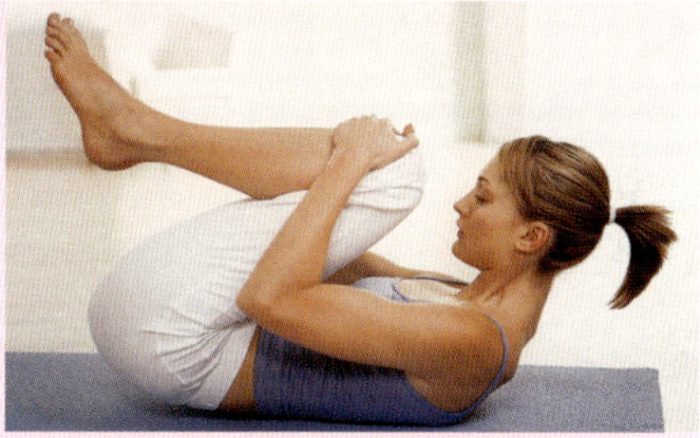

- **Atementspannung:** Die bewusste Beeinflussung der Atmung ist sehr angenehm, bewirkt Entspannung und neue geistige Frische.
- **Autogenes Training:** Mit kurzen Anweisungen sagen Sie Ihrem Körper, wie er sich wirkungsvoll entspannen kann. Mit etwas Übung können Sie dies auch in Stresssituationen erfolgreich einsetzen.
- **Meditation:** geistige Sammlung und Versenkung. Entspannung ist dabei eine Zwischenstufe auf dem Weg zu tiefen Erkenntnissen.
- **Progressive Muskelentspannung nach Jacobson:** Jeder Körperteil wird einzeln angespannt, beim Lösen der Spannung wird die Entspannung bewusst wahrnehmbar. Gut für Menschen, denen es bei sehr ruhigen Techniken schwer fällt, sich zu konzentrieren.
- **Qi Gong:** Bewegungs- und Meditationslehre, die in der Traditionellen Chinesischen Medizin zur Vorbeugung und Heilung eingesetzt wird, mit dem Ziel, die Lebensenergie zu harmonisieren.
- **Tai Chi:** eine Abfolge von langsamen, fließenden Bewegungen, die entspannen und den Körper kräftigen.
- **Visualisierung:** Innere Bilder werden gezielt zur Entspannung und zum Finden neuer Wege eingesetzt.
- **Yoga:** alte indische Bewegungskunst. Die Körperübungen wirken entspannend, erfrischend, kräftigend und harmonisierend.

Sechster Schritt: Steigern Sie Ihre Abwehrkräfte

In der Naturheilkunde gibt es viele Verfahren, welche die Entsäuerung des Körpers unterstützen. Das wachsende körperliche und seelische Wohlbefinden wirkt wiederum positiv auf das Immunsystem.

Mit naturheilkundlichen Methoden können Sie sich die Umstellung auf das basische Leben erleichtern. Manche Methoden wie die Bach-Blüten eignen sich auch hervorragend für die Anwendung bei speziellen Problemen oder Störfeldern. Sie sollten wissen, dass es bei allen Verfahren zu einer so genannten Erstverschlimmerung kommen kann (aber nicht muss), die als Zeichen für die Wirksamkeit der Therapie gilt. So können bei einer wirksamen Entgiftung Schadstoffe, die zuvor im Körper gespeichert waren und nun heraustransportiert werden, Beschwerden hervorrufen. Diese klingen jedoch ab, sobald die Ausleitung der Gifte vorbei ist.

Entgiftungsverfahren der Naturheilkunde

Die Entgiftung des Körpers bildet in der Naturheilkunde das Fundament für weitere Behandlungsmethoden. Da gerade zu Beginn der Umstellung auf einen ausgeglichenen Säure-Basen-Haushalt gespeicherte Säuren und Giftstoffe freigesetzt werden, sind entgiftende Maßnahmen sehr sinnvoll.

Entgiftend wirkende Pflanzen

Hier ist die Zitrone besonders hervorzuheben. Sie ist reich an Vitamin C und hat einen blutreinigenden Effekt. Sanddorn, Hagebutten und Acerola-Kirsche sind ebenfalls reich an Vitamin C. Blutreinigend wirken auch Brennnessel, Löwenzahn (als Tee oder im Salat), Birkenblätter und Bohnenschalen (als Tee). Knoblauch, Zwiebeln, Schnittlauch und Porree entfalten ihre entgiftende Wirkung vor allem über den Darm. Koriandertabletten sind bei Schwermetallbelastungen (vor allem durch Blei) zu nutzen. Belastende Umweltstoffe wie Formaldehyd können mithilfe von Korianderkraut oder der Chlorella-Alge (Bioladen) ausgeleitet werden.

Fasten

Fasten ist eine beliebte Methode zur Entgiftung des Körpers. Da dieser keinen Nachschub an Nahrung bekommt, muss er seine Depots angreifen und setzt damit auch gespeicherte Gifte frei. Ohne Nahrung erhält er aber auch keine Basen und muss für den Säureausgleich seine eigenen Depots angreifen. Das ist jedoch grundsätzlich nicht wünschenswert, erst recht nicht, wenn man Übersäuerung abbauen möchte. Deshalb sollten die fehlenden Basen durch den Sanddorn-Gemüsesaft (Seite 96) oder den Basentee (Seite 92) sowie durch Mineralwasser mit viel Hydrogenkarbonat und Gemüsebrühe ersetzt werden. Der Bedarf an Flüssigkeit ist im Fasten höher, trinken Sie zweieinhalb bis drei Liter am Tag.

Manuelle Therapien

Zu den Manuellen Therapien zählen Lymphdrainage, Bauchmassagen, Bäder, Brausen, Trockenbürsten und vieles mehr. All diese Verfahren regen Kreislauf und Stoffwechsel an. Dadurch fördern sie den Abtransport von Giftstoffen aus dem Körper und stärken das Immunsystem.

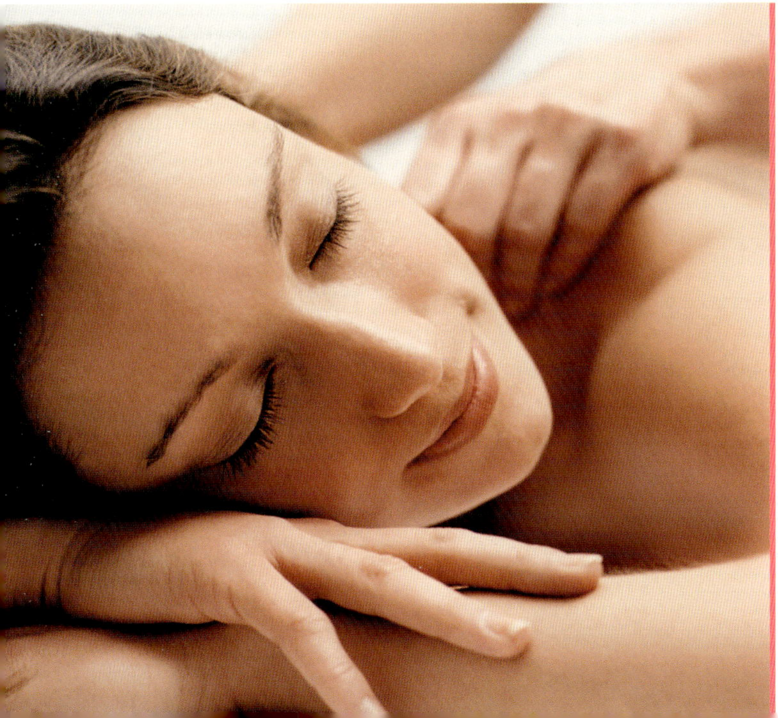

Sanfte Massagen regen Kreislauf und Stoffwechsel an, entspannen und tun der Seele gut.

Ölsaugen

Das Ölsaugen, auch Ölziehen oder -schlürfen, ist eine wunderbare Methode um dem Stoffwechsel dabei zu helfen, Abfallstoffe auszuscheiden. Die entgiftende Wirkung erfolgt über die Mundschleimhaut. Nehmen Sie morgens einen Esslöffel Sonnenblumen-, Oliven- oder Sesamöl in den Mund und bewegen es 10 bis 15 Minuten hin und her, als wollten Sie es kauen, und ziehen Sie es zwischen den Zähnen durch. Beim Ausspucken sollte das Öl dünn und milchig sein, sonst war die Saugdauer zu kurz. Danach den Mund gründlich ausspülen und die Zähne putzen.

Darmsanierung

Die Darmsanierung (mikrobiologische Therapie) ist in der Naturheilkunde ein unverzichtbares Element, weil nur eine gesunde Darmflora das Immunsystem stärken kann. Sind die hilfreichen Bakterien in der Minderzahl gegenüber den Candida-Pilzen, bringt dies eine Reihe gesundheitlicher Problemen mit sich, etwa Immunschwäche, Allergien, Hauterkrankungen. Die Darmsanierung kann durch Einläufe (»Colon-Hydrotherapie«) eingeleitet und mit mikrobiologischen Arzneien durchgeführt werden. Heilerde und grüne Tonerde binden schädliche Stoffe im Darm.

Homöopathie

Die von Samuel Hahnemann begründete Lehre über maximale Wirkungen mit minimalen Dosierungen greift tief in alle Ebenen des Lebens ein. Mithilfe eines gut gewählten homöopathischen Arzneimittels gelingt es nicht, nur akute Beschwerden zu lindern, sondern auch tief in die emotionale Ebene unseres Seins einzudringen – persönliche Stärken zu fördern und Schwächen auszugleichen. Die Homöopathie ist in der Lage, jeden Menschen ganz individuell auf seinem aktuellen Entwicklungsstand regulierend zu unterstützen. Die Homöopathie eignet sich jedoch – im Unterschied zur weit verbreiteten Auffassung – nicht zu Selbstmedikation. Zwar ist die Anzahl der Mittel auf den ersten Blick überschaubar, nicht mehr jedoch, wenn man die Vielzahl der Potenzen (Dosierungen) und Kombinationsmöglichkeiten betrachtet. Nur ein erfahrener Homöopath kann nach intensiver Befragung das oder die geeigneten Mittel wählen.

Bach-Blüten

Der britische Arzt Dr. Edward Bach fand heraus, dass sich mit stark verdünnten Blütenessenzen seelische Problemzustände ausgleichen lassen. Die Wirkung der Bach-Blüten basiert auf der Harmonisierung der Schwingungen. Bach-Blüten wurden von Dr. Bach für die Selbstanwendung konzipiert. Bei schwerwiegenden gesundheitlichen oder seelischen Problemen sollten Sie aber auf jeden Fall einen Therapeuten aufsuchen.

Biochemie nach Schüßler (Schüßler-Salze)

Die Biochemie, begründet von Dr. Wilhelm Heinrich Schüßler, basiert auf dem Gedanken, dass der Körper alles in sich trägt um sich gesund zu erhalten oder bei gestörten Funktionen wieder gesund zu werden.

TIPP

Mit Salzen in homöopathischer Verdünnung den Säure-Basen-Haushalt ausgleichen

Die fett hervorgehobenen Salze finden bei einer gestörten Säure-Basen-Balance besonders häufig Anwendung. Buchtipp siehe Seite 190.

- Calcium fluoratum D12: Stärkung des Bindegewebes, seiner Elastizität und Spannung; Stärkung der Nerven
- Calcium phosphoricum D6: Stärkung und Stabilisierung der Knochen; Förderung der Eiweißverarbeitung; gut gegen Heiserkeit
- Calcium sulfuricum D6: Reinigung, Anregung des Stoffwechsels
- **Ferrum phosphoricum D12:** Erste Hilfe, Sauerstofftransport
- Kalium chloratum D6: Anregung der Lymphe, Entgiftung
- **Kalium phosphoricum D6:** Entgiftung; Aufbau von Körpergewebe; bei Erschöpfung
- Kalium sulfuricum D6: nach Entzündungen; Reinigung
- Magnesium phosphoricum D6: Entspannung, Entkrampfung
- Natrium chloratum D6: Säure-Basen- und Wasserhaushalt
- Natrium phosphoricum D6: entsäuernd, stoffwechselunterstützend
- **Natrium sulfuricum D6:** für Leber und Galle, Ausscheidung

Die 10-Tage-Kur zur Säure-Basen-Balance

Sie wollen Ihren Säure-Basen-Haushalt aktiv ins Gleichgewicht bringen und suchen den richtigen Einstieg? Mit dem 10-Tage-Programm fällt Ihnen die Umstellung auf ein basisches Leben leicht: Es kombiniert leckere Rezepte mit Tipps für Entspannung und geistige Anregung.

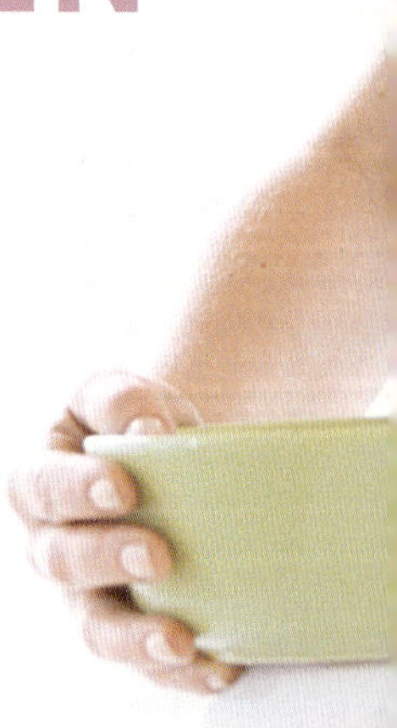

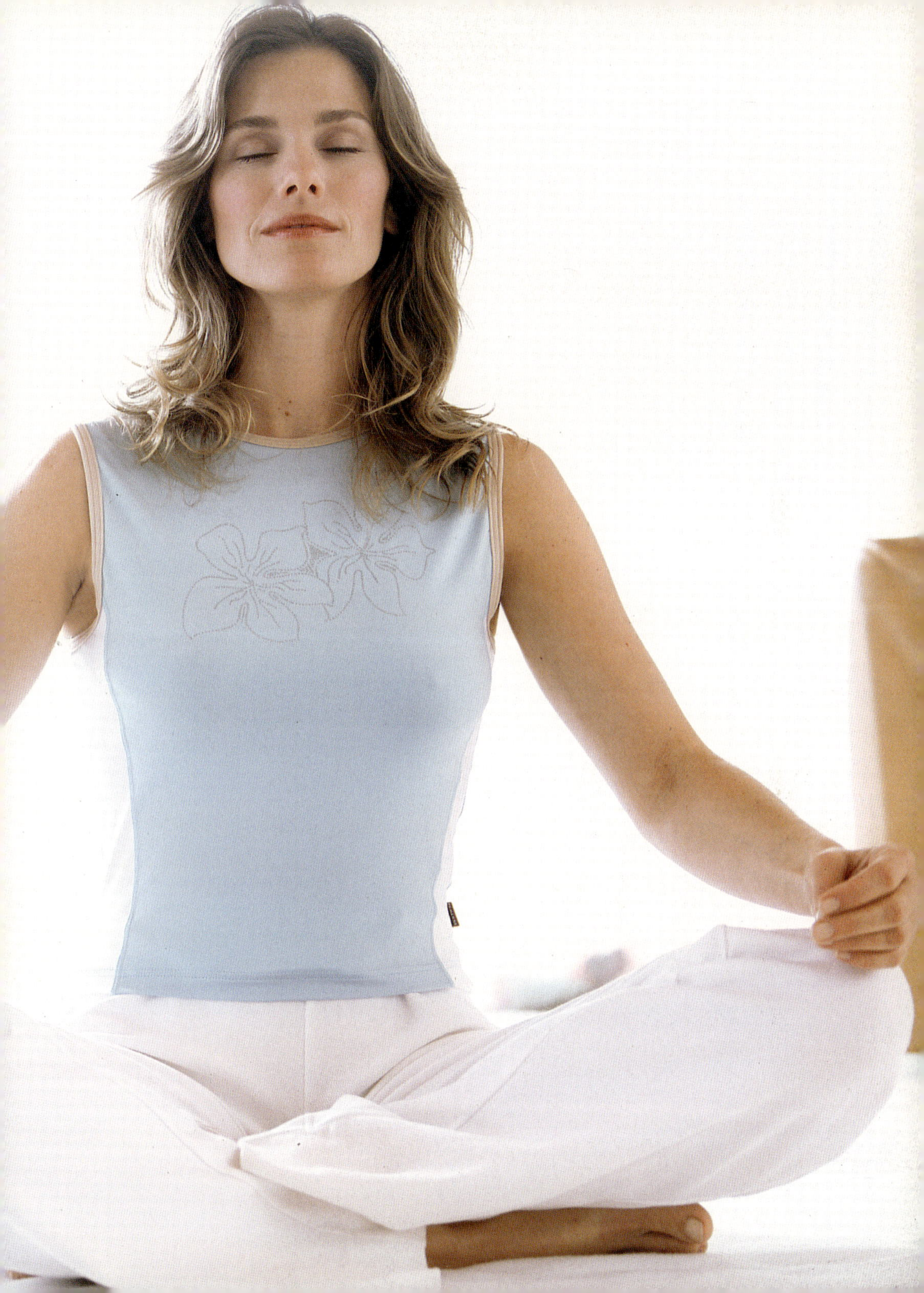

Körper, Geist und Seele harmonisieren

Mit der 10-Tage-Kur ist es ganz einfach, den eigenen Säure-Basen-Haushalt auszugleichen. Denn dieses Programm liefert Ihnen nicht nur Rezepte für eine vielseitige, basische Ernährung, sondern es berücksichtigt auch Ihren Lebensstil.

Die 10-Tage-Kur macht Spaß, weil sie sehr abwechslungsreich ist – und weil Sie alle Rezepte und Übungen auch in einer anderen Kombination zusammenstellen können als vorgeschlagen. Ihre Lieblingsrezepte oder Übungen können natürlich auch mehrfach zum Einsatz kommen!

Warum eine Kur?

Für die meisten Menschen – vor allem wenn sie im Alltag sehr eingespannt sind – ist es bei Neuerungen einfacher, sich nach einem vorgegebenen Ablauf zu richten, als sich alles Neue einzeln zusammensuchen zu müssen. Ein ausgewogenes basenorientiertes Programm wie das auf den folgenden Seiten ist deshalb eine Entlastung. Es hilft Ihnen, auf dem Weg zur Säure-Basen-Balance auch wirklich alle Aspekte zu berücksichtigen.

Die Umstellung gelingt leichter

Ein weiterer, ebenso wichtiger Vorteil des Programms ist, dass die Umstellung der Gewohnheiten damit leichter gelingt: Wenn Sie zehn Tage lang basisch gelebt haben, werden Sie problemlos weitermachen können. Denn einerseits merken Sie, wie gut Ihnen das basische Leben tut, und andererseits haben Sie sich währenddessen schon so an die köstliche basische Ernährung sowie die geistigen und körperlichen Übungen gewöhnt, dass Sie nicht mehr darauf verzichten möchten.
Ein weiterer positiver Effekt: Sie werden in den zehn Tagen die Vielfalt des basischen Lebens kennen und schätzen lernen. Sie werden feststellen, dass Sie auf nichts verzichten, sondern sich nur etwas umstellen müssen – und dabei zunehmend an Wohlbefinden gewinnen.

Wie die 10-Tage-Kur funktioniert

Zwar ist die Ernährung ein wichtiger Faktor für eine Übersäuerung, aber, wie Sie mittlerweile wissen, nicht der einzige. Wer basenorientiert isst, sich aber keine Freiräume für Entspannung, Bewegung und geistige Anregung nimmt, säuert seinen Körper durch den einseitigen Lebensstil. Damit diese so wichtigen körperlichen, geistigen und seelischen Aspekte nicht gegenüber der Ernährung ins Hintertreffen geraten, beginnt jeder Tag der Kur mit ihnen, und die Rezepte bilden den krönenden Abschluss.

Die Elemente der Kur

- **Spruch des Tages:** Mit dieser geistigen Anregung stimmen Sie sich auf den Tag ein. Beschäftigen Sie sich im Lauf des Tages immer wieder mit dem jeweiligen Spruch und entdecken Sie die Bedeutung(en), die er für Ihr Leben haben könnte (siehe auch Seite 118).
- **Mudras:** Diese tägliche Finger-Übung (siehe Seite 118) unterstützt die Körperfunktionen und geistigen Absichten, bietet Momente des Innehaltens und der Konzentration.
- **Geistige Übung:** Die geistigen Übungen unterstützen Sie bei Ihrem inneren Weg zur Harmonie und der Überprüfung Ihrer Ziele, ebenso bei der Suche nach Entspannung.
- **Anwendung:** Mit den Anwendungen tun Sie Ihrem Körper etwas Gutes, indem Sie ihn bei der Entgiftung unterstützen, den Stoffwechsel anregen oder den Körper besonders aufmerksam pflegen.
- **Körperübung:** Bewegung hilft bei der Entsäuerung und unterstützt alle Funktionen des Organismus. Deshalb finden Sie hier beispielhaft einige Übungen für besonders beanspruchte Körperregionen. Optimal wäre es, wenn diese Übungen als Anregung für vermehrte Bewegung und sportliche Betätigung dienen könnten!
- **Erinnerungs-Kästen:** Hier tauchen nochmals wichtige Tipps und Anregungen aus dem zweiten Kapitel auf, die Sie nicht vergessen sollten.
- **Rezepte:** Die Rezepte liefern Anregungen für die basische Ernährung. Nehmen Sie sich ruhig die Freiheit zu experimentieren, wenn Sie einzelne Zutaten nicht mögen oder Ihnen etwas zu lange dauert.

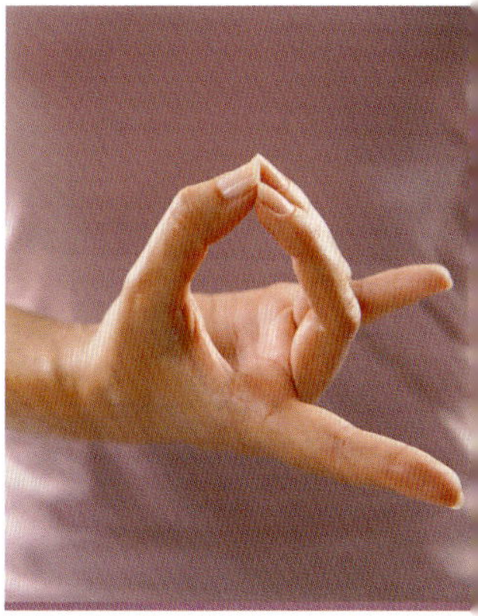

Mudras wirken auf der geistigen wie auf der körperlichen Ebene. Sie können sie immer und überall zwischendurch machen.

Für jeden geeignet

Jeder Aspekt der Kur wurde so gewählt, dass auch Menschen, die im Alltag sehr eingebunden sind, das 10-Tage-Programm durchführen können, ohne sich dafür frei nehmen zu müssen. Die Übungen sind wirksame, kleine Einheiten, die keine Zeit rauben. Im Gegenteil: Sie werden vermutlich die fünf bis fünfzehn Minuten, die eine Übung in Anspruch nimmt, als Geschenk empfinden. Denn danach gehen Sie wieder erholt und mit frischem Elan an Ihr Tagwerk. Das spart die Zeit wieder ein! Außerdem können Sie die meisten Übungen durchführen, wann Sie möchten – über den Tag verteilt als Belohnung oder Minipause oder mehrere nacheinander, etwa als basische Entspannung nach der Arbeit.

Was während der Kur wichtig ist

Die Mengenangaben der Rezepte gelten für zwei Portionen. Natürlich können Sie sie für mehr oder weniger Esser entsprechend verändern. Sie können auch alle Rezepte nach Ihrem Geschmack abwandeln. Die Lebensmitteltabelle in der vorderen Umschlagklappe und die 80 : 20-Regel (siehe Seite 62) helfen Ihnen, dabei im basischen Bereich zu bleiben. Nehmen Sie Ihre Mahlzeiten im Sitzen und in Ruhe ein, wenn Sie möchten in netter Gesellschaft. Die Gerichte sind nicht nur gesund und basisch, sondern schmecken auch! Essen Sie langsam und kauen Sie gut, um die Verdauung zu unterstützen. Außerdem nehmen Sie so besser wahr, wann Sie satt sind. Wenn es genug ist, hören Sie auf zu essen, auch wenn noch etwas auf dem Teller liegt. Solche Reste schmecken auch beim kleinen Hunger zwischendurch oder am nächsten Tag noch gut.
Die Kur beinhaltet für jeden Tag drei Hauptmahlzeiten. Wenn Sie zwischendurch Hunger bekommen, eignen sich als Snacks reifes Obst, Trockenfrüchte, Nüsse und Fruchtriegel aus dem Naturkostladen sowie reine Gemüse- und Obstsäfte.

Trinken nicht vergessen!

Es ist sehr wichtig, dass Sie über den Tag verteilt viel trinken. Dabei ist Mineralwasser ohne Kohlensäure die erste Wahl. Für's Frühstück und auch zur Kaffeezeit eignet sich grüner Tee sehr gut: Er enthält Mineralstoffe und macht munter. Lieben Sie Kaffee, brühen Sie ihn mit dem Siebverfahren auf, statt ihn zu filtern. Das ist basisch und magenfreundlicher (siehe auch Seite 60). Außerdem schmeckt der Kaffee weniger bitter, sodass Sie die Zuckermenge reduzieren oder den Zucker ganz weglassen können. Neben dem Sanddorn-Gemüsesaft (siehe Seite 97) eignet sich auch Gemüsebrühe hervorragend als Basendrink. Sie entsteht bei vielen der Rezepte in diesem Kapitel. Trinken Sie vor und nach dem Essen davon, denn sie enthält die Vitalstoffe der gekochten Gemüsesorten.

Ein gutes Zeichen: die Heilkrise

Bei der 10-Tage-Kur wird Ihr Körper bereits nach wenigen Tagen damit beginnen, die Säurespeicher abzubauen. Es kann zu einer Erstverschlimmerung, der so genannten Heilkrise, kommen, weil abgelagerte Problemstoffe mobilisiert und im besten Falle abgebaut, ausgeschwemmt oder ausgeschieden werden. Während dieser Phase kann es zu Beschwerden wie Abgeschlagenheit, Erschöpfung, Missmut oder Kopfschmerzen kommen. Sagen Sie sich jetzt bitte nicht: »Es hat sowieso alles keinen Zweck«, und greifen Sie nicht als Trost zur Schokolade. Erkennen Sie, was mit Ihnen los ist: Die Heilkrise ist ein Zeichen, dass bereits die ersten beiden Tage Ihrer Basenkur etwas bewirken, dass Sie auf dem richtigen Weg sind! Trösten Sie sich damit, dass dieses Phänomen normal ist und schon am nächsten Tag abklingen wird. Und wenn Sie doch einen »handfesten« Trost benötigen, schenken Sie sich ein schönes Buch, eine CD oder einen Kinobesuch mit lieben Menschen.

Tipp: Beginnen Sie Ihre Kur so, dass eine eventuelle Heilkrise auf freie Tage fällt: Starten Sie also freitags, wenn Sie am Wochenende frei haben.

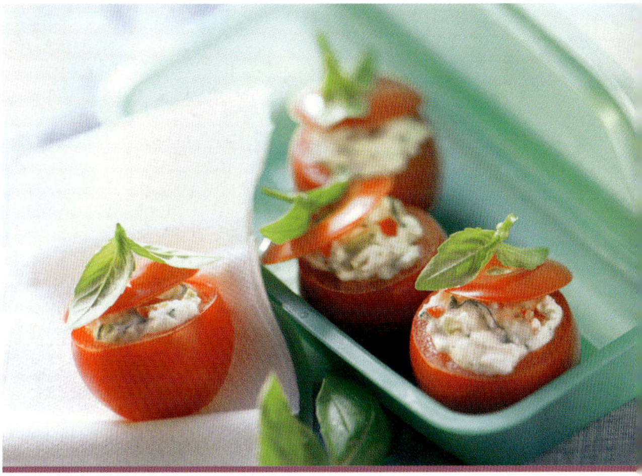

Wenn Sie bei Ihrem Einstieg in die Säure-Basen-Balance eine Flaute erleben, hilft feines Obst und Gemüse, die Laune zu heben und den Körper zu entgiften.

Erster Tag

Spruch des Tages

»Man kann gar nicht oft genug im Leben das Gefühl des Anfangs in sich aufwecken, es ist so wenig äußere Veränderung dafür nötig, denn wir verändern ja die Welt von unserem Herzen aus, will dieses nur neu und unermesslich sein, so ist sie sofort wie am Tage ihrer Schöpfung und unendlich.«

Rainer Maria Rilke

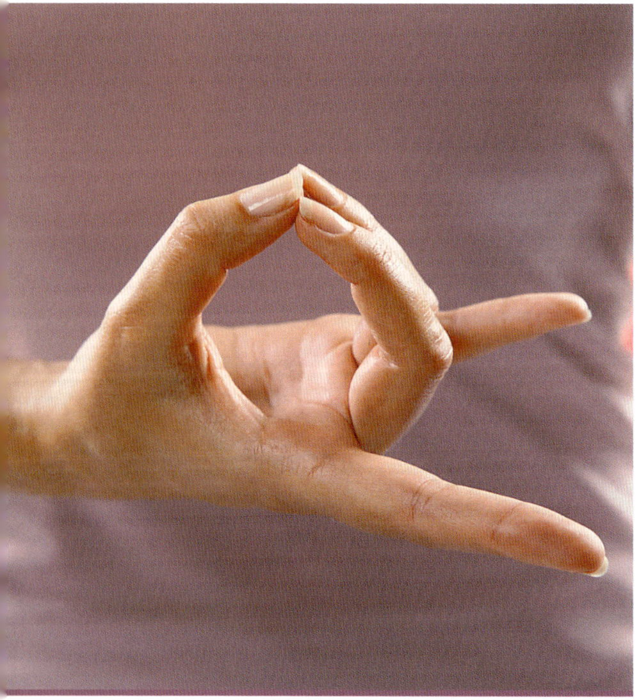

Das Apan-Mudra »eröffnet« Ihre 10-Tage-Kur, da es die Energie zum Fließen bringt und den Neuanfang erleichtert.

Fingerübung: Erleichterung

- Das Apan-Mudra schafft die Bereitschaft für eine viel versprechende Zukunft, entschlackt, leitet Giftstoffe aus, löst energetische Blockaden und schafft die Bereitschaft, alte Pfade zu verlassen, um neue Wege zu beschreiten.
- Berühren Sie mit den Spitzen des Ring- und Mittelfingers die Spitze des Daumens, Zeigefinger und kleiner Finger sind ausgestreckt.
- Halten Sie das Mudra für etwa 15 ruhige und tiefe Atemzüge und wiederholen Sie die Übung mehrmals täglich. Stellen Sie sich dabei Ihr neues, basisches, glücklicheres Leben vor. Freuen Sie sich auf die folgenden basischen Tage.

Geistige Übung: Das Drehbuch

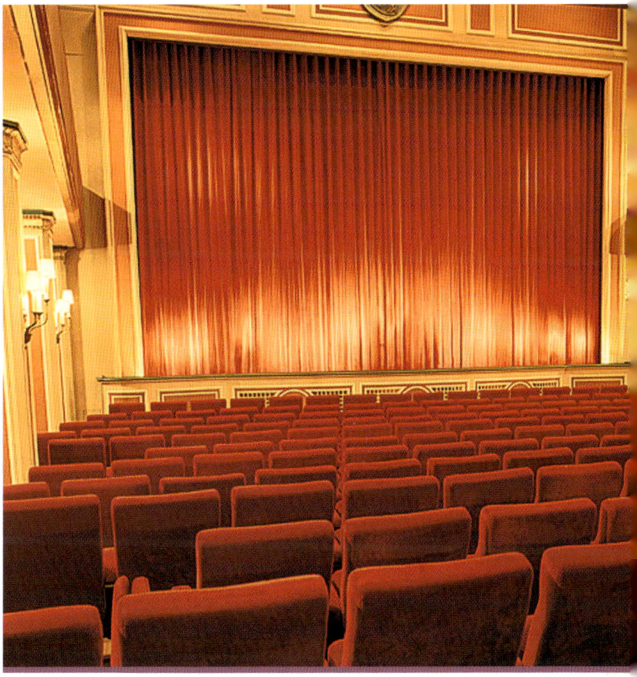

Vorhang auf für Ihre Fantasie! In Ihrem inneren Kino werden Sie zum Helden Ihres eigenen Lebens, mit allen Erfolgen und Missgeschicken, die dazugehören.

- Sie haben sich eine Menge vorgenommen: Sie wollen Ihr Leben basischer gestalten. Ihr Ziel ist die Säure-Basen-Balance. Stellen Sie sich vor, Sie würden einen Film produzieren und könnten das Drehbuch dazu schreiben. Ihre Familie, Ihre Freunde, Ihre Kollegen werden zu Schauspielern. Die Hauptrolle übernehmen Sie selbst.
- Der Film beginnt mit Ihrem Entschluss, den Basen in Ihrem Leben eine größere Chance als bisher zu geben. Zeigen Sie dem Zuschauer Ihre »saure Seite«: den Stress, die Alltagsprobleme, das Essen zwischendurch …
- Schreiben Sie ein lustiges Drehbuch und versuchen Sie, sich so darzustellen, dass jeder gerne zusehen möchte. Nun lassen Sie Ihren Helden dieses Buch lesen, einkaufen gehen, kochen, das Essen genießen, geistige und körperliche Übungen machen, alles mit dem Ziel, der Säure-Basen-Balance näher zu kommen. Es tauchen Probleme auf, doch Sie erkennen die Ursachen und beheben, was möglich ist. Sie machen das Beste aus dem Unveränderbaren. Immer locker, leicht und humorvoll – mit Freude an Ihrem Leben.
- Im Film ist alles möglich – im wirklichen Leben viel mehr, als man manchmal glaubt. Stellen Sie sich vor, wie Sie aussehen und sich fühlen werden: gesund und frisch, ausgeruht und kraftvoll. Stärken Sie durch die Kraft der positiven Gedanken Ihr Vorhaben.
- Das Drehbuch kann jederzeit geändert, zur Seite gelegt, von vorn begonnen oder beendet werden – wie es Ihnen gefällt.

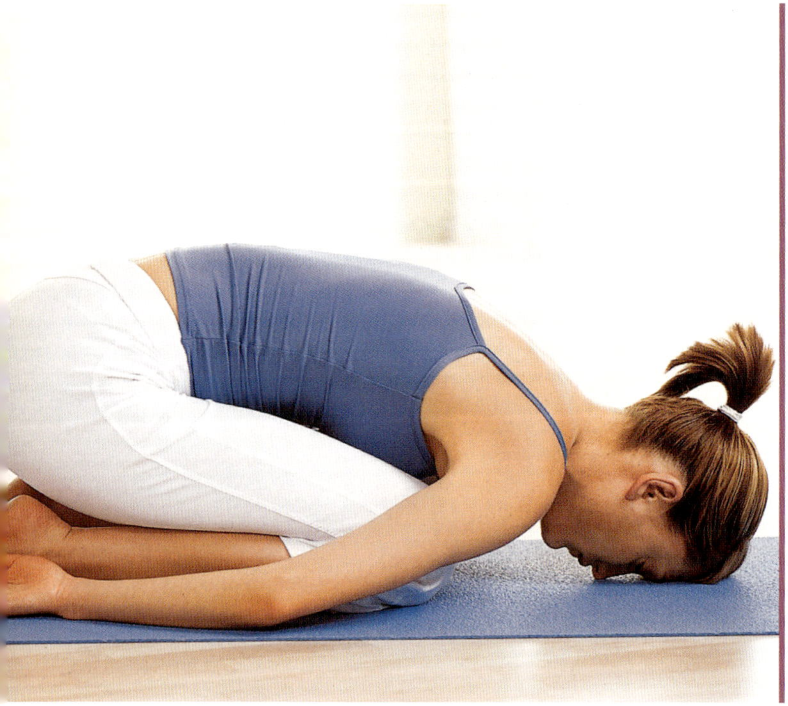

Das »zusammengerollte Blatt« wirkt erfrischend und gleichzeitig sehr entspannend. Machen Sie die Übung, wann immer Ihnen danach ist!

Körperübung: Zusammengerolltes Blatt

- Diese Übung aus dem Hatha-Yoga (siehe auch Seite 119) fördert die Durchblutung im Gehirn, energetisiert und entspannt gleichzeitig.
- Gehen Sie in den Fersensitz, beugen Sie sich leicht nach vorn und legen Sie die Hände mit den Handflächen nach oben so neben Ihren Körper, dass sie nach hinten zeigen.
- Senken Sie nun in einer langsamen, fließenden Bewegung den Oberkörper, indem Sie Wirbel für Wirbel abrollen, bis Ihr Kopf vor den Knien auf dem Boden liegt. Dabei gleiten die Hände nach hinten zu den Füßen. Lassen Sie Ihre Schultern ganz locker herabsinken.
- Ihr Gewicht liegt entspannt auf den Unterschenkeln. Bleiben Sie so lange in dieser Stellung, wie es Ihnen angenehm ist. Vergessen Sie dabei nicht, tief zu atmen.

Anwendung: Schwitzen mit Holunderblüten

- Zu Beginn des Programms sollte durch eine Schwitzkur das Immunsystem angeregt werden, um Krankheitserreger abzustoßen und Säuren über die Haut auszuleiten. Nach der Schwitzkur sollten Sie genügend Zeit zum Ruhen haben, am besten führen Sie sie abends durch.
- Übergießen Sie vier gehäufte Teelöffel Holunderblüten (aus dem Bioladen oder der Apotheke) mit einem halben Liter Wasser und lassen Sie den Tee zehn Minuten ziehen. Dann gießen Sie ihn ab und trinken ihn möglichst heiß.
- Nun wickeln Sie sich in ein großes Badetuch ein und legen sich ins warme Bett. Ruhen Sie so lange, bis das durch den Tee ausgelöste Schwitzen völlig aufgehört hat. Wenn Sie möchten, können Sie dabei entspannende Musik hören.
- Abschließend sollten Sie duschen oder ein kurzes, nicht zu heißes Vollbad nehmen. Dann wieder ab ins Bett, ausruhen und am besten gleich schlafen.
- **Tipp:** Beim Einschlafen können Sie Ihr Drehbuch von Seite 131 weiterschreiben oder sich den »inneren Film« ansehen. Auch die Wiederholung der Fingerübung (siehe Seite 130) eignet sich zur tieferen Entspannung.
- **Wichtig:** Fragen Sie bitte Ihren Arzt, ob medizinische Gründe gegen Schwitzen durch Holunderblütentee sprechen.

Frühstück
Dattel-Nuss-Mus auf Amarantbrot

8 Datteln · 1/2 Tasse gemahlene Haselnüsse und Mandeln · Amarantbrot

1. Die Datteln klein schneiden und in wenig Wasser einige Minuten einweichen.
2. Die Datteln mitsamt dem Einweichwasser mit dem Pürierstab zerkleinern, die gemahlenen Nüsse untermischen und das Mus aufs Brot streichen.
   Tipp: Bereiten Sie eine größere Menge zu und füllen Sie sie in ein dicht schließendes Behältnis, so haben Sie fertiges Mus, wenn Sie morgens in Eile sind. Das Mus hält sich im Kühlschrank einige Tage.

Mittagessen
Gemüseküchlein

1 Zwiebel • 150 g Zucchini • 50 g Möhren • 1 Knoblauchzehe • Olivenöl • 50 g gehackte grüne Oliven • 1 EL gehackte Petersilie • Salz • frisch gemahlener schwarzer Pfeffer • 1 EL frische oder 1 TL getrocknete Oreganoblättchen • 2 Blättchen gehackte Zitronenmelisse • 50 g geriebener Käse (etwa spanischer Manchego) • 1 Ei • etwa 70 g geriebenes altbackenes Brot

1. Zwiebel schälen, Zucchini putzen und beides fein würfeln. Möhren putzen, gegebenenfalls unter fließendem Wasser abbürsten und raspeln. Knoblauchzehe schälen und längs halbieren.
2. Etwas Olivenöl in einer Pfanne erhitzen, die Zwiebel darin glasig anschwitzen. Oliven, Petersilie, Knoblauch, Zucchini und Möhren zugeben und kurz mitbraten.
3. Mit Salz und schwarzem Pfeffer würzen, auf einen flachen großen Teller geben und auskühlen lassen. Die Knoblauchzehe wieder entfernen.
4. Das Gemüse mit den übrigen Zutaten gut vermischen. Falls die Masse noch zu feucht ist, noch etwas mehr Brotbrösel untermischen. Zu kleinen Küchlein formen. In einer Pfanne Olivenöl erhitzen und die Küchlein darin goldgelb anbraten.

› Trinken Sie dazu ein Glas Gemüsesaft nach Geschmack, zum Beispiel Sanddorn-Gemüsesaft (siehe Seite 96), und ein kleines Glas Mineralwasser ohne Kohlensäure.

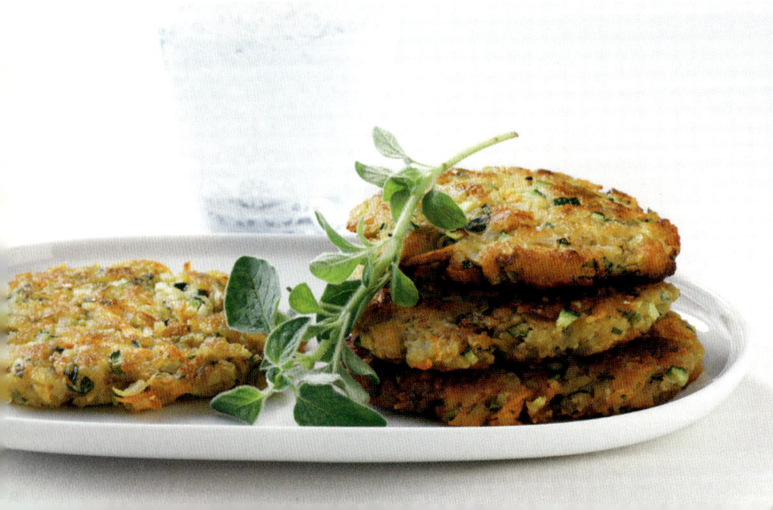

Die Gemüseküchlein erinnern an Sonne, Meer, Italien. Sie schmecken auch kalt sehr gut, zum Beispiel bei einem sommerlichen Picknick.

Grüner Salat mit Schnittlauch-Zwiebel-Dressing

1 Kopf grüner Salat • 2 kleine Zwiebeln • 1/2 Bund Schnittlauch • 2 EL Olivenöl • 1 EL Aceto balsamico (Balsamessig) • Salz • frisch gemahlener Pfeffer • 1/2 TL Akazienhonig

1. Den Blattsalat waschen, putzen, gut trockenschleudern und die Blätter in mundgerechte Stücke zupfen.
2. Zwiebeln schälen und fein würfeln, Schnittlauch abbrausen, trockenschütteln und in feine Röllchen schneiden. Beides in einer Schüssel unter den Salat mischen.
3. Aus Olivenöl und Balsamico, Salz, Pfeffer und dem Akazienhonig ein Dressing rühren und kurz vor dem Servieren über den Salat geben, alles gut mischen und sofort servieren.

Abendessen
Gemüsesuppe

1 Gemüsezwiebel • 1/2 Bund Petersilie • Olivenöl • 2 kleine Zucchini • 2 Möhren • 2 Tomaten • 1 Würfel Gemüsebrühe • 2 TL Tomatenmark • 2 EL gekochter Naturreis • Salz, frisch gemahlener Pfeffer

1. Die Zwiebel schälen und in feine Ringe schneiden, Petersilie abbrausen, trockentupfen und fein hacken. Olivenöl in einem Topf erhitzen, Zwiebel und Petersilie darin kurz anbraten.
2. Die Zucchini und Möhren waschen und putzen, in feine Scheiben hobeln. Die Tomaten waschen, halbieren und vom Stielansatz befreien.
3. Das Gemüse zu den Zwiebeln geben und mit etwa 1 Liter heißem Wasser aufgießen. Brühwürfel, Tomatenmark und Reis in den Topf geben, aufkochen lassen.
4. Alles etwa 10 Minuten köcheln lassen, bis das Gemüse bissfest ist. Die abgelöste Tomatenschale herausnehmen und die Tomaten mit einer Gabel etwas zerkleinern. Mit Salz und Pfeffer würzen.
   Tipp: Kochen Sie von der Suppe ruhig ein wenig mehr. So haben Sie am folgenden Tag eine schnelle kleine Mahlzeit für zwischendurch.

Zweiter Tag

Spruch des Tages

»Ein in der Meditation erfahrener Mann wurde einmal gefragt, warum er trotz seiner vielen Beschäftigungen immer so gesammelt sein könne. Er antwortete: ‚Wenn ich stehe, dann stehe ich; wenn ich gehe, dann gehe ich; wenn ich sitze, dann sitze ich; wenn ich esse, dann esse ich; wenn ich spreche, dann spreche ich …' Da fielen ihm die Fragesteller ins Wort und meinten: ‚Das tun wir auch, aber was machst du noch darüber hinaus?' Er sagte wiederum: ‚Wenn ich stehe, dann stehe ich; wenn ich gehe, dann gehe ich; wenn ich sitze, dann sitze ich …' Wieder behaupteten die Leute: ‚Das tun wir auch.' Er sagte: ‚Nein, wenn ihr sitzt, dann steht ihr schon, wenn ihr steht, dann lauft ihr schon, wenn ihr lauft, dann seid ihr schon am Ziel …«

Aus dem Zen

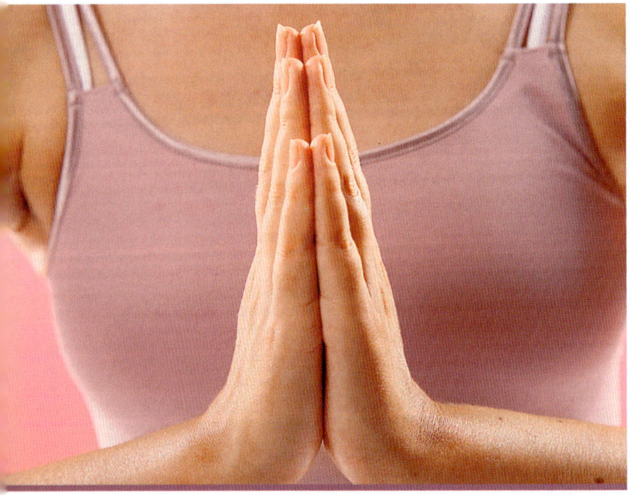

Das Atmanjali-Mudra hilft bei der (Neu-)Orientierung: Worum geht es mir? Was ist wichtig? Wie wird mein Leben leichter und freudiger?

Fingerübung: Besonnenheit

- Das Atmanjali-Mudra macht den Weg frei zur Erkenntnis. Es hilft uns bei der Beantwortung der Frage, was jetzt und in der Zukunft das Wichtigste für uns ist, was das Leben erleichtert und wie man Freude finden kann.
- Legen Sie die Hände mit den Handflächen aneinander und winkeln Sie Ihre Unterarme etwa in einem rechten Winkel vor sich ab.
- Halten Sie das Mudra etwa 15 Atemzüge lang und wiederholen Sie es mehrmals täglich.

Geistige Übung: Die Fee

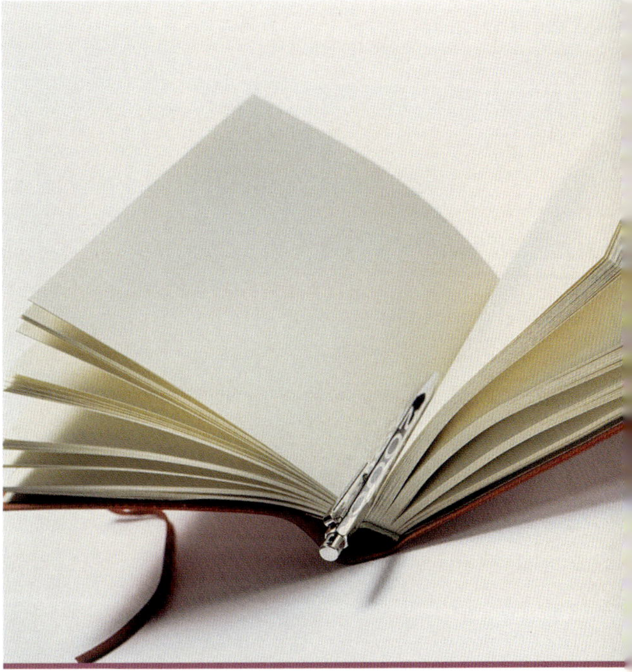

Vertrauen Sie Ihre Lebensträume Ihrem Tagebuch an – damit sammeln Sie Ideen, wie Sie sich Ihre Herzenswünsche verwirklichen können.

- Stellen Sie sich vor, eine gute Fee käme zu Ihnen und forderte Sie auf, wie ein Kind zu träumen und Ihre geheimsten Wünsche und Sehnsüchte zu formulieren und aufzuschreiben. Die Fee verspricht, drei Wünsche zu erfüllen.
- Schreiben Sie Ihre drei Wünsche auf – ohne nachzudenken, zu grübeln oder abzuwägen.
- Sind Sie fertig, begeben Sie sich ans Ordnen: Was möchten Sie am liebsten erreichen, was ist am wichtigsten, was würde Sie am ehesten glücklich machen? Wählen Sie drei Dinge aus.
- Heute und in den nächsten Tagen sammeln Sie Bilder, Zeitungsausschnitte und Notizen zu Ihren drei Wünschen. Das Material kleben sie auf ein großes Stück Papier.
- Was passiert? Ihre Gedanken kreisen um die Wünsche. Die Fee zaubert: Die richtigen Ideen, Bücher, Tipps, Kontakte und Chancen tauchen plötzlich auf. Ein Weg zur Verwirklichung dessen, was wenige Zeit vorher unmöglich erschien, zeichnet sich ab.
- Sie werden sich auf diese Weise auch die Frage beantworten, ob Ihre Zielsetzungen realistisch sind, ob sie wirklich wünschenswert sind und wie sehr Sie sich dafür einsetzen möchten.
- Nehmen Sie die Verwirklichung Ihrer Herzenswünsche in die Hand: in kleinen Etappen. Jeder kleine Schritt macht Freude und bringt Sie Ihrem Ziel näher.
- Sie können das Erreichen Ihres Zieles mit dem Willensmudra unterstützen (siehe Seite 142).

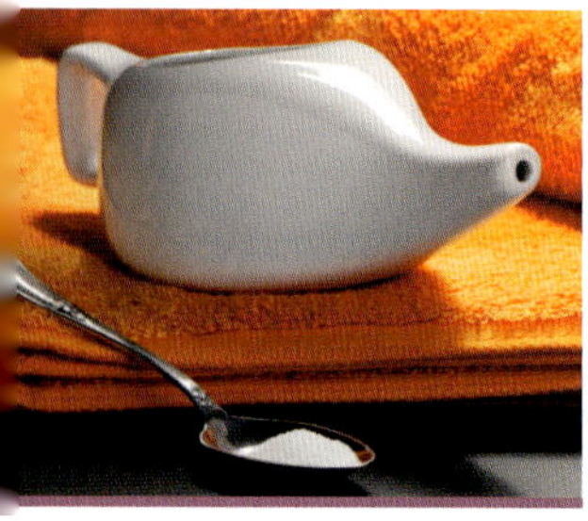

Ein praktisches Nasenspülkännchen für diese wirksame und wohltuende Anwendung erhalten Sie in jeder Apotheke.

Anwendung: Nasenspülung

- Sie brauchen ein Nasenspülkännchen (aus der Apotheke).
- Dies ist eine Anwendung aus der indischen Gesundheitslehre Ayurveda. Sie wirkt auf drei Ebenen:

Körperliche Ebene: Die Nase wird gereinigt und der pH-Wert der Schleimhäute ins Basische gekehrt – das Immunsystem wird gestärkt.
Seelische Ebene: Die Wechselwirkung des sympathischen und parasympathischen Nervensystems wird angeregt, also die des Aktivitäts- und des Entspannungsnervs. Die Hirndrüsen werden angeregt, Wohlfühlhormone auszuschütten.
Geistige Ebene: Die Koordination der Atmung wirkt als meditative Übung und sorgt für Ruhe und Ausgeglichenheit.

- Lösen Sie in einem halben Liter körperwarmem Wasser einen gestrichenen Teelöffel Meersalz auf. Lassen Sie ein wenig von dieser Sole mit zurückgebeugtem Oberkörper durch das rechte Nasenloch einlaufen. Dann lassen Sie die Sole zum linken Nasenloch wieder herauslaufen, indem Sie das rechte zuhalten. Atmen Sie während der Anwendung ruhig und durch den leicht geöffneten Mund.
- Nun wiederholen Sie den Vorgang auf der anderen Seite. Zum Schluss trocknen Sie Ihre Nase mit einem Taschentuch.
- **Wichtig:** Bevor Sie die Nasenspülung ausprobieren, fragen Sie Ihren Arzt oder Therapeuten, ob bei Ihnen eine Erkrankung besteht, die gegen die Anwendung der Nasendusche spricht.

TIPP

Nicht vergessen!

Erinnern Sie sich immer wieder an den heutigen Spruch des Tages oder an Ihr selbst gewähltes Motto (siehe Seite 118).

- Vergessen Sie nicht, genügend zu trinken (siehe Seite 55)!
- Führen Sie Ihre pH-Wert-Messungen weiterhin durch (Seite 50 ff.)
- Sorgen Sie für gesunde Bewegung: Wie wäre es mit einem Spaziergang durch den Park?

Körperübung: Energiewecken

- Die Übung eignet sich, um den Tag zu begrüßen, zwischendurch Energie zu tanken oder einen stressigen Arbeitstag abzuschließen.
- Stellen Sie sich aufrecht hin, die Füße ein wenig auseinander, die Knie ganz leicht gebeugt. Atmen Sie einige Male tief durch. Dann heben Sie Ihre Arme gestreckt ganz langsam nach vorn oben an.
- Wenn Ihre Arme ausgestreckt über Ihrem Kopf angekommen sind, strecken Sie sich mit dem ganzen Körper nach oben, sodass Sie ganz lang werden. Verharren Sie so einen Moment. Ruhiges, tiefes Atmen bitte nicht vergessen!
- Nach einigen Atemzügen lösen Sie die Spannung, senken die Arme langsam wieder gestreckt nach vorn. Rollen Sie dabei Kopf und Oberkörper vorsichtig Wirbel für Wirbel mit nach unten, sodass Ihre Finger einen weiten Bogen nach vorn beschreiben. Gehen Sie dabei leicht in die Knie.
- Senken Sie den Oberkörper, bis Ihre Hände die Füße berühren. In dieser Haltung entspannen Sie einige Atemzüge.
- Nun machen Sie die Bewegung rückwärts: Heben Sie Ihren Oberkörper mit gestreckten Armen an und gehen Sie wieder in die Streckung nach oben.
- Dreimal wiederholen, dann oben innehalten, die Arme langsam seitlich neben den Körper senken und eine Weile still zum Nachspüren und tiefen Atmen stehen bleiben.
- **Wichtig:** Wer Rückenprobleme hat, senkt den Oberkörper nur so weit, wie es angenehm ist.

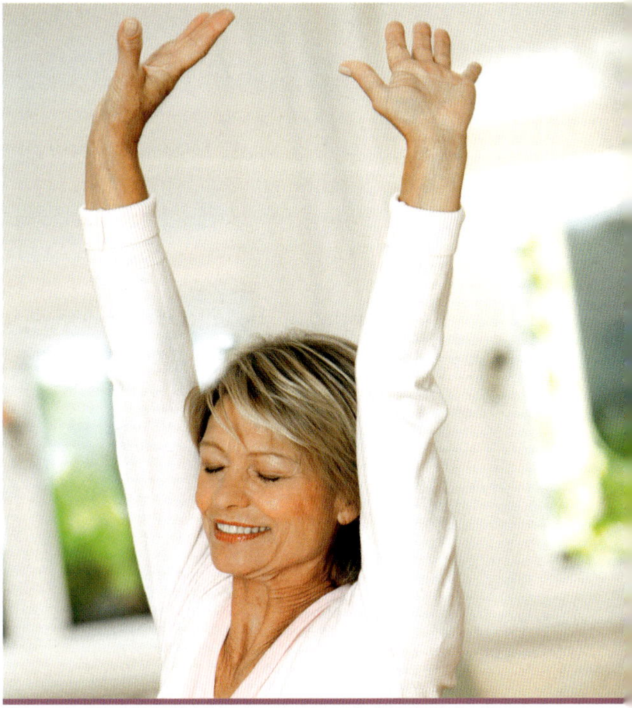

Mit dieser Übung locken Sie Energie für den neuen Tag. Sie hilft auch dabei, einen anstrengenden Tag positiv abzuschließen.

Frühstück
Frischkäse mit Obst

1 Banane · 1 Orange · 1 Birne · 2 Scheiben Pumpernickel · 80 g Frischkäse · nach Belieben etwas Akazienhonig

1. Banane schälen, Orange ebenfalls schälen und dabei die weiße Haut mitentfernen. Die Birne vierteln und vom Kerngehäuse befreien. Das Obst in kleine Würfel schneiden und in einer Schüssel vermischen.
2. Die Pumpernickelscheiben anteilig mit dem Frischkäse bestreichen, nach Belieben mit ein wenig Akazienhonig beträufeln und die Obstwürfel darauf anrichten.

Mittagessen
Hühnerbrustfilet in Kräutersauce

2 Hühnerbrustfilets · Mehl · Olivenöl · 1 EL Butter · 4 EL Weißwein · 4 EL Hühner- oder Gemüsebrühe · 1 Knoblauchzehe · Salz · 1 Bio-Limette · reichlich frische gehackte Kräuter (zum Beispiel Dill, Schnittlauch, Petersilie, Basilikum, Rosmarin, Oregano, Minze, Zitronenmelisse) · frisch gemahlener Pfeffer · 1 TL Akazienhonig

1. Die Hühnerbrustfilets waschen, trockentupfen, von der Haut befreien und in etwas Mehl wenden.
2. Etwas Olivenöl in einer Pfanne erhitzen, die Filets darin von beiden Seiten braun anbraten, aus der Pfanne nehmen und warm stellen. Die Pfanne etwas abkühlen lassen.
3. Die Butter in die Pfanne geben, Wein und Brühe angießen.
4. Den Knoblauch schälen, klein schneiden und mit etwas Salz zerdrücken. Die Schale der Limette fein abreiben und die Frucht auspressen. Knoblauch mit Limettenschale und -saft sowie den Kräutern in die Pfanne geben, die Sauce mit Salz, Pfeffer und Akazienhonig würzen.
5. Die Filets hinzugeben, den Deckel auflegen, das Fleisch bei geringer Hitze garen und noch etwas nachziehen lassen. Herausnehmen und in dünne Scheiben schneiden.

› Dazu passen kleine, festkochende Pellkartoffeln und Kopfsalat.

Die einfachsten Gerichte sind oft die besten: Beim köstlichen Duft des Kräuterhühnchens mit einem feinen Hauch von Weißwein kann kaum jemand widerstehen.

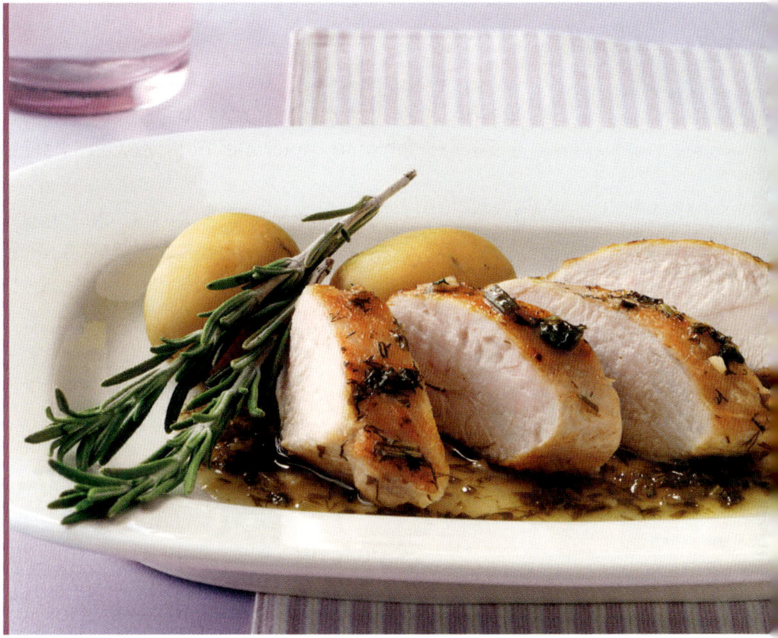

Abendessen
Rote-Bete-Salat mit Thunfisch

1 kleines Glas Rote Bete (200 g) • 1 kleine Dose Tunfisch im eigenen Saft (150 g) • 1 Zwiebel • 1 EL Öl • 1 TL Obstessig • Salz • frisch gemahlener Pfeffer • 2 große Salatblätter • frisch gehackte Petersilie

1. Die Rote Bete abgießen, den Saft auffangen und anderweitig verwenden. Den Thunfisch in einem Sieb abtropfen lassen und mit einer Gabel klein zupfen. Die Zwiebel schälen und fein würfeln.
2. Alles in einer Schüssel locker vermischen. Aus Öl, Essig, Salz und Pfeffer ein Dressing rühren und darüber geben.
3. Den Salat auf den großen Salatblättern verteilen und mit Petersilie bestreut servieren.

Tipp: Schmeckt prima zu Pell- oder Ofenkartoffeln oder mit einer Scheibe Vollkornbrot.

Dritter Tag

Spruch des Tages

»Es ist die Aufgabe eines jeden Menschen, zu sich selbst zu kommen, das innerste Wesen seines Ichs zu entdecken. Wie man dorthin gelangen kann und mit welchen Erfahrungen diese Entdeckung zusammenhängt, ist und bleibt aber ein Geheimnis.«

Edith Stein

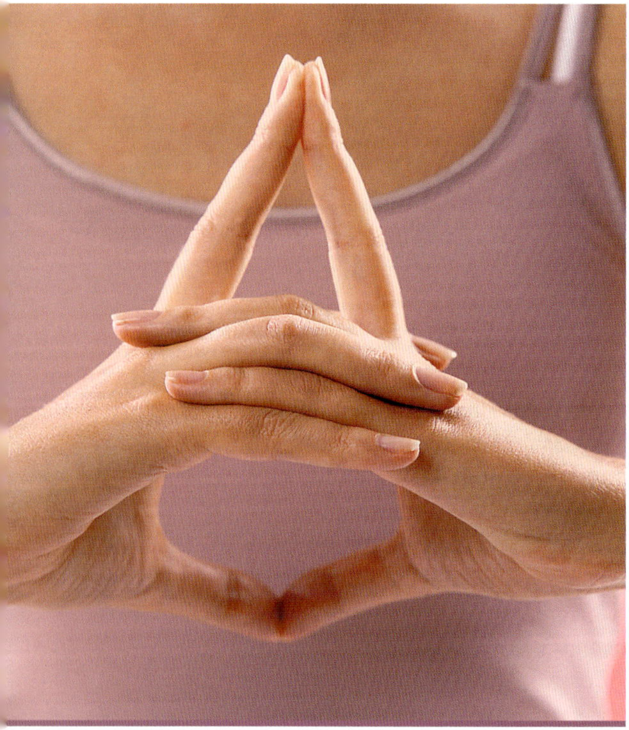

Das heutige Mudra stärkt Ihre Willenskraft und unterstützt Ihr Durchhaltevermögen auf dem Weg zu Ihren kleinen und großen Zielen.

Fingerübung: Zielsetzung

- Das Willensmudra stärkt den ganzen Organismus und regt den Kreislauf an. Ziele sind erreichbar, manchmal auch die ganz großen – Schritt für Schritt.
- Verschränken Sie Ihre Hände ineinander, die Daumenkuppen berühren einander. Nun strecken Sie die Mittelfinger und legen sie aneinander.
- Halten Sie das Mudra etwa fünfzehn ruhige, tiefe Atemzüge lang und lassen Sie Ihre Gedanken um Ihre Wünsche und Ziele kreisen. Wiederholen Sie dies mehrmals täglich.

Geistige Übung: der positive Tagesbeginn

- Sich nach dem Aufstehen zu konzentrieren, jede Aktion bewusst zu erleben, jedes Handeln, jede Bewegung konzentriert durchzuführen, stärkt die Wachsamkeit und ist eine sehr gute Art, den neuen Tag zu beginnen.
- Wachen Sie bewusst auf und nehmen Sie wahr, wie Sie die Augen öffnen, sich räkeln, aus dem Bett steigen. Begrüßen Sie diesen neuen Tag Ihres Lebens freudig, heißen Sie ihn willkommen, formulieren Sie positive Wünsche und ein Tagesziel.
- Diese kleinen Konzentrationsübungen am Morgen haben einen äußerst positiven Effekt auf den ganzen Tag, denn sie vermehren die Energie des Körpers und des Geistes. Das Gehirn übt dabei, positive Impulse klar wahrzunehmen.

Anwendung: Wechselwarme Duschen

- Beim Duschen regen die Temperatur des Wassers und der Druck des Strahls den Stoffwechsel und den Kreislauf an. Der Wechsel zwischen kalt und warm unterstützt diesen Effekt noch und stärkt gleichzeitig die Abwehrkräfte.
- Duschen und waschen Sie sich zunächst wie immer.
- Nun drehen Sie das heiße Wasser ab. Atmen Sie tief ein und drehen für zehn Sekunden das kalte Wasser stark auf. Bei der ersten Berührung Ihrer Haut mit dem kalten Nass ganz lange ausatmen.
- Duschen Sie noch ein bis drei Minuten möglichst warm, bis Ihr Körper wieder ganz durchgewärmt ist. Wechseln Sie dreimal zwischen heiß und kalt und schließen Sie die Dusche mit kaltem Wasser ab.
- Ähnlich wie beim kalten Duschen oder Eiswasserbad nach einem Saunagang gehört zunächst etwas Überwindung dazu, das warme Wasser abzudrehen, aber das wunderbare Frischegefühl hinterher ist es wert. Mit der Zeit gewöhnt sich Ihr Kreislauf an die Temperaturunterschiede, sodass Sie sie mehr und mehr als angenehm empfinden. Vielleicht wird wechselwarmes Duschen dann sogar ein Teil Ihrer täglichen Morgentoilette.
- **Wichtig:** Da Sie nach dieser Dusche fit und munter sind, sollten Sie sie nicht vor dem Schlafengehen anwenden.

Körperübung für den Rücken

- Rückentraining hält die Wirbelsäule beweglich und kräftigt die Muskulatur. Diese drei kleinen Bewegungsabläufe eignen sich hervorragend, um sie zwischendurch am Schreibtisch auszuführen, am besten fünfmal am Tag. Sie sitzen dabei aufrecht auf dem Stuhl und stellen die Füße parallel auf. Atmen Sie bewusst und tief ein und aus, sodass die Bewegungen automatisch langsam ablaufen.
- **Strecken:** Legen Sie Ihre Unterarme auf die Oberschenkel. Werden Sie im Sitzen immer größer, richten Sie sich auf, dehnen die Wirbelsäule und ziehen Sie Wirbel für Wirbel nach oben. Ihr Kinn ist dabei leicht zur Brust gesenkt. Halten Sie diese Position zehn Sekunden.
- **Vor und zurück:** Ihre Unterarme liegen auf den Oberschenkeln. Rollen Sie den Rücken Wirbel für Wirbel langsam nach vorn, bis Sie einen Buckel machen. Schultern und Kopf hängen ein bis zwei Minuten locker herab, sodass sich der Rücken dehnt. Dann rollen Sie jeden Wirbel einzeln wieder hoch, bis Sie mit durchgedrückter Wirbelsäule leicht nach hinten gebeugt sitzen. Danach gehen Sie wieder in die normale, aufrechte Sitzposition.
- **Rechts und links:** Mit locker herabhängenden Armen und Schultern verlagern Sie Ihr Gewicht auf die linke Pobacke und lassen Ihre Wirbelsäule in einem Bogen Wirbel für Wirbel nach rechts abrollen. Atmen sie tief und ruhig. Nach etwa einer Minute richten Sie sich Wirbel für Wirbel wieder auf. Nun auf der anderen Seite wiederholen.

TIPP

Gesund genießen

- Heute schon genascht? Ein Stück frisches basisches Obst zwischendurch füllt Ihre Mineralstoff- und Vitaminspeicher.
- Vergessen Sie das Tanzen nicht: Alles stehen und liegen lassen, Lieblings-CD einlegen und fünf Minuten durch die Wohnung tanzen – eine kleine Bewegungseinheit mit enormer Wirkung!
- Wollten Sie sich gerade eine Zigarette anstecken? – Lassen Sie's einfach sein!

Frühstück
Basenmüsli

1 Stück Obst nach Saison und Geschmack • 2 TL Nusskerne • 2 EL Haferflocken • Molke nach Belieben

1. Das Obst gegebenenfalls waschen beziehungsweise schälen und sehr fein würfeln.
2. Die Nüsse hacken, mit den Haferflocken und dem gewürfelten Obst in eine Schale geben und mit Molke nach Geschmack übergießen.

› Wer keine Molke mag, kann das Müsli auch mit Joghurt, Milch, naturtrübem Apfelsaft oder Wasser zubereiten.

Ein idealer Start in den Tag: Das Müsli könnte auf Ihrem Speiseplan zu einem Klassiker mit Variationen werden.

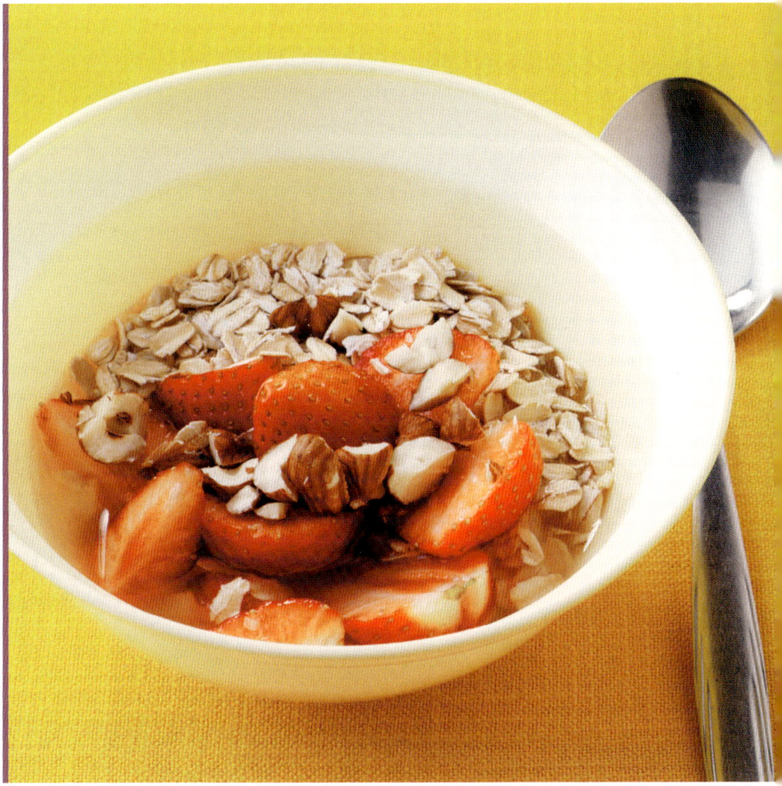

Mittagessen
Rotkohlrollen

1 Gemüsezwiebel • Sonnenblumenöl • 100 g Grünkernschrot • 200 ml Gemüsebrühe • 2 EL Sonnenblumenkerne • 1 kleinerer Kopf Rotkohl • 1/2 Bund Petersilie • 100 g Tofu • Salz • frisch gemahlener Pfeffer • 300 – 400 ml Apfelsaft • außerdem: Küchenzwirn

1. Die Zwiebel schälen und klein würfeln. In einer Pfanne etwas Sonnenblumenöl erhitzen und die Zwiebel darin goldgelb anbraten, Grünkernschrot zugeben und die Brühe angießen, bei schwacher Hitze etwa 15 Minuten quellen lassen.
2. Die Sonnenblumenkerne in einer Pfanne ohne Fett kurz anrösten. Da sie sehr schnell dunkel und bitter werden, ständig rühren und nicht aus den Augen lassen. Danach auskühlen lassen.
3. Reichlich Wasser in einem Topf zum Kochen bringen. Den Rotkohl vom Strunk befreien und den ganzen Kohlkopf etwa 15 Minuten im siedenden Wasser ziehen lassen, bis sich die äußeren Blätter abzulösen beginnen. Vorsichtig abgießen.
4. Sechs große Kohlblätter vorsichtig ablösen, die Mittelrippe mit einem scharfen Messer flach schneiden. Den restlichen Kohl abkühlen lassen und für den vierten Tag kühl aufbewahren.
5. Die Petersilie waschen, trockenschütteln, die Blättchen von den Stielen zupfen und fein hacken, den Tofu klein würfeln. Petersilie und Tofu mit Grünkern und Sonnenblumenkernen gut vermischen, mit Salz und Pfeffer würzen. Die Masse anteilig auf die vorbereiteten Kohlblätter geben, die Ränder einschlagen, die Blätter zu Rollen wickeln und jeweils mit Küchenzwirn zubinden.
6. In einer Pfanne Öl erhitzen und die Rollen darin rundum anbraten. Apfelsaft angießen, den Deckel auflegen und die Rotkohlrollen bei schwacher Hitze 30 Minuten schmoren.

› Dazu schmecken Pellkartoffeln oder (selbst gemachtes) Kartoffelpüree.
Tipp: Wer das Gericht zu aufwändig findet, kann auch zur schnellen Küche greifen. Eine Alternative für diesen Tag wären etwa Gemüseschnitzel aus dem Bioladen, Pellkartoffeln und Salat.
Variante: Geben Sie kurz vor Ende der Garzeit geröstete, geschälte Esskastanien (Maronen) in die Sauce – ein Geschmackserlebnis!

Abendessen
Mais-Bruschetta

2 Tomaten • 1 Zwiebel • Salz • frisch gemahlener schwarzer Pfeffer • 2 Knoblauchzehen • Olivenöl • 4 Scheiben Maisbrot, glutenfrei (Reformhaus/Bioladen) • Parmesan am Stück • einige Basilikumblättchen

1. Die Tomaten überbrühen, häuten, vierteln und dabei von Stielansatz und Kernen befreien. Das Fruchtfleisch klein würfeln.
2. Die Zwiebel schälen, in sehr feine Würfel schneiden und mit den Tomatenwürfeln mischen. Nach Geschmack mit Salz und Pfeffer würzen.
3. Die Knoblauchzehen schälen und fein würfeln. In einer Pfanne etwas Olivenöl erhitzen, das Maisbrot darin goldgelb anbraten, zum Schluss den Knoblauch noch kurz mitbraten.
4. Das Brot auf zwei Teller geben, den Tomaten-Mix darauf verteilen, etwas Parmesan grob darüber raspeln, mit Basilikum garnieren.

Die Rotkohlrollen schmecken auch Ihren Gästen bei einem festlichen Abendessen, vor allem in der Variante mit Maroni. Erhöhen Sie dann die Rezeptmengen entsprechend.

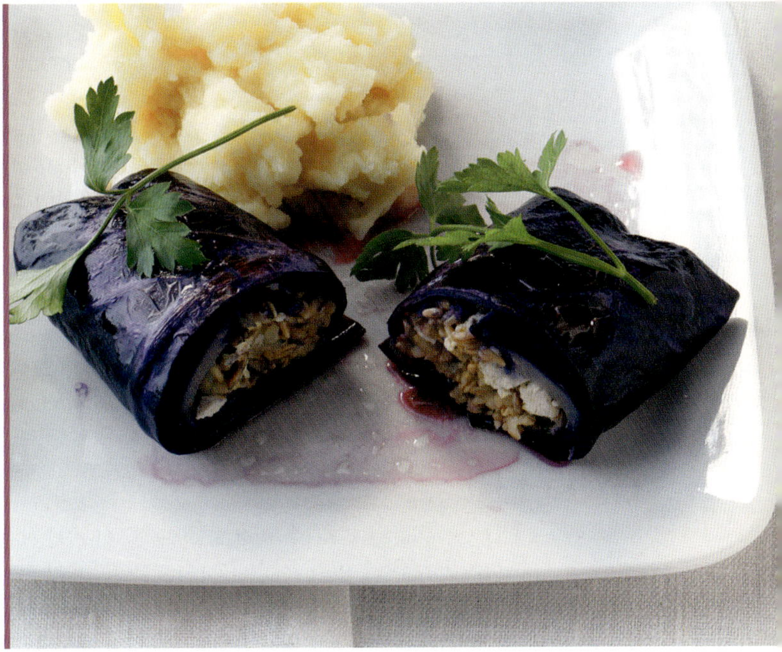

Vierter Tag

Spruch des Tages

»Geburt ist nicht ein augenblickliches Ereignis, sondern ein dauernder Vorgang. Das Ziel des Lebens ist es, ganz geboren zu werden, und eine Tragödie, dass die meisten von uns sterben, bevor sie ganz geboren sind.«

Erich Fromm

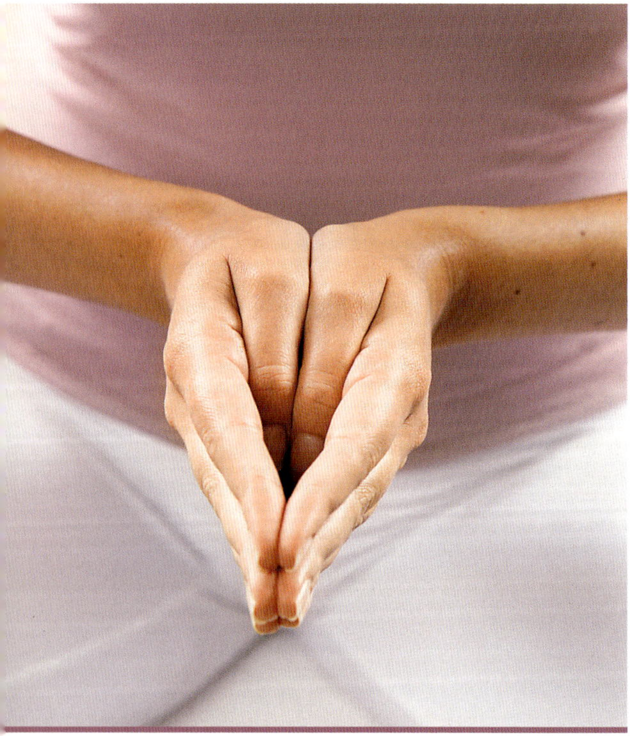

Den Sinn des Lebens können wir finden, wenn wir uns dem Leben anvertrauen und an unseren Aufgaben wachsen. Das Panava-Mudra unterstützt Sie dabei.

Fingerübung: Sinnfindung

- Das Panava-Mudra unterstützt uns in unserer Selbst- und Sinnsuche. Es sagt uns: Auch wenn wir den tiefsten Sinn des Lebens vielleicht nie entschlüsseln können, geben wir unserem eigenen Leben einen Sinn, indem wir uns Aufgaben stellen und daran wachsen. Der Sinn des Lebens liegt im Tun, im Suchen und im Finden.
- Legen Sie die Hände aneinander, die Fingerspitzen der gegenüberliegenden Finger berühren sich sanft, die Hände zeigen nach vorn, also nicht nach oben oder unten
- Beugen Sie die Daumen nach innen und bilden mit den Händen einen Kelch.
- Halten Sie das Mudra vor Ihrem Bauch etwa 15 Atemzüge lang und wiederholen Sie es mehrmals täglich.

Geistige Übung: Das innere Team

- Stellen Sie sich einen Konferenzraum mit einem runden Tisch vor. Laden Sie nun an den Tisch ein:
  - den Menschen, der Sie vor zehn Jahren waren
  - den Menschen, der Sie als Teenager waren
  - das Kind, das Sie im Alter von zwei bis vier Jahren waren
  - das Wesen, das Sie vor der Geburt waren
  - den uralten Menschen, der Sie irgendwann sein werden
- Bedanken Sie sich bei den Teilnehmern für ihr Kommen und eröffnen Sie ihnen den Grund des Treffens: Eine bestimmte Frage, die Ihnen in Ihrer aktuellen Lebenssituation sehr wichtig ist. Sie könnten wie in diesem Beispiel danach fragen, wie sich ihr Leben mit der Säure-Basen-Balance verändern wird.
- Bitten Sie nun die Teilnehmer nacheinander, zum Thema zu sprechen und ihre persönliche Sicht darzustellen.
- Könnte es sein, dass Sie sich vor zehn Jahren kaum über Ihre Gesundheit Gedanken gemacht haben?
- Hat der Teenager, der Sie waren, vielleicht provokativ abgelehnt, etwas für die Gesundheit zu tun?
- Das kleine Kind fand vermutlich Gesundheit und Nahrung selbstverständlich und hat sich bis zu dieser Konferenz nie Gedanken über die Essgewohnheiten der Familie gemacht oder darüber, wie sich Vorlieben und Abneigungen verfestigt haben.
- Das Ungeborene erzählt vielleicht, dass es hilflos ausgeliefert war, weil es nicht entscheiden konnte, was seine Mutter zu sich nahm oder ob sie gar rauchte.
- Der weise alte Mensch hat erkannt, dass er zu großen Teilen selbst verantwortlich ist für sein körperliches Wohlbefinden und seine geistige Reife. Er erinnert sich, wann er zu dieser Erkenntnis gelangt ist und wann er sein Leben basenorientiert ausrichtete.
- Oder ist alles ganz anders? Hören Sie sich alles genau an und fragen Sie nach, wenn Sie etwas nicht verstehen. Am Schluss bedanken Sie sich bei den Teilnehmern und verabschieden sie.
- Aus dem Gespräch und dem Beitrag jedes einzelnen Ihrer Gäste können Sie nun Ihre eigenen, sicher hilfreichen Schlüsse zur Beantwortung Ihrer Frage ziehen.

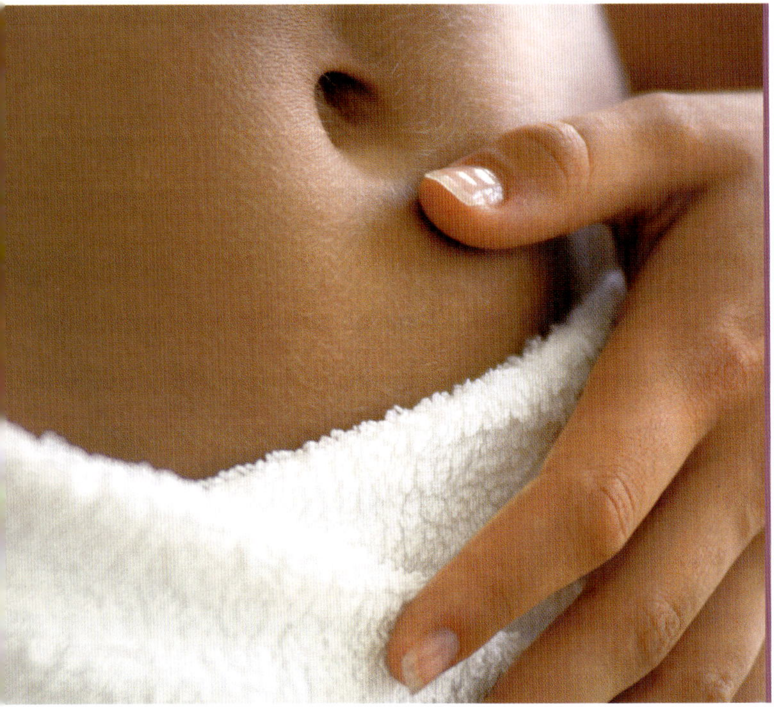

Die Bauchmassage können Sie allein durchführen. Sie tut Körper und Seele gleichermaßen gut. Wichtig ist, dass der Raum dafür schön warm ist.

Anwendung: Bauchmassage

- Diese Massage entspannt den Darm und fördert nicht nur die Verdauung, sondern auch Entspannung und Loslassen.
- Setzen Sie sich in einem angenehm warmen Raum bequem auf einen Stuhl und machen Sie Ihren Bauch frei.
- Lassen Sie etwas Körperlotion oder Massageöl in Ihren Händen angenehm warm werden.
- Legen Sie die Hände an den Nabel und lassen Sie sie rechtsherum in einer ruhigen, immer größer werdenden Spiralbewegung sanft über Ihren Bauch kreisen.
- Außen angelangt, lassen Sie die Spirale wieder kleiner werden und kreisen nun behutsam wieder zur Mitte, zum Nabel, zurück. Dort lassen Sie zum Abschluss die Hände noch einige Momente ruhig liegen und atmen tief durch.

Körperübung fürs äußere und innere Gleichgewicht

- Stellen Sie sich aufrecht hin, möglichst barfuß oder in Socken. Ihre Füße sind etwa schulterbreit auseinander. Ihr Rücken ist gerade, die Wirbelsäule bildet also weder ein Hohlkreuz noch einen runden Rücken; kippen Sie dazu das Becken leicht nach hinten. Ihr Kopf ist in Verlängerung der Wirbelsäule, Ihr Blick ist geradeaus nach vorn gerichtet; Sie können auch mit den Augen einen Punkt in etwa zwei Meter Entfernung fixieren.
- Winkeln Sie Ihre Unterarme etwa im rechten Winkel vor dem Körper an und legen Sie Ihre Handflächen aneinander. Die Fingerspitzen weisen nach oben.
- Atmen Sie tief ein. Winkeln Sie beim nächsten Ausatmen den rechten Unterschenkel an und setzen die rechte Fußsohle an der Innenseite des linken Knies auf. Verteilen Sie ihr Gewicht gleichmäßig auf die linke Fußsohle, so als wollten Sie sich im Boden verwurzeln.
- Halten Sie die Position einige tiefe und ruhige Atemzüge lang. Dann senken Sie das linke Bein wieder zum Boden ab und kommen mit dem Einatmen in die Ausgangsposition zurück.
- Beim nächsten Einatmen wiederholen Sie die Übung auf der anderen Seite.
- Wiederholen Sie die Übung 5- bis 10-mal.

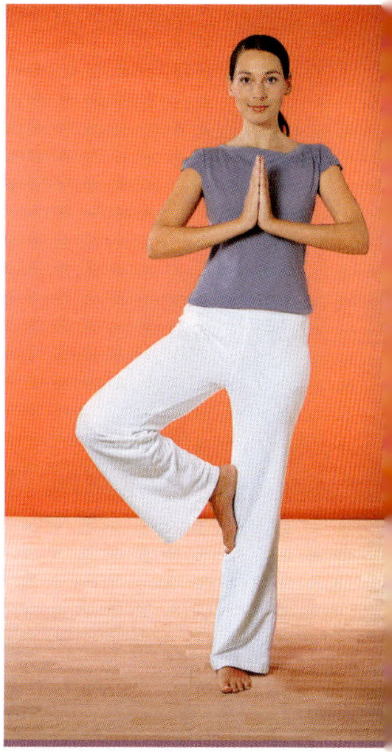

Diese Übung wirkt ausgleichend und stabilisierend. Wichtig ist, dass Sie während der gesamten Ausführung ruhig und tief atmen.

Gesund genießen

TIPP

Immer wieder vergessen wir im Alltag, tief zu atmen. Dabei ist Sauerstoff so enorm wichtig, um den Körper den ganzen Tag über leistungsfähig zu erhalten.
Öffnen sie immer wieder mal das Fenster und atmen Sie die frische Luft tief in den Bauch ein. Dann geht es erfrischt wieder ans Werk. Wenn Sie ein wenig mehr Zeit haben, gönnen Sie sich einen kleinen Spaziergang durch den Park.

Frühstück
Kräuterfrischkäse

Frische Kräuter nach Geschmack • Frischkäse • Salz • frisch gemahlener Pfeffer • 2 Vollkornbrötchen • einige Radieschen- oder Gurkenscheiben

1. Die Kräuter waschen, trockentupfen, fein hacken und unter den Frischkäse mischen. Nach Belieben mit Salz und Pfeffer würzen.
2. Den Kräuterfrischkäse auf den Brötchen verteilen und Radieschen- oder Gurkenscheiben darauf verteilen.

Mittagessen
Tofu-Stäbchen

400 g Räuchertofu • 3 EL Sojasauce • 1 EL Mehl • 1 Ei • 2 EL Paniermehl

1. Den Tofu in etwa 1 Zentimeter dicke Stäbchen schneiden. Die Sojasauce in ein Schälchen geben, die Tofustreifen darin wenden und 10 Minuten ziehen lassen.
2. Den Tofu zuerst in Mehl, danach im verquirltem Ei und abschließend im Paniermehl wenden und in der Pfanne im Öl goldgelb braten.

Rotkohl

Übrigen Rotkohl vom Vortag • 1 Zwiebel • Öl • 1 Apfel • 1/4 Gemüsebrühwürfel • 1 Lorbeerblatt

1. Den Rotkohl halbieren oder vierteln und in feine Streifen schneiden.
2. Die Zwiebel schälen und fein würfeln. In einer Pfanne etwas Öl erhitzen und die Zwiebelwürfel darin glasig dünsten. Den Rotkohl dazugeben, Wasser bis zu etwa einem Viertel der Füllhöhe des Kohls angießen.
3. Den Apfel vierteln, vom Kerngehäuse befreien, würfeln und mit dem Brühwürfel und dem Lorbeerblatt in den Topf geben. Bei geschlossenem Deckel in 15 bis 20 Minuten bissfest garen.

› Dazu passen Pellkartoffeln.

Abendessen
Gemüseeintopf

1 kleine Aubergine • 1 Möhre • 1 Zucchini • 1/2 rote Paprika • 1/2 gelbe Paprika • 1 Fleischtomate • 5 breite grüne Bohnen • 1 Gemüsezwiebel • Olivenöl • 1/2 Bund gehackte Petersilie • 1 Gemüsebrühwürfel

1. Aubergine, Möhre und Zucchini putzen und würfeln. Die Paprika von Samen und Scheidewänden befreien, die Tomate vierteln und dabei vom Stielansatz befreien. Paprika und Tomate ebenfalls würfeln. Die Bohnen putzen, die Zwiebel schälen und beides in feine Streifen schneiden.
2. In einer Pfanne etwas Olivenöl erhitzen und die Zwiebelstreifen darin glasig dünsten. Bohnen und Petersilie kurz mitdünsten.
3. 1/2 Liter Wasser angießen, den Brühwürfel dazugeben und bei offenem Topf etwa 12 Minuten kochen.
4. Das übrige Gemüse dazugeben und bei geschlossenem Topfdeckel in etwa 10 Minuten bissfest garen.

› Vorbereitung für den nächsten Tag: Fürs Frühstückmüsli 4 EL Amarant-Früchte-Müsli (Bioladen), 1 EL Kürbiskerne und 2 klein geschnittene Datteln in etwas Wasser einweichen.

Der Gemüseeintopf vermittelt einen Hauch von Mittelmeer. Am besten schmeckt er mit sonnengereiftem Bio-Gemüse frisch vom Markt.

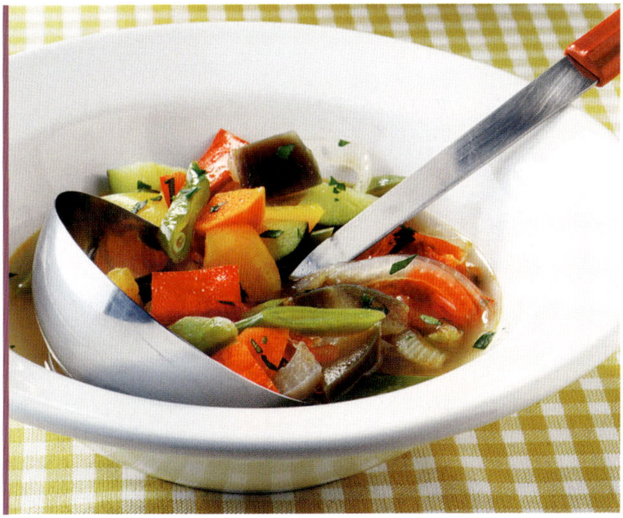

Fünfter Tag

Spruch des Tages

»Vielleicht ist es das Staunen, aus dem Dinge entstehen, weit weg und ganz nah um uns und in uns. Indem wir nichts als selbstverständlich annehmen, geben wir allem die Möglichkeit, zu entstehen und sich zu wandeln, über unsere Vorstellungen hinaus. Auch den Menschen, die sich schon lange nicht verändert haben.«

Ulrich Schaffer

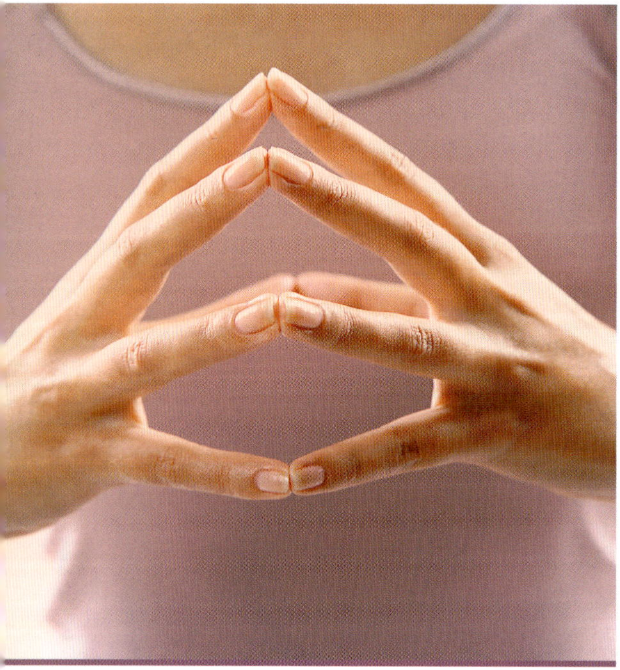

Je besser unsere Gehirnhälften verknüpft sind, umso leichter fällt es uns, unsere intuitiven Kräfte zu nutzen. Das Hakini-Mudra unterstützt diese Verknüpfung und regt das Gehirn an.

Fingerübung: Die Gelegenheit

- Das Hakini-Mudra fördert die Lungentätigkeit. Es regt außerdem das Gehirn an und bringt linke und rechte Gehirnhälfte, welche Verstand und Gefühl beherbergen, in Einklang, sodass wir unsere innere Stimme besser hören. Das Hakini-Mudra steigert auch unsere Motivation, Gelegenheiten zu erkennen, zu nutzen und zu genießen.
- Alle Ihre Fingerkuppen berühren den jeweiligen »Kollegen« der anderen Hand, als ob Sie eine kleine Pyramide umgreifen würden.
- Halten Sie das Mudra etwa 15 Atemzüge lang und wiederholen es mehrmals täglich.

Bringen Sie Ihren Atem und Ihre Lebensenergie mit dieser entspannenden, ausgleichenden Übung wieder zum Fließen.

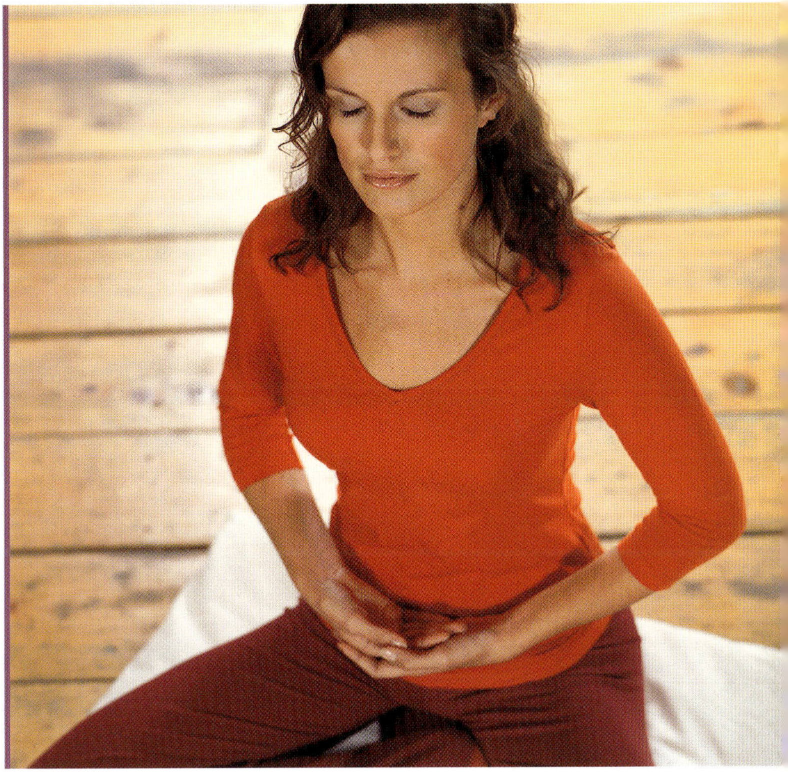

Körperliche und geistige Übung: Heilender Atem

- Diese Übung entspannt sehr wirkungsvoll und wirkt im Alltagsstress ausgleichend.
- Setzen Sie sich aufrecht bequem auf einen Hocker oder Stuhl oder auf den Boden. Atmen Sie durch die Nase entspannt bis tief in den Bauch hinein ein, der sich dabei so weit ausdehnt wie möglich.
- Zählen Sie beim Einatmen »eins«, halten den Atem kurz an, zählen dabei »zwei« und atmen danach durch die Nase tief aus, während Sie bis sechs weiterzählen.
- Wiederholen Sie dies zehnmal. Stellen Sie sich dabei den Fluss Ihres Atems und die Ausdehnung der Lungenflügel vor, spüren Sie nach, wie der Sauerstoff alle Zellen des Körpers erreicht.

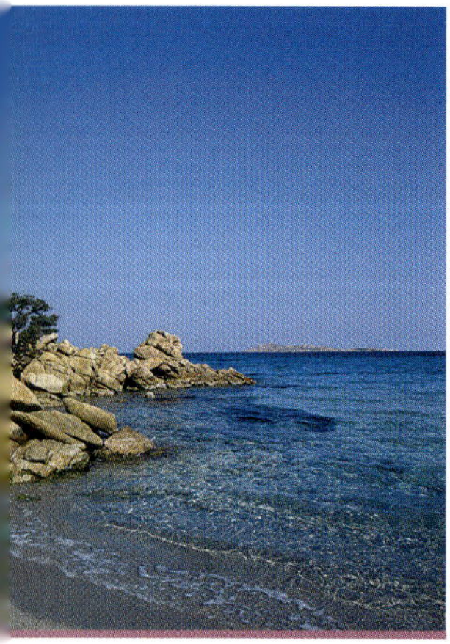

Sanfte Kraft aus dem Meer: Algen pflegen die Haut wie kaum ein anderes Mittel. Selbst sehr trockene Haut wird glatt und geschmeidig.

- **Tipp:** Wenn Sie die Atemübung beherrschen und sich nicht mehr vor allem auf das richtige Atmen konzentrieren müssen, können Sie die Atemübung mit einer Fingerübung (Mudra) Ihrer Wahl kombinieren.

Anwendung: Algenauslaugebad

- Mit diesem Bad aus der Algentherapie wird die Haut nicht nur gereinigt, sondern auch wirkungsvoll entgiftet. Außerdem werden Muskelverspannungen wohltuend gelöst. Sie erhalten den Badezusatz in Apotheke, Reformhaus oder Naturkostladen.
- Bereiten Sie das Vollbad wie auf der Verpackung angegeben zu und legen Sie sich für etwa eine halbe Stunde hinein. Das Wasser sollte nicht wärmer als 37 °C sein. Wenn Ihnen kühl wird, füllen Sie heißes Wasser nach.
- Reiben oder bürsten Sie sich etwa alle zehn Minuten ab. Zum Schluss duschen Sie, trocknen sich ab und legen sich zum Nachruhen ins Bett.
- **Wichtig:** Fragen Sie bitte Ihren Arzt, ob eventuell bestehende Gesundheitsstörungen wie etwa eine Schilddrüsenüberfunktion gegen den Einsatz des Algenauslaugebads sprechen könnten.

TIPP

Heute schon bewegt?

Befreien Sie sich von zu viel Säuren – mit Bewegung:

- Gehen Sie walken oder Rad fahren. Beim Schwitzen wird über die Haut Säure »entsorgt«.
- Bewegung regt auch den Darm an: Der Stau auf der Säurenautobahn löst sich auf.
- Trinken, trinken, trinken: Die Nieren filtern das Blut und schmeißen Säuren raus.
- Die Lunge atmet in Bewegung vemehrt Säuren ab.

Frühstück
Amarant-Frucht-Müsli

Am Vortag eingeweichtes Müsli (siehe Seite 153) • Obst der Saison, beispielsweise 1/2 Birne, 2 Erdbeeren und 2 EL Heidelbeeren • Birnendicksaft, Fruchtsüße oder Agavendicksaft • Sahne • Joghurt

1. Das Obst waschen, klein schneiden, unter die Müslimischung mengen.
2. Das Müsli nach Geschmack mit Birnendicksaft, Fruchtsüße oder Agavendicksaft süßen und mit Sahne oder Joghurt verfeinern.

Zwischendurch
Papaya-Drink

1 Möhre • 1/2 Birne • 1/2 Papaya

1. Die Möhre schälen, die Birne waschen, vierteln und vom Kerngehäuse befreien. Die Papaya schälen und entkernen.
2. Möhre und Birne grob raspeln und mit der Papaya im Mixer zu einem cremigen Saft mixen. Bei Bedarf zum Mixen ein wenig Wasser zugeben.

»Bodenständige« Möhre, saftige Birne und exotische Papaya vereinigen sich in diesem Drink zu einem höchst erfrischenden Vitalstoffcocktail.

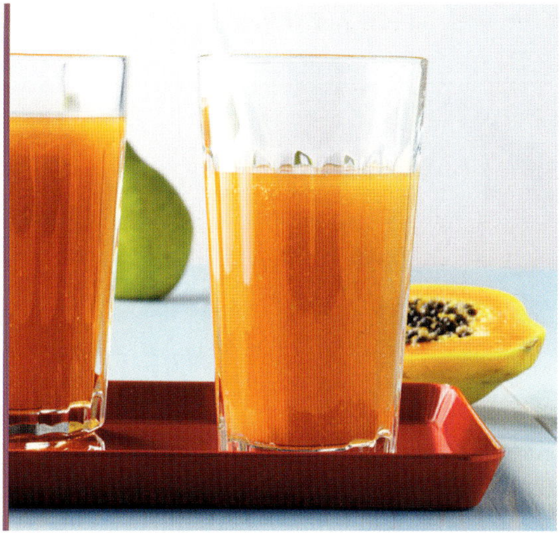

Mittagessen
Hirsebratlinge

75 g Hirse • 1/2 Gemüsebrühwürfel • 1/2 Möhre • 1/2 Zwiebel • 1/2 Bund Petersilie • Olivenöl • 1 Ei • Salz • Pfeffer

1. Die Hirse in einem Sieb abbrausen und in 1/4 Liter Wasser mit dem Gemüsebrühwürfel in einem Topf aufkochen.
2. Inzwischen die Möhre sehr klein schneiden oder raspeln, sofort zur Hirse geben und mitgaren.
3. Kurz vor Ende der Garzeit, nach etwa 15 Minuten, den Herd ausschalten und die Hirse noch 30 Minuten nachquellen lassen, dann kalt stellen.
4. Zwiebel schälen und sehr fein hacken. Petersilie abbrausen, trockenschütteln, die Blättchen von den Stielen zupfen und ebenfalls fein hacken. Etwas Olivenöl in einer Pfanne erhitzen, Zwiebel und Petersilie und in Olivenöl anbraten, ebenfalls auskühlen lassen.
5. Hirse mit Zwiebeln und Petersilie mischen, das Ei darunter mengen, mit Salz und Pfeffer würzen.
6. Mit feuchten Händen aus der Masse Bratlinge formen und in Olivenöl von beiden Seiten goldbraun ausbacken.
   Tipp: Wer heute Lust auf ein Stück Fisch hat, kann sich anstelle der Hirsebratlinge eine Scheibe Seelachs mit wenig Bratöl in der Pfanne zubereiten. Als Beilage empfehlen sich Pellkartoffeln. Haben Sie vom Vortag Pellkartoffeln übrig, können Sie diese nach dem Pellen in Öl mit etwas Thymian und Rosmarin zu Bratkartoffeln verarbeiten und zum Fisch genießen: Halbieren Sie die Kartoffeln der Länge nach und braten sie von beiden Seiten an, zum Schluss fein gehackte Kräuter hinzugeben.

Spitzkohlsalat

3 EL Olivenöl • 1 EL weißer Aceto balsamico (Balsamessig) • 1 TL Fruchtsüße oder Akazienhonig • Salz - frisch gemahlener Pfeffer • 1 kleiner Kopf Spitzkohl • 1/2 rote Paprika • 1/2 gelbe Paprika • 1 roter Apfel

1. Aus Olivenöl, Balsamico, der Fruchtsüße beziehungsweise dem Akazienhonig, Salz und Pfeffer ein Dressing rühren.

2. Den Spitzkohl halbieren oder vierteln, vom harten Strunk befreien und in sehr feine Streifen schneiden oder fein hobeln. Die Paprika von Samen und Scheidewänden befreien und in feine Streifen schneiden. Den Apfel vierteln und vom Kerngehäuse befreien, grob raspeln.
3. Gemüse und Apfel mischen und sofort mit dem Dressing übergießen.

Abendessen
Pilzpfanne süß-sauer

400–500 g gemischte Pilze (beispielsweise Austernpilze, Champignons, Shiitakepilze) · 2 Knoblauchzehen · Salz · Olivenöl · 1/2 Tasse Aceto balsamico (Balsamessig) · 2 EL Akazienhonig · schwarzer Pfeffer

1. Die Pilze putzen und in feine Streifen schneiden.
2. Knoblauch schälen und hacken. Etwas Olivenöl in einer Pfanne erhitzen, Pilze und Knoblauch darin bei mittlerer Hitze etwa 2 Minuten anbraten. Mit Salz würzen, weitere 2 Minuten bei schwacher Hitze weiterbraten.
3. Vom Herd nehmen, mit Balsamico ablöschen. Mit Honig, Salz und Pfeffer nach Geschmack würzen. Lauwarm anrichten.

› Dazu passen Naturreis und Feldsalat.

Heiß und innig werden die Hirsebratlinge besonders von Kindern geliebt. Die »Pflanzerl« schmecken aber auch kalt und sind ein hervorragender Snack für die Mittagspause im Büro – oder fürs Pausenbrot.

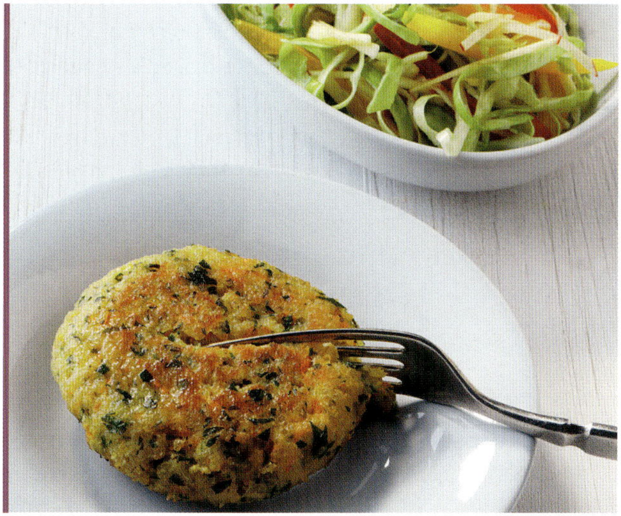

Sechster Tag

Spruch des Tages

»Nur der mit Leichtigkeit, mit Freude und Lust die Welt sich zu erhalten weiß, der hält sie fest. Strengt euch nicht zu sehr an, meine Freunde, beißt und klammert euch nicht an, spielt lieber Ball mit ihr, sie ist ja rund. Wer sie im Gleichgewicht zu werfen weiß, der fängt sie immer wieder.«

Bettina von Arnim

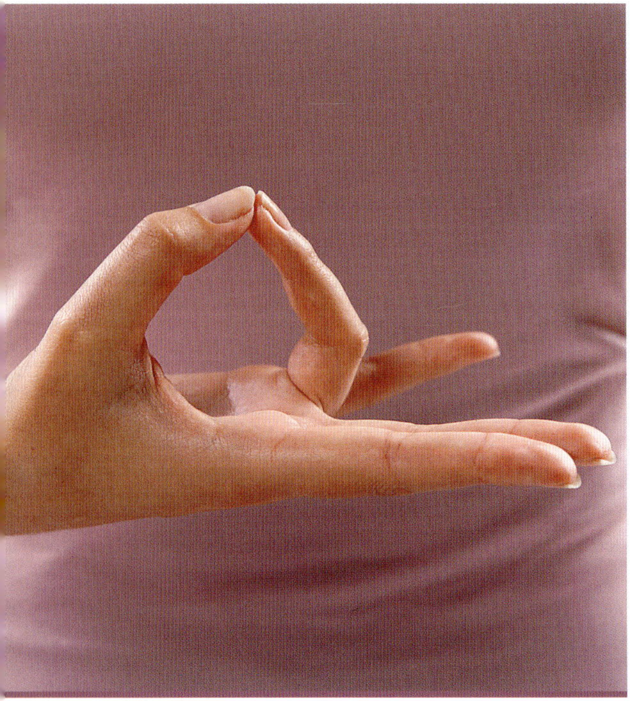

Das Erd-Mudra unterstützt Sie dabei, jeden Augenblick des Tages bewusst wahrzunehmen und zu nutzen.

Fingerübung: Balance

- Das Erd-Mudra gleicht Stimmungsschwankungen aus und ermöglicht es uns, das Leben als ein Geschenk anzunehmen, es zu achten und zu versuchen, das Allerbeste daraus zu machen.
- Winkeln Sie Ihre Ellbogen an und richten Sie die Handflächen nach oben. Die Fingerkuppen des Daumens und des Ringfingers jeder Hand berühren sich sanft, die übrigen Finger bleiben gestreckt.
- Halten Sie das Mudra etwa 15 Atemzüge lang und wiederholen Sie es mehrmals täglich.

In Ihrem Traumgarten wächst und gedeiht alles ganz nach Ihren Wünschen. Sie können diesen schönen Platz jederzeit aufsuchen und dort neue Kraft tanken.

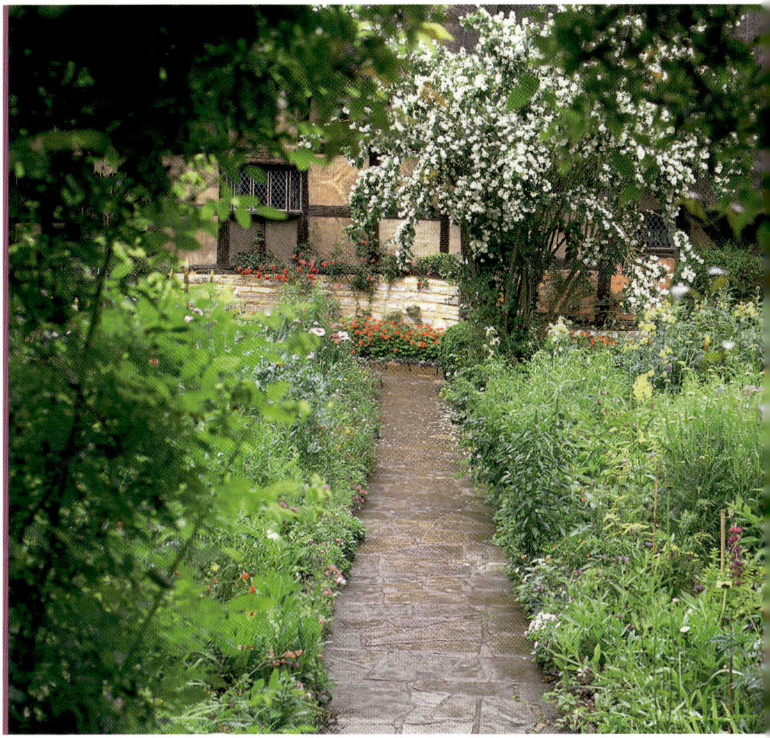

Geistige Übung: Der innere Garten

- Stellen Sie sich ein Stück Land vor, das aus frischer Erde besteht. Alles ist zum Pflanzen vorbereitet und Sie können ans Werk gehen.
- Gestalten Sie die Grenzen Ihres Gartens oder lassen Sie ihn offen liegen, gestalten Sie Beete, einzelne Pflanzungen, lassen Sie Ihrer Fantasie freien Lauf. Wenn Sie etwas umgestalten wollen, tun Sie es.
- Pflanzen, die nicht mehr gebraucht werden, kommen auf den Kompost und gehen wieder in den Kreislauf des Lebens ein.
- In Ihrem Garten kann jede Pflanze gesät oder gepflanzt werden, egal ob schnell wachsend oder langsam wachsend. Wenn Sie möchten, können Sie Ihren inneren Garten jederzeit verlassen. Lassen sie die Pflanzen einfach vor sich hin wachsen und kehren Sie wann immer Sie möchten zurück.

Anwendung: Solebad oder Teilbad

- Für eine Wanne benötigen Sie 1 kg Meer- oder Kristallsalz.
- Schütten Sie das Salz in die Wanne und lassen Sie etwas heißes Wasser ein. Wenn das Salz gelöst ist, können Sie die Wanne füllen.
- Die Badetemperatur sollte 37 °C nicht überschreiten. Nach einem zwanzigminütigem Bad duschen Sie sich ab, trocknen sich vorsichtig ab und ruhen eine halbe Stunde nach, am besten im warmen Bett.

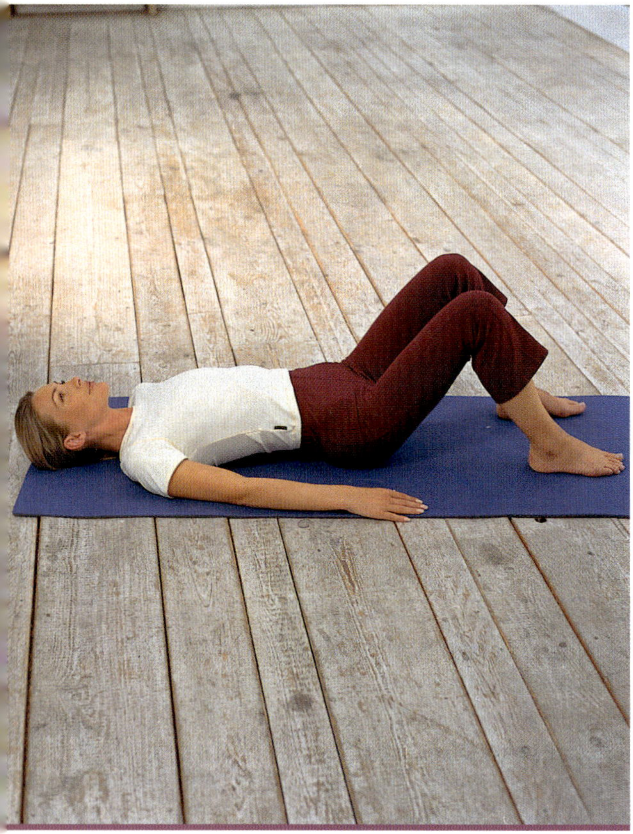

Eine gut trainierte Muskulatur des Beckenbodens ist unter anderem wesentlich an einer guten Körperhaltung beteiligt.

Körperübung für den Beckenboden

- Übungen für den Beckenboden kräftigen die Muskulatur (wichtig zum Beispiel für die Gebärmutter) wirken vorbeugend gegen Inkontinenz (unfreiwilliges Harnlassen). Sie steigern aber auch die sexuelle Erlebnisfähigkeit – und Sex ist schließlich eine wunderbare Gelegenheit zum Entspannen!
- Legen Sie sich mit leicht angewinkelten Beinen auf den Rücken, Ihre Arme liegen seitlich neben dem Körper, die Handflächen zeigen nach unten.
- Atmen Sie ein und machen Sie dabei ein Hohlkreuz. Beim Ausatmen drücken Sie den Rücken bewusst auf den Boden. Beim Einatmen gehen Sie wieder ins Hohlkreuz, beim Ausatmen lassen Sie los und drücken den Rücken wieder an den Boden.
- Wiederholen Sie den Bewegungsablauf einige Male.

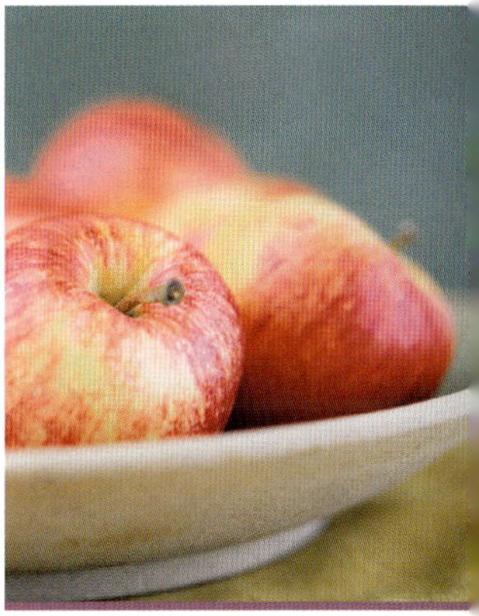

Bio-Äpfel müssen Sie nicht schälen. So bleiben die geballten Vitalstoffe der gesunden Früchte komplett erhalten.

Frühstück
Früchte-Müsli

1 Birne • 1 Apfel • 1 TL Rosinen • 1 EL Weizenkeime • 2 EL Haferflocken • Milch • Honig

1. Birne und Apfel waschen, vierteln, vom Kerngehäuse befreien und das Fruchtfleisch würfeln.
1. Mit den übrigen Zutaten vermischen und in zwei Müslischalen verteilen.

Mittagessen
Sellerieschnitzel mit frischen Bohnen

800 g frische grüne Bohnen (für 2 Gerichte; auch TK-Bohnen möglich) • Salz • 2 Sellerieknollen (für 2 Gerichte) • 1 Gemüsebrühwürfel • Mehl • frisch gemahlener Pfeffer • 1 Ei • Semmelbrösel • Öl

1. Die Bohnen abbrausen, trockenschütteln und putzen. In reichlich kochendem Salzwasser garen. Abgießen, die Hälfte der Bohnen abkühlen lassen und im Kühlschrank für den siebten Tag aufbewahren.
2. Die Sellerieknollen schälen und in etwa 1 cm dicke Scheiben schneiden.

Zwischendurch Vitalstoffe tanken

TIPP

- Reine Obstsäfte (nicht aus Konzentrat): vitaminreiche Basenspender in flüssiger Form.
- Sprossen: kleine Kraftpakete, die vor Leben und Vitalstoffen nur so strotzen und Basen bilden.
- Brottrunk: erfrischend saures Basen-Getränk, gesund für den Darm. Gemischt mit Apfelsaft ein wohltuender Genuss.

3. Aus 1/2 l Wasser und dem Brühwürfel eine Gemüsebrühe bereiten und die Selleriescheiben darin bissfest garen. Sie dürfen nicht zu weich sein, sonst brechen die Schnitzel beim Umwenden.
4. Die Brühe abgießen und für die Suppe des Folgetages aufbewahren. Die 4 größten Selleriescheiben für die Schnitzel verwenden, den übrigen Sellerie pürieren und für die Suppe am nächsten Tag kühl stellen.
5. Die Selleriescheiben in Mehl wenden, danach in dem mit Salz und Pfeffer gewürzten, verquirlten Ei und abschließend in Semmelbröseln. In einer Pfanne etwas Öl erhitzen und die Selleriescheiben darin von beiden Seiten goldgelb braten.
   Tipp: Genau wie die Sellerieschnitzel können Sie auch Blumenkohlschnitzel zubereiten. Schneiden Sie den Blumenkohl dafür längs in Scheiben, die übrigen kleinen Röschen verwenden Sie für eine Suppe oder einen Salat.

Kartoffel-Möhren-Gemüse

Kartoffeln und Möhren in gleicher Menge (je nach Hunger) • Gemüsebrühe

1. Die Kartoffeln schälen, die Möhren putzen und schälen oder unter fließendem kaltem Wasser abbürsten. Kartoffeln und Möhren in kleine Würfel schneiden.
2. Kartoffeln und Möhren in der Gemüsebrühe garen.

› Wer mag, kann dazu noch einen Salat servieren, etwa Eichblattsalat.

Abendessen
Kartoffelboote

4 große mehlig kochende Kartoffeln • 1 Frühlingszwiebel • 50 g Champignons • Olivenöl • 1 EL gehackte Petersilie • 1 Eigelb • 1 EL Crème fraîche • reichlich frische, gehackte Kräuter (Thymian, Oregano, Zitronenmelisse ...) • Salz • Pfeffer aus der Mühle • 40 g frisch geriebener Hartkäse • 1 Möhre • einige Salatblätter • außerdem: Backpapier

1. Die Kartoffeln als Pellkartoffeln garen. Der Länge nach halbieren und aushöhlen, dabei einen ausreichend dicken Rand stehen lassen. Die herausgelöste Masse beiseite stellen. Den Backofen auf 200 °C vorheizen.
2. Die Frühlingszwiebel und die Champignons putzen, die Frühlingszwiebel in feine Ringe schneiden, die Champignons klein hacken. Etwas Öl in einer Pfanne erhitzen und Frühlingszwiebel, Champignons und Petersilie kurz darin anbraten. Vom Herd nehmen.
3. Das Eigelb mit der Kartoffelmasse und der Crème fraîche verrühren, in einer Schüssel mit der Gemüsemasse mischen und mit Kräutern, Salz und Pfeffer würzen.
4. Die Masse in die Kartoffelhälften füllen, auf ein mit Backpapier ausgelegtes Backblech setzen und mit geriebenem Käse bestreuen. Im vorgeheizten Backofen überbacken, bis der Käse goldgelb geschmolzen ist.
5. Inzwischen die Möhre putzen, schälen oder unter fließendem kaltem Wasser abbürsten und in dickere Streifen schneiden, Salatblatt als »Segel« auf die Möhrenstreifen spießen. Salatsegel auf die überbackenen Kartoffeln stecken und die Boote servieren.

Fast zu hübsch zum essen: Die Kartoffelboote eignen sich auch besonders gut für ein festliches Büffet oder eine basische Grillparty.

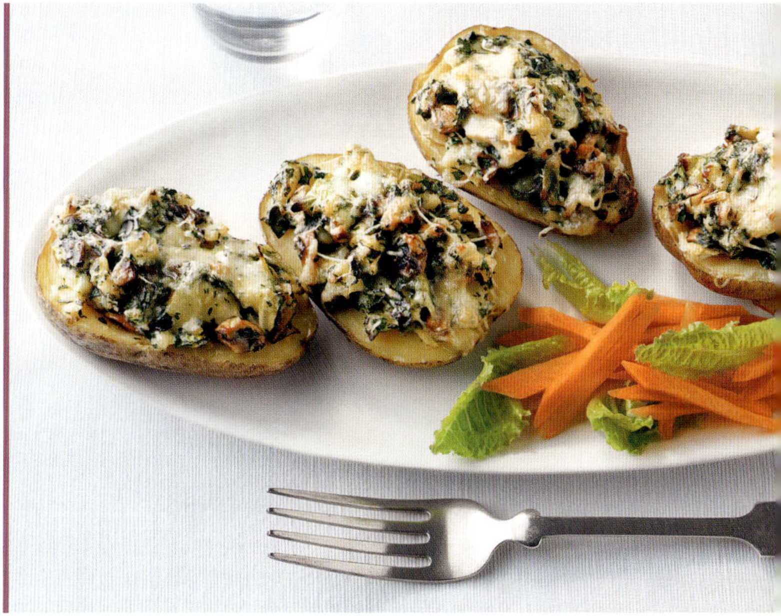

Siebter Tag

Spruch des Tages

»Es lässt sich zeigen, dass das Glück für den Menschen in der Liebe zum Leben liegt, also in etwas sehr Aktivem, in der Freude an einer Pflanze, in der Freude an einer Landschaft, in der Freude an Musik, in allem, in dem der Mensch seine ihm eigenen Fähigkeiten nutzen kann, etwas zu schaffen.«

Erich Fromm

Körper- und Fingerübung: Die Leichtigkeit

- Das Vajra-Mudra aktiviert den Kreislauf und weckt die Sinne. Es sorgt für Schwung im Leben, lässt Sie auf Neues zugehen, die Aufgaben Ihres Lebens beherzt anpacken.
- Stellen Sie sich aufrecht hin und schwingen Ihre Arme beim Einatmen nach oben. Mit dem Ausatmen schwingen Sie sie wieder nach unten.
- Beim zehnten Mal bleiben die Arme oben, und Sie halten für zehn Sekunden das Mudra: Legen Sie die Fingerkuppen jeder Hand aneinander und strecken dann den Zeigefinger aus.
- Während Sie das Mudra weiter halten, senken Sie die Arme langsam nach vorn ab, setzen sich auf einen Stuhl und halten die Fingerstellung noch knapp fünf Minuten im Sitzen, um die Energie nachschwingen zu lassen.

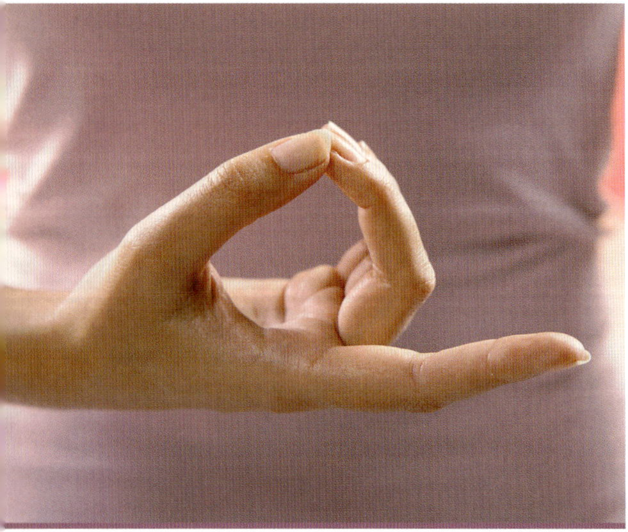

Das dynamisch ausgeführte Vajra-Mudra verleiht Flügel, es gibt neuen Schwung und Zuversicht für anstehende Aufgaben.

Geistige Übung: Fruchtbare Einstellungen für den Alltag

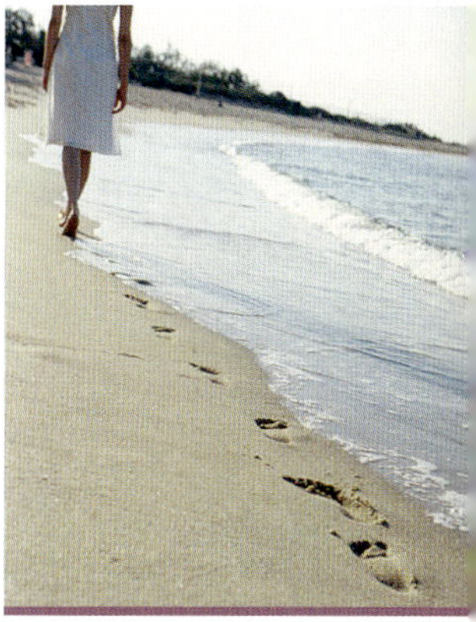

Probleme gibt's wie Sand am Meer – positives Denken und Auftanken in der Natur helfen bei der Lösung.

- Nur zwei grundsätzliche Lebenseinstellungen sind nötig, um einen zufrieden stellenden Alltag zu erreichen: positives und konstruktives Denken und Dankbarkeit. Wer an allem herumnörgelt, mit nichts zufrieden ist, alles Gute als Selbstverständlichkeit betrachtet und ohne innere Bescheidenheit durchs Leben geht, strahlt negative Energie aus – er wird es schwer haben, all die wiederum auf ihn zurückströmende negative Energie auszugleichen.
- Stehen wir vor einem Problem, sollten wir es niemals als unlösbar ansehen. Wer sich bemüht, die Lösung durch positives, konstruktives Denken zu finden, wer ein Auge für die kleinen Wunder des Alltags hat, wird einen Weg finden.
- Unzufriedene Dauernörgler vergeuden nicht nur ihre eigene, sondern auch die Energie ihrer Mitmenschen. Halten Sie sich von diesen Energiesaugern fern – oder schenken Sie ihnen ein selbstbewusstes Lächeln.

Anwendung: Schafgarbenwickel

- Ein heißer Bauchwickel mit Schafgarbe fördert die Durchblutung, entspannt und entkrampft Magen und Darm, sodass die Verdauung unterstützt wird, aber auch Menstruationskrämpfe gelöst werden.
- Zur Vorbereitung legen Sie ein großes Badehandtuch gefaltet auf die Rückenpartie einer Matratze, damit sie nicht feucht wird. Machen Sie sich eine Wärmflasche und bereiten Sie 2 Liter Schafgarbentee nach Anweisung auf der Packung zu.
- Lassen Sie den Tee auf Hauttemperatur abkühlen. Dann tränken Sie damit ein Baumwoll- oder Leinentuch. Legen Sie sich aufs Bett, bedecken Sie Ihren Bauch mit dem Schafgarbentuch, legen Sie die Wärmflasche darauf. Darauf kommt ein zweites Handtuch. Stecken Sie es fest, damit die Flasche nicht verrutscht, und decken Sie sich zu.
- Bleiben Sie ein halbe bis ganze Stunde liegen, entfernen Sie den Wickel und ruhen Sie noch eine halbe Stunde nach.
- Alternativ können Sie den Wickel auch mit Kamille zubereiten.

Frühstück
Süßer Reissalat

1 Orange · 1 Banane · 1 Dattel · 1 Feige · einige Haselnüsse oder Mandeln · 1 EL Rosinen · 20 g gekochter Naturreis · Birnen- oder Agavendicksaft

1. Orange und Banane sorgfältig schälen und klein schneiden. Dattel und Feige ebenfalls klein schneiden. Nüsse oder Mandeln hacken.
2. Alle Früchte vermischen, mit Birnen- oder Agavendicksaft süßen.

Mittagessen
Kartoffelpizza

250 g Kartoffeln · 1 Ei · 25 g Kartoffelstärke · Salz · Mehl · 1 Zwiebel · 1 kleine Zucchini · Olivenöl · 4 Champignons · 1 rote Paprika · 4 EL gewürfelte Tomaten (Glas) · 4 schwarze Oliven ohne Stein · Oregano · Basilikum · 100 g milder Schafs- oder Kuhmilchkäse, fein gerieben

1. Die Kartoffeln als Pellkartoffeln garen, pellen und durch die Kartoffelpresse drücken. Mit Ei, Stärke und Salz vermengen. Den Backofen auf 200 °C vorheizen.
1. Die Kartoffelmasse auf bemehlter Fläche ausrollen, in eine gefettete und ebenfalls Pizzaform geben und im Backofen 10 Minuten vorbacken.
3. Inzwischen die Zwiebel schälen und fein würfeln, die Zucchini putzen und ebenfalls fein würfeln. Den Backofen auf 200 °C vorheizen.
4. In einer Pfanne etwas Öl erhitzen und die Zwiebeln darin leicht anschwitzen, Zucchini und Champignons kurz mitbraten.

Tun Sie doch mal wieder etwas sehr Gesundes: Gar nichts!

Das Leben besteht nicht nur aus Aktivität, sondern auch aus Auftanken. Gönnen Sie sich eine Viertelstunde süßes Nichtstun, legen Sie sich ins Gras und sehen die Wolken an – und wenn es nur in der Fantasie ist. Dabei sortiert sich Ihr Geist neu, ist bereit zu frischen Taten.

5. Paprika putzen, in Streifen schneiden. Pfanneninhalt, Tomaten, Oliven und Paprika auf dem Pizzaboden verteilen, leicht salzen, mit Kräutern und Käse betreuen. Im Backofen 15 bis 20 Minuten backen.
   Dazu gibt's Bohnensalat: Die Bohnen vom Vortag mit Salz, Pfeffer und Öl als Salat zubereiten und vor dem Servieren, fein gewürfelte Tomate und Zwiebel untermischen.

Abendessen
Selleriesuppe mit Rotbarschfilet

1 EL Butter • 1 EL Mehl • Sellerie-Brühe und -püree vom Vortag • 1 Rotbarschfilet • Olivenöl • Schnittlauchröllchen

1. Die Butter in einem Topf zerlassen, das Mehl darin anschwitzen, mit dem Schneebesen die Brühe einrühren. 3 Minuten köcheln lassen, dabei weiter rühren.
2. Das Selleriepüree dazugeben und bei geringer Hitze warm halten.
3. Das Rotbarschfilet waschen, trockentupfen, entgräten und in Streifen schneiden. Etwas Öl in einer Pfanne erhitzen und den Fisch darin goldgelb braten.
4. Die Suppe in vorgewärmte Teller geben, den Fisch darauf verteilen, mit Schnittlauchröllchen bestreuen und heiß servieren.

› Vorbereitung für den achten Tag: Wenn Sie am nächsten Tag die Gemüsesülze (Seite 175) essen möchten, müssen Sie sie heute zubereiten.

Pizza mal ganz anders: Mit einer Grundlage aus Kartoffeln wird sie zur basischen Köstlichkeit.

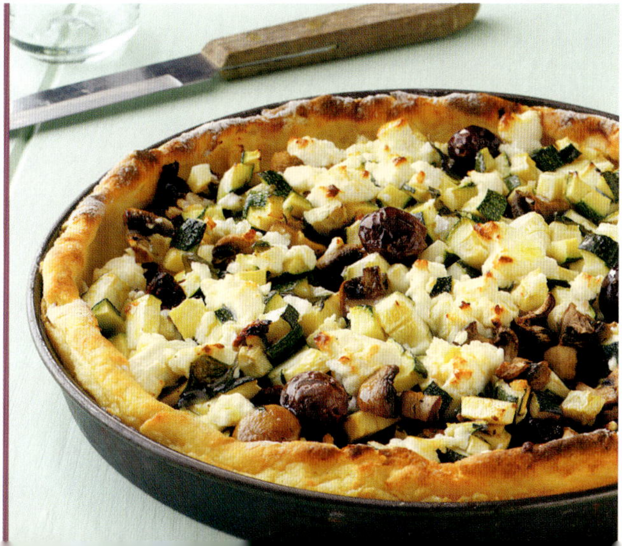

Achter Tag

Spruch des Tages

»Wenn du darauf achtest, wie du bei dir im Inneren bist, wirst du nicht mehr sorgen, was die Leute über dich reden. Dein Friede sei nicht im Munde der Menschen. Sei es nun, dass sie gut, dass sie schlecht von dir reden, du bist darum kein anderer Mensch.«

Thomas von Kempen

Fingerübung: Selbstvertrauen

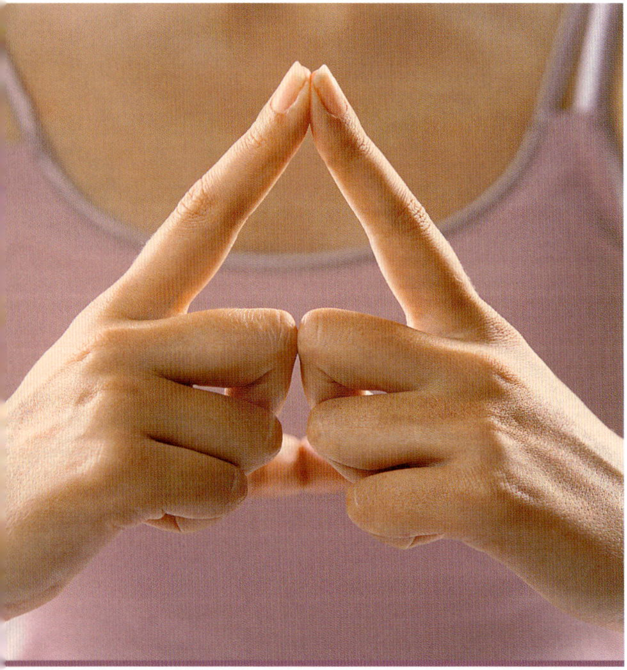

Dieses Mudra hilft Ihnen dabei, sich selbst zu vertrauen und fordernde Situationen gut zu meistern.

- Steht Ihnen eine Situation bevor, in der Sie viel Selbstvertrauen brauchen, kann ein Mudra zur inneren Stabilisierung etwa gegen Lampenfieber und Angst beitragen.
- Schließen Sie die Hände zu lockeren Fäusten und legen Sie sie an den Fingerknöcheln aneinander. Strecken Sie Daumen und Zeigefinger so, dass die Kuppen sich jeweils berühren.
- Konzentrieren Sie sich auf die zu meisternde Situation, lassen Sie sie vor ihrem inneren Auge ablaufen und denken Sie immer wieder an Begriffe wie Selbstsicherheit, Selbstvertrauen, Gelingen. Sagen Sie sich: »Ich schaffe das mühelos.«
- Halten Sie das Mudra etwa 15 Atemzüge lang und wiederholen Sie es mehrmals täglich.

Körperliche und geistige Übung für Wärme

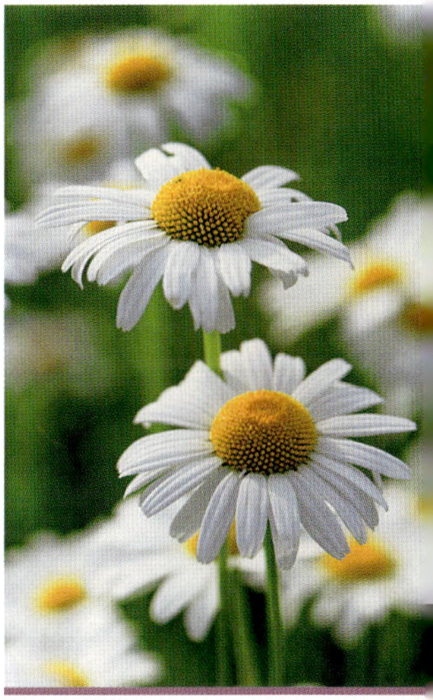

Kamillenblüten sind Klassiker der natürlichen Hautpflege. Ihr Duft wirkt zudem beruhigend und stimmungsaufhellend.

- Nehmen Sie eine entspannte Haltung ein, stellen Sie sich vor, Sie würden am Strand liegen und von der Sonne beschienen werden. Spüren Sie, wie die Wärme Ihre Haut und den ganzen Körper durchdringt, spüren Sie wie die Arme und Beine immer schwerer werden und sich angenehm in den Sand betten. Sie sind völlig entspannt. Nach etwa 10 Minuten zählen Sie von drei rückwärts: Auf drei schwindet die Schwere aus den Gliedmaßen, die Temperatur gleicht sich der Umgebung an, der Kopf ist wieder frei und frisch.

Anwendung: Kamillenmaske

- Die entzündungshemmende Kamille hat sich sehr bewährt bei Hautproblemen. Kombiniert mit der klärend und entgiftend wirkenden Heilerde ergibt sich eine wunderbare Gesichtsmaske für empfindliche Haut.
- Bereiten Sie einen Becher Kamillentee zu und lassen ihn abkühlen, bis er handwarm ist. Rühren Sie nun 2 TL Honig und so viel Heilerde (Apotheke oder Bioladen) ein, bis ein zähflüssiger Brei entstanden ist, der sich gut auftragen lässt.
- Verteilen Sie den Brei gleichmäßig auf Ihrem gewaschenen und abgetrockneten Gesicht. Sparen Sie Augen, Mund und Nasenlöcher aus.
- Lassen Sie die Maske eine knappe halbe Stunde einwirken, bevor Sie sie mit kaltem Wasser abwaschen. Die Haut sanft abtrocknen und eincremen.
- **Tipp:** Die Wirkzeit der Maske können Sie wunderbar für Ihre Entspannung nutzen: Legen Sie sich hin und hören ruhige Musik.

Vorbereitung für den neunten Tag

- Am neunten Tag ist ein Ausflug mit Picknick geplant. Schon die Vorbereitung macht Spaß! Haben Sie Lust auf eine Wanderung, eine Rad- oder Kanutour? Oder auf einen Tag mit der Familie im Wild- oder Freizeitpark oder beim Rodeln?

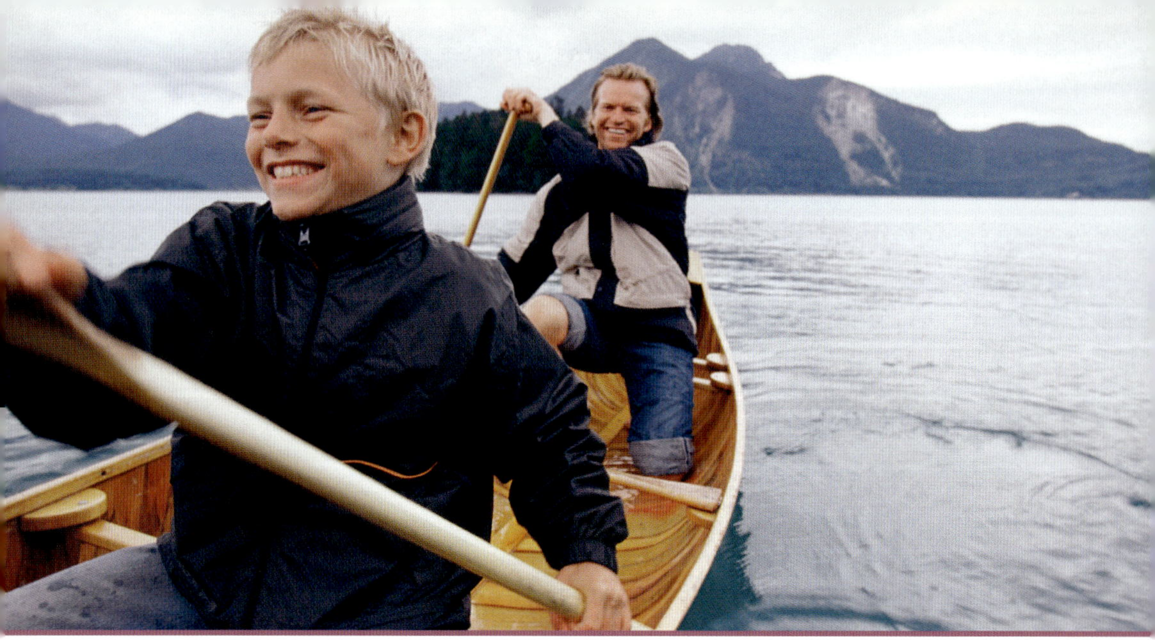

Ein Ausflug in die Natur spricht alle Sinne an, verbindet Geselligkeit mit gesunder Bewegung – und wird perfekt durch ein basisches Picknick zwischendurch.

- Wenn Ihre Kur in eine Schlechtwetterphase fällt, könnte es auch ein anregender Museums- oder Konzertbesuch sein.
- Wichtig ist, dass Sie sich etwas Besonderes gönnen. Denn Sie haben es sich verdient, nachdem Sie die 10-Tage-Kur bis hierher konsequent verfolgt haben.
- Wenn Sie möchten, können Sie heute schon den Proviant fürs Picknick vorbereiten (Rezepte siehe Seite 180).

Frühstück
Vollkornbrot mit Avocadocreme

1 gut reife Avocado · Zitronensaft · Salz · einige Minzeblättchen · 1 Scheibe Vollkornbrot

1. Die Avocado halbieren, den Kern entfernen und das Fruchtfleisch mit einem Löffel aus der Schale heben. In einem Schälchen mit 1 TL Zitronensaft beträufeln und mit einer Gabel zerdrücken.
2. Mit Salz und Zitronensaft abschmecken und mit den frischen Minzeblättchen garnieren. Mit dem Brot servieren.

- Dazu schmeckt besonders gut etwas Camembert.

Mittagessen
Frühlingsrolle mit Krautsalat

2 Eier • 4 EL Mehl • ca. 1/2 Tasse Milch • 1/2 TL Salz • etwa 1/2 Tasse Mineralwasser • 1 Glas Sojasprossen oder frische Sprossen • 1 Möhre • 1 Zucchini • 1 kleine Stange Lauch • 1/2 Kopf Weißkohl • Salz • Öl • Apfelessig • frisch gemahlener Pfeffer • 1/2 TL Akazienhonig • Sojasauce

1. Die Eier mit Mehl, Milch und Salz zu einem dickflüssigen, glatten Teig verrühren. So viel Mineralwasser zugeben, bis der Teig deutlich dünnflüssiger geworden ist. Den Teig eine halbe Stunde quellen lassen.
2. Inzwischen die Sojasprossen gegebenenfalls abgießen und abtropfen lassen. Die Möhre putzen und unter fließendem Wasser abbürsten. Die Zucchini ebenfalls putzen und beides in feine Streifen schneiden. Den Lauch längs aufschlitzen und auch innen gut waschen, in feine Ringe schneiden. Den Weißkohl putzen und sehr fein hobeln.
3. Eine Hand voll gehobelten Weißkohl für die Frühlingsrollen beiseite stellen, den Rest mit einem geeigneten Gegenstand, etwa mit dem Stößel des Mörsers, stoßen oder einfach mit den Händen in einer Schüssel mit etwas Salz gut durchkneten. Dadurch werden die Zellen des Kohls geöffnet, und der Salat wird bekömmlicher.
4. Aus Öl, Essig, Salz, Pfeffer und Akazienhonig eine Marinade rühren und gut unter den Kohl mischen, ziehen lassen.

Reinigung von innen und außen

Drei hervorragende Möglichkeiten, um regelmäßig Abfallprodukte des Stoffwechsels auszuleiten:

- Biochemie: Dr. Schüßlers Potenzen fördern die (bio)chemischen Abläufe im Körper (siehe Seite 122).
- Heilerde: entspannend und reinigend, eine Wohltat von innen und außen. Mit Anleitung erhältlich im Drogeriefachhandel.
- Einlauf: Eine Darmspülung unterstützt die Entgiftung.

5. Inzwischen das vorbereitete Gemüse in etwas Öl andünsten und bei geschlossenem Deckel in etwa 5 Minuten bissfest garen. Nach dem Garen mit wenig Salz, Pfeffer und Sojasauce würzen. Vorsicht, Sojasauce ist oft sehr salzig!
6. In einer Pfanne Öl erhitzen und aus dem Teig hauchdünne Pfannkuchen backen – nicht zu dunkel! Die fertigen Pfannkuchen jeweils auf einen Teller gleiten lassen, mit Gemüse füllen, die Seiten einschlagen und zusammenrollen. Wenn alle Rollen fertig sind, diese nochmals in die Pfanne geben und goldgelb braten.

› Wem dieses Verfahren zu aufwändig ist, der kauft einfach fertige vegetarische Frühlingsrollen und probiert dieses Rezept ein andermal aus – vor allem wenn heute schon das Picknick für Tag neun (siehe Seite 176) vorbereitet werden soll..

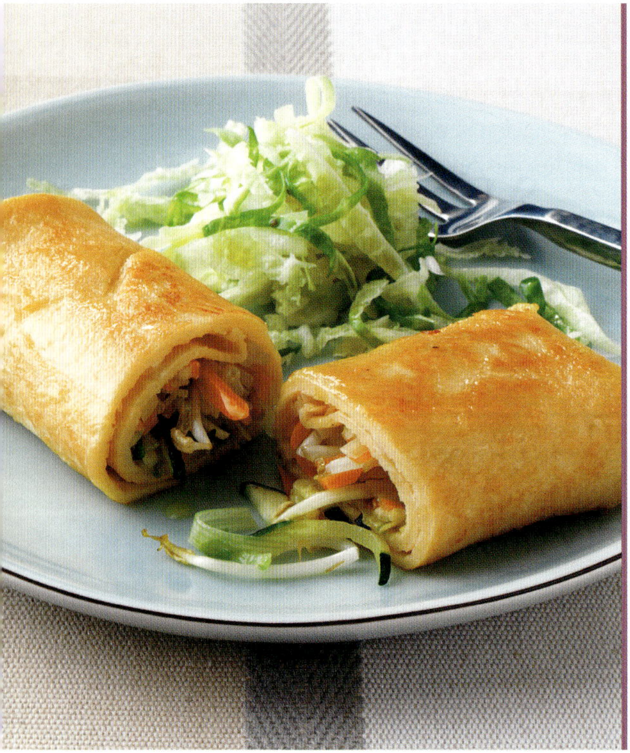

Die asiatische Küche lässt grüßen! Die knusprigen Frühlingsrollen mit würziger Gemüsefüllung harmonieren bestens mit dem mildsüßlichen Weißkohlsalat.

Abendessen
Gemüse-Sülze

› Die Sülze haben Sie bereits am Vortag zubereitet.

500 g gemischtes frisches Gemüse der Saison, beispielsweise Blumenkohl, Brokkoli, Erbsen, Paprika, Zucchini ... • 12–14 Blatt Gelatine (für Vegetarier alternativ die entsprechende Menge Agar-Agar) • 1 Liter kräftige Gemüsebrühe • außerdem: Frischhaltefolie

1. Gemüse waschen, je nach Sorte putzen, klein schneiden und in Salzwasser getrennt bissfest blanchieren.
2. Eine Kastenform mit dünner Frischhaltefolie auslegen.
3. Die Gelatine nach Anleitung des Herstellers in der Brühe einweichen und gründlich auflösen.
4. Abwechselnd Gelatinebrühe und Gemüse Sorte für Sorte in die Form schichten. Die erste (dünne) Schicht ist reine Gelatinebrühe, die letzte ebenfalls.
5. Über Nacht im Kühlschrank erstarren lassen. Stürzen und zum Servieren in etwa 2 Zentimeter dicke Scheiben schneiden. Dazu passen eine Vinaigrette und Vollkornbrot.

Tipp:

› für Perfektionisten oder für eine Party: Eine Schicht nach der anderen im Kühlschrank erstarren lassen und erst dann die nächste Schicht einfüllen, sodass die Gemüsesorten komplett getrennt bleiben. Das sieht sehr schön aus!

› Wem die Sülze zu viel Mühe macht oder wem die Zubereitung zu lange dauert, der kann heute alternativ auch Pellkartoffeln mit Kräuterquark und Rote Bete aus dem Glas essen.

› Als süße Variante lässt sich entsprechend aus frischen Früchten, zum Beispiel aus Himbeeren und Johannisbeeren oder Kirschen, ein wunderbares Dessert herstellen. Dazu verwenden Sie statt der Gemüsebrühe Kirsch- oder Apfelsaft zum Auflösen der Gelatine.
Nach dem Stürzen die Grütze mit einem Mantel aus zwischen Küchenfolie sehr dünn ausgerolltem Honigmarzipan umhüllen, sie lässt sich dann besser schneiden – und es schmeckt fantastisch.

Neunter Tag

Ihre basische 10-Tage-Kur nähert sich dem Ende, und deshalb steht heute etwas Außergewöhnliches auf dem Programm: ein Ausflug mit Picknick. Ob Sie einige Übungen unterwegs machen oder vorher und nachher, bleibt ganz Ihnen überlassen. Die Baummeditation auf der rechten Seite eignet sich gut für unterwegs, wenn Sie einen kräftigen Baum sehen, der Sie spontan anspricht.

Spruch des Tages

»Der Baum der Glückseligkeit
Wir sind das Geschlecht der Überwinder, unsere Seligkeit besteht darin, den starken Baum der Glückseligkeit zu pflanzen, uns von seinen Früchten zu nähren, unter seinem Schirm gesichert gegen das Unglückdrohende, es zu überwinden und zu vertilgen. Ich kann mir denken, dass man Herr könne werden über alles, was uns unglücklich macht.«

Bettina von Arnim

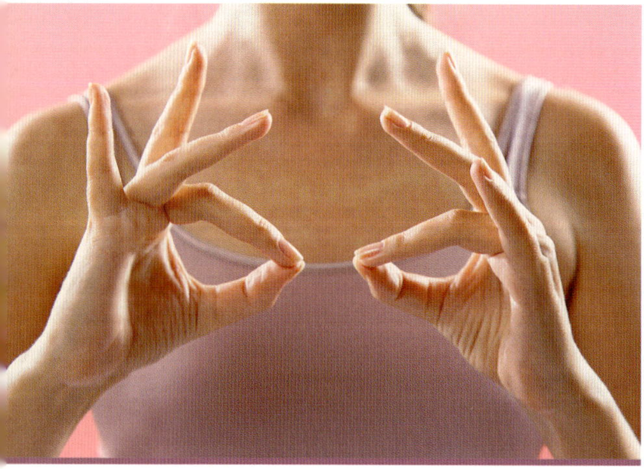

Gegen Ende der 10-Tage-Kur unterstützt Sie das Narayana-Mudra dabei, zuversichtlich auf Ihrem Weg Richtung Säure-Basen-Balance weiterzugehen.

Fingerübung: Begeisterung

- Das Narayana-Mudra fördert den Willen, immer wieder Neues zu beginnen, mit Geduld und Zuversicht vorzugehen und mit Freude bei der Sache zu sein.
- Ihre Finger sind gespreizt ausgestreckt. Die Fingerkuppe des rechten Daumes berührt die Kuppe des rechten Ringfingers sanft. Die Fingerkuppe des linken Daumens berührt die des linken Mittelfingers.
- Halten Sie das Mudra etwa 15 Atemzüge lang und wiederholen Sie es mehrmals täglich.

Die Kraft spendende Baummeditation können Sie mit einem Fantasiebaum ebenso machen wie mit Ihrem realen Lieblingsbaum in der Natur.

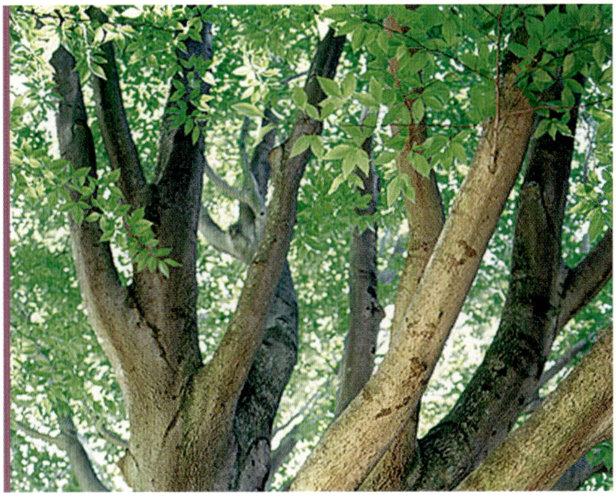

Geistige Übung: Die Baummeditation

- Stellen Sie sich in einer schönen Landschaft einen wunderbaren stattlichen Baum vor. Betrachten Sie ihn ganz genau: seine Form, seinen Stamm, die mächtigen Wurzeln, die in die Erde gehen und ihn fest verankern, die Äste, die Baumkrone.
- Treten Sie ihm näher und umarmen Sie ihn. Sie spüren seine Rinde, nehmen den Geruch des Harzes wahr. Lehnen Sie sich mit dem Rücken an den mächtigen Stamm, spüren Sie die Kraft, die in dem Baum steckt, werden Sie eins mit dem Baum.
- Die Kraft des Baumes stammt aus der Nahrung, die er über die Wurzeln aus dem Boden und über die Blätter aus dem Sonnenlicht aufnimmt. Machen Sie sich bewusst, welche Art von Nahrung Sie benötigen, um auf körperlicher, geistiger, spiritueller und emotionaler Ebene zu wachsen. Was tut Ihnen gut, welche »Nahrung« benötigen Sie unbedingt?
- Benennen Sie diese »Nahrung« (zum Beispiel basische Kost, Vitamine, Mineralstoffe, Duft, Geschmack, Vertrauen, Vernunft, Ruhe, Liebe, Gemeinsamkeit, Zuversicht, Zuwendung, Nähe).
- Lösen Sie sich wieder von dem Baum und nehmen Sie sich vor, ihn wieder einmal zu besuchen. Diese Übung können Sie auch in der Wirklichkeit durchführen, an einem echten Baum. Sie werden überrascht sein, wie gut es tut!

Anwendung: Fußbad

- Nach einer Wanderung, einem Stadtbummel oder einem Arbeitstag im Stehen wirkt ein Fußbad entspannend und durchblutend.
- Füllen Sie eine Schüssel mit körperwarmem Wasser und geben entweder Natron, einen Fußpflegezusatz oder Kamille hinzu.
- Baden Sie Ihre Füße etwa eine Viertelstunde. Dann trocknen Sie sie gut ab, cremen sie ein und ziehen dicke Socken zum Warmhalten an.

Körperübung: Entspannung für die Augen

- Vor allem für Menschen, die viel auf den Computerbildschirm schauen müssen oder auf klein gedruckte Formulare, ist diese Übung, das so genannte Palmieren, sehr entspannend.
- Schließen Sie die Augen und schieben Sie in bequemer Sitzposition die gewölbten Handflächen langsam über die Augen. Auf der Stirn kreuzen sich die Finger der linken und die der rechten Hand. Die Augen sollten dabei nicht berührt werden.
- Atmen Sie tief ein und aus, lassen Sie Ihre Augenmuskeln ganz locker und spüren Sie den Energieaustausch, der zwischen Ihren Händen und Ihren Augen stattfindet.
- Machen Sie die Übung zweimal täglich jeweils fünf bis zehn Minuten.

TIPP

Alles neu …

- Neue Rezepte: Schmökern Sie in der Buchhandlung und im Bioladen in Büchern für gesundes Kochen. Schenken Sie sich ein besonders schönes Buch, etwa zur asiatischen Küche.
- Neue Gelassenheit: Wenn Sie gern regelmäßig im Kreise Gleichgesinnter meditieren möchten, besuchen Sie doch einen entsprechenden Kurs in Ihrer Stadt!
- Neue Lust am Leben: Lachen Sie, was das Zeug hält. Erinnern Sie sich: Drei Minuten Lachen sind so gut wie zehn Minuten Jogging!

Ein basisch zubereitetes Lieblingsgericht! Der gebratene Räuchertofu im Bauernfrühstück vertritt dabei auf köstlichste Weise den klassischen Schweinespeck.

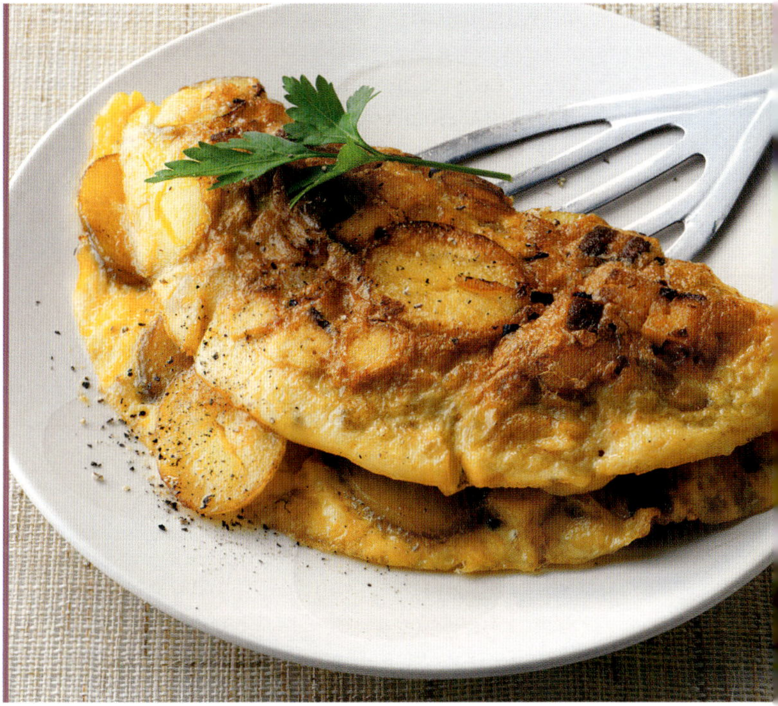

Frühstück
Bauernfrühstück

4 Pellkartoffeln, am Vortag gekocht · 1 Zwiebel · 1/2 Laib Räuchertofu · Öl · 2 Eier · 50 g geriebener Käse

1. Kartoffeln pellen, Zwiebel schälen und beides in kleine Würfel schneiden. Tofu ebenfalls in Würfel schneiden.
2. Öl in einer Pfanne erhitzen, die Zwiebel darin glasig dünsten, Kartoffeln und Tofu hinzugeben und alles goldgelb braten.
3. Eier verquirlen, Käse unterrühren, die Mischung in die Pfanne geben und unter Rühren stocken lassen.

› Dazu empfiehlt sich ein Tomaten- oder Gemüsesaft und Kräutertee.

Mittagessen: Picknick
Kartoffel-Kräuter-Küchlein

180 g Pellkartoffeln (vom Vortag) • 200 g Weizen-Vollkornmehl • 40 g weiche Butter • 1 EL gehackte Petersilie • 1 EL fein geschnittener Dill • 1 EL klein geschnittene schwarze Oliven • 40 g geriebener Schafskäse, beispielsweise spanischer Manchego • 1/4 Pck. Backpulver • 1 TL Salz • 4–6 EL Milch • außerdem: Mehl für die Arbeitsfläche • 1 Eigelb zum Bestreichen

1. Kartoffeln pellen und durch die Kartoffelpresse drücken, mit den übrigen Zutaten mischen. Falls der Teig noch nicht geschmeidig genug ist, noch etwas Milch darunter mischen. Eine halbe Stunde ruhen lassen.
2. Den Teig auf bemehlter Fläche ausrollen, mit einem Glas oder einem großen Weihnachtsausstecher etwa 10 Kreise ausstechen. Den Backofen auf 200 °C vorheizen.
3. Zum Bestreichen das Eigelb mit 1 EL Wasser verquirlen, die Küchlein mit einem Backpinsel damit einstreichen und im Backofen goldgelb backen. Auf einem Kuchengitter auskühlen lassen, in eine Frischhaltedose geben. **Tipp:** Milcheiweißallergiker können die Milch durch Hafermilch und die Butter durch Margarine ersetzen.

Kartoffelsalat

500 g fest kochende Kartoffeln • 4 kleine Gewürzgurken • 1 kleine Zwiebel • 4 EL Olivenöl • Kräutersalz oder etwas Instant-Gemüsebrühe • 2 EL weißer Aceto balsamico (Balsamessig) • frisch gemahlener Pfeffer • frische gehackte Kräuter nach Belieben

1. Kartoffeln als Pellkartoffeln garen, abgießen, kalt abschrecken, pellen und in kleine Würfel schneiden.
2. Gurken in kleine Würfel schneiden und zu den Kartoffeln geben.
3. Die Zwiebel schälen und klein schneiden. Öl in einer Pfanne erhitzen und die Zwiebel darin anbraten, mit etwas Wasser ablöschen und mit Kräutersalz oder Instant-Gemüsebrühe würzen. Den Pfanneninhalt über die Kartoffeln geben. Balsamico, Salz und Pfeffer dazugeben, durchmengen und ziehen lassen.

4. Mit frischen Kräutern würzen (siehe Tipp!).
Tipp: Es ist wichtig, die Zwiebel nicht roh unter den Kartoffelsalat zu mischen, weil rohe Zwiebeln mit Kartoffeln während längerer Aufbewahrung einen unangenehmen Geschmack entwickeln können. Aus dem gleichen Grund sollten Sie frischen Schnittlauch, ebenfalls ein Zwiebelgewächs, erst kurz vor dem Servieren unter den Salat mischen. Petersilie, Dill, Zitronenmelisse und Thymian können Sie dagegen gleich untermengen.

› Zum Kartoffelsalat und den Küchlein passen Käse oder Hartwürstchen als kleine salzige Beilage.

Abendessen
Gemütliche Teestunde!

› Sie haben heute viel getan und erlebt, deshalb wäre es optimal, den Organismus nicht mit umfangreicher Verdauungstätigkeit zu belasten: Trinken Sie am besten nur einen heißen Kräutertee Ihrer Wahl oder eine heiße Gemüsebrühe. So können Sie sich ganz darauf konzentrieren, dem Tag nachzuspüren.
› Wer doch noch Hunger hat, isst die Reste vom Picknick oder ein Amarantbrot mit Frischkäse und Radieschen oder Gurken.

Spüren Sie bei einer Tasse von ihrem Lieblingstee den Erlebnissen des Tages nach.

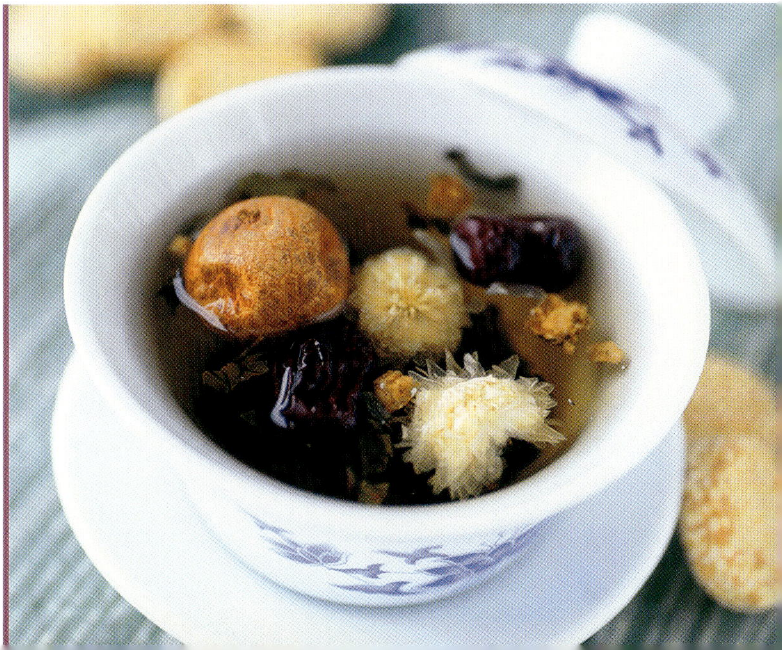

Zehnter Tag

Spruch des Tages

»Auch das ist Kunst, ist Gottes Gabe, aus ein paar sonnenhellen Tagen sich so viel Licht ins Herz zu tragen, dass, wenn der Sommer längst verweht, das Leuchten immer noch besteht.«

Johann Wolfgang von Goethe

Fingerübung: All-Ein-Sein

› Das Jnana-Chin-Mudra verbindet uns mit der Welt und dem Kosmos, wir sind dann eins mit allem. Es stärkt den gesamten Körper und erhellt den Geist. Die Liebe der Welt strahlt in uns hinein, unsere Liebe strahlt in die Welt.

› Mit gespreizten Fingern beider Hände berühren die Fingerkuppen des Daumens jeweils leicht die des Zeigefingers.

› Die Hände befinden sich vor dem Körper, die Finger der rechten Hand zeigen nach oben, der Sonne entgegen, die linken nach unten zur Erde.

› Halten Sie die Fingerstellung etwa 15 ruhige Atemzüge lang und wiederholen sie das Mudra mehrmals am Tag.

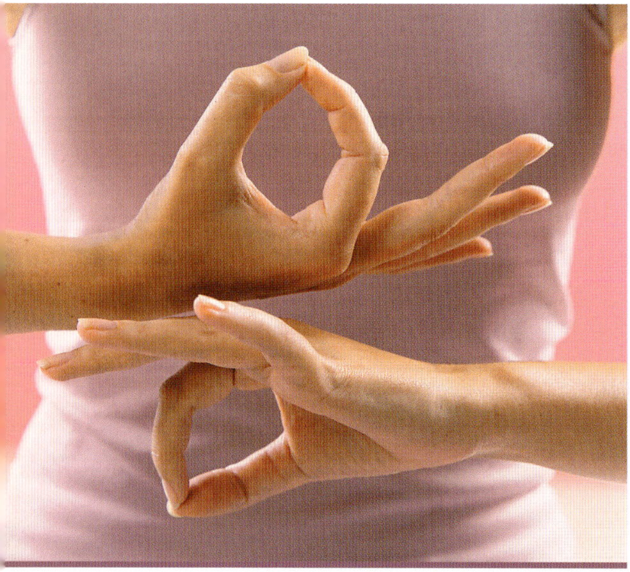

Wir Menschen leben zwischen Himmel und Erde und sind mit beidem verbunden. Das Jnana-Chin-Mudra macht uns diese Verbindung wieder bewusst.

Geistige Übung: Das Video

- Stellen Sie sich vor, Sie seien zu einer Videovorstellung eingeladen. Der Film zeigt einen Menschen – Sie –, der versucht sein Leben basischer zu gestalten.
- Die Handlung beginnt mit einer kleinen Episode, in der es darum geht, wie die Entscheidung gefallen ist, dieses Vorhaben in die Tat umzusetzen: vielleicht mit der Auswahl dieses Buches, den Recherchen zum Thema Säure-Basen-Haushalt …
- Lassen Sie die vergangenen neun Tage Revue passieren, schauen Sie sich das Ganze noch einmal an, spulen Sie vor oder zurück, als hätten Sie eine Fernbedienung in der Hand.
- Nehmen Sie kleine Missgeschicke und Rückschläge wahr, freuen Sie sich aber auch über jeden Fortschritt auf dem Weg zur Säure-Basen-Balance. Wie im wirklichen Kino ist es gestattet, über Missgeschicke zu schmunzeln oder laut zu lachen.
- Schauen sie sich Ihre kleinen oder großen »Sünden« genau an – es sieht ja keiner außer Ihnen. Schummeln, heimliche Süßigkeitenexzesse, alles halb so schlimm und ganz normal – Hauptsache, Sie sind jetzt ehrlich zu sich selbst!
- Zum Schluss können Sie sich überlegen, ob Sie die Geschichte umschreiben und lieber noch einmal von vorn beginnen möchten, oder ob Sie einfach mit Folge zwei weitermachen …

Alles neu …

TIPP

Befreien Sie sich von Altlasten, schöpfen Sie neue Kraft:

- Denken Sie an eine soeben aufgewachte Katze: Sofort müssen auch Sie sich wohltuend dehnen und strecken!
- Gönnen Sie sich mal wieder einen Saunabesuch!
- Trainieren Sie locker und leicht Ihre Ausdauer, etwa beim Walking im Park.

Anwendung: Salzpackung

- Gegen einen Muskelkater, der eventuell durch die Wanderung, das Paddeln oder die Radtour am Vortag entstanden sein könnte, hilft eine Salzpackung. Sie fördert die Durchblutung und entspannt gleichzeitig die Muskulatur.
- Vermischen Sie Meersalz (Naturkostladen oder Reformhaus) mit warmem Wasser zu einem dicken Brei. Dann streichen Sie diesen auf die schmerzenden Stellen – aber bitte nur auf intakte Haut, nicht auf Blasen, Wunden oder Ekzeme!
- Lassen Sie die Packung 10 Minuten lang einwirken. Spülen Sie das Salz danach mit lauwarmem Wasser gründlich ab und pflegen Sie Ihre Haut mit einer nährenden Creme.

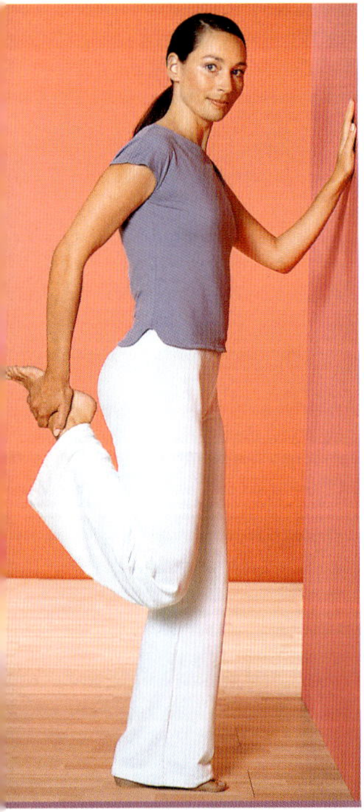

Diese angenehm erfrischende Dehnübung können Sie auch zwischendurch im Büro oder bei der Hausarbeit machen.

Körper-Übung: Waden- und Beindehnung

- Diese Übung lockert und dehnt die Muskulatur der Beine, den Po, den Rücken und die Schultern, etwa nach dem Sport oder nach langem Sitzen. Die sanfte Dehnung der Beine hilft auch gegen Wadenkrämpfe.
- Stellen Sie sich barfuß oder in Socken mit leicht geöffneten Beinen in knapp einem halben Meter Abstand vor eine Wand, sodass Sie zur Wand schauen.
- Nun legen Sie Ihre linke Hand bei angewinkeltem Arm etwa auf Schulterhöhe flach an die Wand und drücken mit der Hand etwas gegen den Widerstand der Wand. Bleiben Sie dabei aufrecht und gerade stehen – nicht nach vorn oder nach hinten neigen.
- Winkeln Sie Ihren rechten Unterschenkel langsam nach hinten an und umfassen den Fußrücken mit der rechten Hand. Behalten sie dabei immer den leichten Druck gegen die Wand bei.
- Fühlen Sie die angenehme Spannung in Beinen und Rücken. Halten Sie die Position etwa 10 Atemzüge lang.
- Nun lösen Sie die Spannung, kommen in die Ausgangsposition zurück und wiederholen den Bewegungsablauf auf der anderen Seite. Tief Atmen nicht vergessen!

Frühstück
Melonen-Beeren-Salat

1/2 Honigmelone • 6 große Erdbeeren • 2 TL Heidelbeeren • 2 TL Himbeeren • 2 EL Sahne • Birnendicksaft

1. Die Honigmelone von den Kernen befreien. Das Fruchtfleisch aus der Schale lösen und in Würfel schneiden.
2. Die Erdbeeren waschen, abtropfen lassen, vom Stiel befreien und der Länge nach vierteln. Die Heidelbeeren und Himbeeren vorsichtig waschen und abtropfen lassen.
3. Die Obstsorten mischen, die Sahne zugeben und nach Geschmack mit Birnendicksaft süßen.
   Tipp: Reicht Ihnen ein reines Obstfrühstück nicht aus, können Sie ein Vollkornbrötchen mit Frischkäse bestreichen und dazuessen.

Mittagessen
Gefüllte Auberginen

2 große Auberginen • Saft von 1/2 Zitrone • Knoblauchzehe • 1 Frühlingszwiebel • 1 Stange Lauch • 1 Möhre • Olivenöl • Salz • frisch gemahlener Pfeffer • 3 gehäufte EL Gemüsemais • 70 g gekochter Naturreis • 4 EL Sahne • Thymian, Petersilie • 50 g geriebener Hartkäse, zum Beispiel Gouda oder Emmentaler

1. Die Auberginen waschen, vom Stielansatz befreien und der Länge nach halbieren. Mit einem Löffel das Innere so herauslösen, dass eine Wand von etwa 1 cm stehen bleibt. Das herausgelöste Fleisch der Auberginen mit einer Mischung aus dem Zitronensaft und etwas Wasser beträufeln und gut damit vermengen, damit es nicht braun wird.
2. Die Knoblauchzehe schälen und längs halbieren. Klein schneiden oder mit etwas Salz zerdrücken.
3. Die Frühlingszwiebel putzen und samt dem saftigen Grün in feine Ringe schneiden. Den Lauch putzen, längs aufschlitzen und auch die inneren Schichten gut waschen. Die Möhre putzen, unter fließendem kaltem Wasser gründlich abbürsten und in feine Würfel schneiden. Den Backofen auf 220 °C vorheizen.

4. Öl in einer Pfanne erhitzen und das Innere der Auberginen, Frühlingszwiebel, Knoblauch, Lauchringe und Möhrenwürfel darin anschwitzen, bei geschlossenem Deckel 6 bis 8 Minuten dünsten. Mit Salz und Pfeffer würzen.
5. Mais, Reis, Sahne und Kräuter untermischen und die Auberginenhälften damit füllen. Obenauf den Käse verteilen. Bei ca. 20 Min. im Backofen überbacken.

Festliches Abendessen zum Abschluss Räucherlachsröllchen

1 Bund Dill • 1 EL süßer Senf • 2 EL Dijon-Senf • 1 EL Akazienhonig • 2 EL Olivenöl • 2 EL Aceto balsamico (Balsamessig) • Meersalz und frisch gemahlener schwarzer Pfeffer • 6 Blätter Eichblattsalat • 6 Scheiben Räucherlachs • zum Garnieren: 2 sehr feine Limettenscheiben

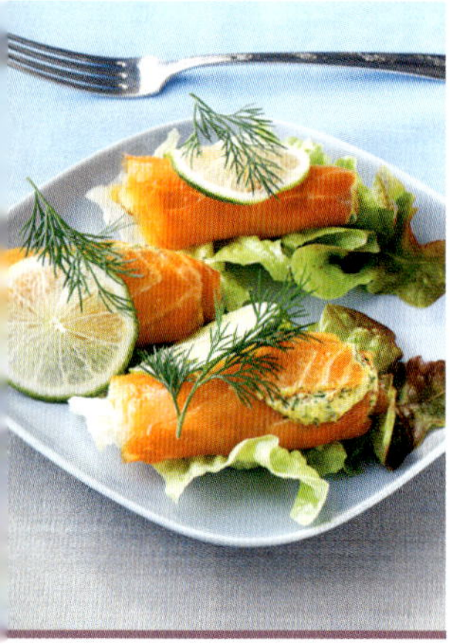

Zum Abschluss Ihrer 10-Tage-Kur gibt es etwas ganz Besonderes: feine Räucherlachsröllchen mit Salat und einer köstlichen Sauce.

1. Dill waschen, trockenschleudern, die Blättchen von den Stielen zupfen und fein hacken.
2. Senf, Honig, Olivenöl, Balsamico, Salz und Pfeffer zu einer Sauce verquirlen. Dill unterheben, die Sauce 30 Minuten kühl stellen.
3. Die Salatblätter waschen und trockenschleudern.
4. Die Lachsscheiben einzeln mit der Dillsauce bestreichen und aufrollen. Die Salatblätter auf Tellern auslegen und die Lachsröllchen darauf anrichten. Mit Dillzweigen und jeweils einer Limettenscheibe garnieren.

Tipp: Den übrigen Eichblattsalat können Sie mit einer schlichten Essig-Öl-Vinaigrette dazu servieren und damit den Basenanteil der Mahlzeit erhöhen.

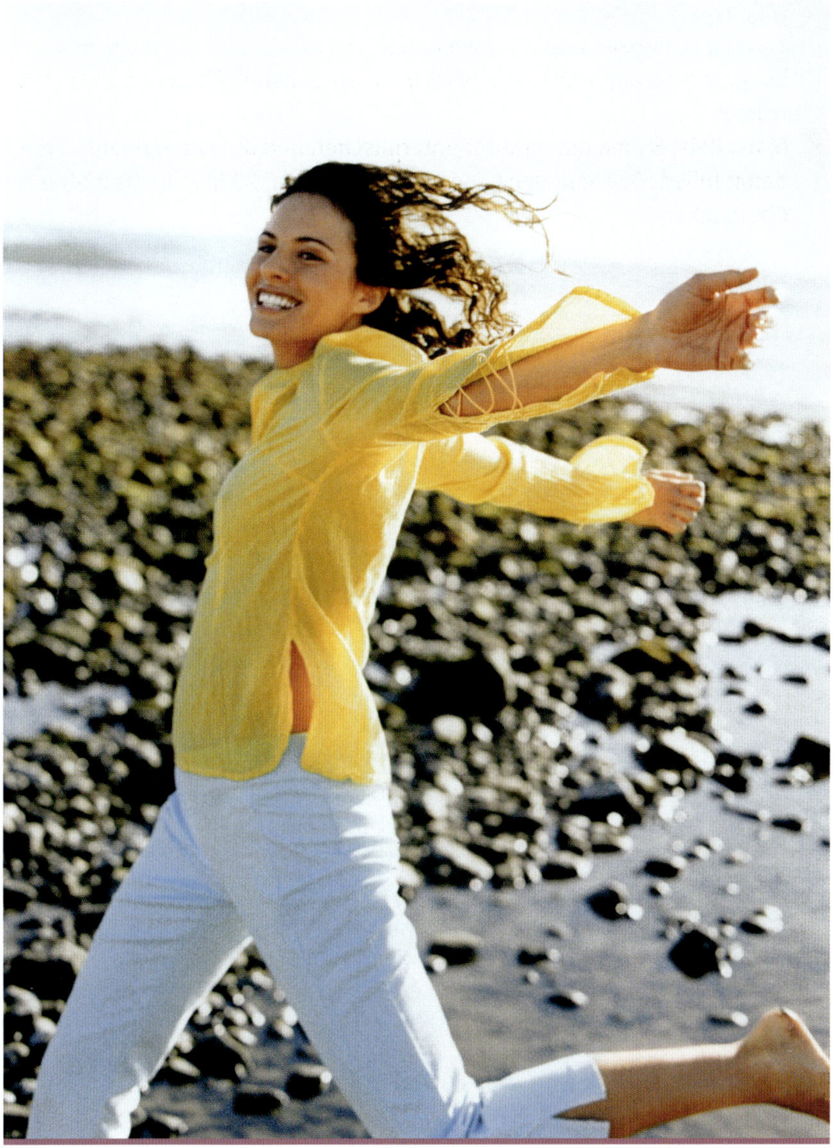

Herzlichen Glückwunsch! Sie haben 10 Tage lang basisch gelebt und können sich über viel wiedergefundenes Wohlbefinden freuen. Sicher wird es Ihnen nun mit Leichtigkeit gelingen, auf Ihrem Weg zum Säure-Basen-Gleichgewicht weiterzugehen.

Sachregister

Register der Anleitungen

Mudras (Fingerübungen)

Übungen für Körper und Geist

Anwendungen

Rezepte

Bücher, die weiterhelfen

Batmanghelidj, F.: **Wasser – die gesunde Lösung. Ein Umlernbuch.** VAK, Kirchzarten

Berchem, Frank: **Gehirn-Jogging. So bringen Sie Ihr Gedächtnis in Schwung.** Goldmann, München

Bös, Klaus: **Walking und sanftes Lauftraining.** GRÄFE UND UNZER, München

Brantschen, Niklaus: **Weg der Stille. Orientierung in einer lärmigen Welt.** Herder, Freiburg im Breisgau

Carewicz, Dr. med Otmar; Carewicz, Daniel Boris: **Nie wieder rauchen – so schaffen Sie es sicher.** GRÄFE UND UNZER, München

Dalichow, Irene: **Salz – Ein Urheilmittel neu entdeckt.** Goldmann, München

Tesch, Anneliese: **Kuren zu Hause. Gesundheit ohne Extrakosten.** Haug, Heidelberg

Elmadfa, Prof. Dr. Ibrahim u.a.: **Die große GU Nährwert Kalorien Tabelle.** GRÄFE UND UNZER, München

Grasberger, Delia: **Autogenes Training. Buch mit CD.** GRÄFE UND UNZER, München

Heepen, Günter H.: **Schüßler-Salze typgerecht.** GRÄFE UND UNZER, München

Grillparzer, Marion: **Mini-Trampolin, schlank & fit im Flug.** GRÄFE UND UNZER, München

Hess, Reinardt: **Wok vegetarisch. Pfannenweise frische Rezepte.** GRÄFE UND UNZER, München

Hirschli, Gertrud: **Mudras. Fingeryoga für Gesundheit, Vitalität und innere Ruhe.** Goldmann, München

Hornfeck, Susanne; Ma, Nelly: **Chinesische Hausmittel.** DTV, München

Hudak, Renate: **Obst, Gemüse & Kräuter. Küchengarten für Einsteiger.** GRÄFE UND UNZER, München

Knophius, Heike: **Kompass Säure-Basen-Balance.** GRÄFE UND UNZER, München

Kraske, Dr. med. Eva-Maria: **Säure-Basen-Balance.** GRÄFE UND UNZER, München

Kührer, Irene; Fischer, Elisabeth: **Säure-Basen-Kochbuch. Genussvoll im Gleichgewicht leben.** GRÄFE UND UNZER, München

Lang-Reeves, Irene; Villinger, Thomas: **Beckenboden. Das Training für mehr Energie.** Buch mit CD. GRÄFE UND UNZER, München

Leitzmann, Claus u. a.: **Vegetarismus. Grundlagen, Vorteile, Risiken.** C. H. Beck, München

Lützner, Dr. med. Hellmut u. a.: **Richtig essen nach dem Fasten.** GRÄFE UND UNZER, München

Lützner, Dr. med. Hellmut u. a.: **Wie neugeboren durch Fasten.** GRÄFE UND UNZER, München

Patrick, Janie E.; **Spezzano, Chuck: Heilung des Körpers durch den Geist.** Via Nova, Petersberg

Pfennighaus, Dr. Dietmar: **Einfach entspannen. So fühlt sich das Leben leichter an.** GRÄFE UND UNZER, München

Schutt, Karin: **Relax-Massagen. Entspannung pur.** GRÄFE UND UNZER, München

Schmid-Bode, Wilhelm: **4 Stresstypen und vier Wege zur Gelassenheit.** GRÄFE UND UNZER, München

Schmidt, Sigrid: **Bach-Blüten für innere Harmonie.** GRÄFE UND UNZER, München

Seiwert, Lothar: **Das neue 1 x 1 des Zeitmanagements.** GRÄFE UND UNZER, München

Servan-Schreiber, David: **Die neue Medizin der Emotionen. Gesund werden ohne Medikamente.** Antje Kunstmann, München

Trökes, Anna: **Power durch Yoga. Energie & Kraft für Body & Mind.** Buch mit CD. GRÄFE UND UNZER, München

Voelk, Marianne J.: **Gesundheit und Genuss.** AT, Aarau

Internetadressen, die weiterhelfen

www. dsb.de (Deutscher Sportbund)

www.dge.de (Deutsche Gesellschaft für Ernährung)

www.dife.de (Deutsches Institut für Ernährungsforschung)

www.foodwatch.de (Einkaufshilfe Lebensmittelqualität)

www.forum-ernaehrung.at (Ernährung, Bewegung, Lebensstil)

www.golonglife.de (Tipps für ein langes Leben)

www.lebensmittelintoleranz.org (Hilfe bei Nahrungsmittelallergien)

www.netfood.ch (Rund um Essen und Trinken)

www.richtigfit.de (Bewegung, Ernährung, Entspannung rund um Fitness)

www.sge-ssn.ch (Schweizerische Gesellschaft für Ernährung)

www.slowfood.de (Essensqualität, Geschmacksentwicklung)

www.talkingfood.de (Lebensmittelinfos für Jugendliche)

www.trinkwasser-check.de (Probenahme-Sets mit Rücksendebox, die eine selbstständige Probenentnahme von Leitungs- oder Brunnenwasser ermöglichen)

www.verbraucherministerium.de (Informationen über Ernährung)

www.vzbv.de (Bundesverband der Verbraucher- Zentralen)

www.was-wir-essen.de (Ernährung)

www.zentrum-der-gesundheit.de (Gesellschaft für Ernährungsheilkunde)

Impressum

Programmleitung: Ulrich Ehrlenspiel
Redaktion: Corinna Feicht
Mitarbeit am Text: Ulrike Schöber
Lektorat: Barbara Kohl
Bildredaktion: Henrike Schechter
Layout: independent Medien-Design, Ngoc Le-Tümmers
Herstellung: Gloria Pall
Satz: Dorothee Griesbeck, Die Buchmacher, München
Repro: Fotolito Longo, Bozen
Druck und Bindung: Printer, Trento

ISBN (10) 3-7742-7203-4
ISBN (13) 978-3-7742-7203-3

Auflage	5.	4.	3.	2.	1.
Jahr	2010	09	08	07	06

GRÄFE UND UNZER
Ein Unternehmen der GANSKE VERLAGSGRUPPE

Wichtiger Hinweis

Die Methoden und Anregungen in diesem Buch stellen die Erfahrung der Verfasserin dar. Sie wurden nach bestem Wissen erstellt und geprüft, bieten aber keinen Ersatz für persönlichen medizinischen Rat. Weder Autorin noch Verlag können für eventuelle Nachteile, die aus den praktischen Hinweisen im Buch resultieren, eine Haftung übernehmen.

Bildnachweis

Fotoproduktion:
Roch: 127; 130; 136;, 142, 148, 151, 154, 160, 166, 170, 176, 182, 184, 186, Innenklappe hinten
Rynio: 134; 141, 145, 147, 153, 157, 159, 165, 169, 174, 179, Innenklappe hinten

Weitere Fotos:
a-life: U1; Bischof: 17, 73, 111, Corbis: 11; Digital vision: 5, 65, 81, 112; gettyimages: 3, 41, 43, 44, 86, 110, 121, 124, 163; GU-Archiv: 162 (Hosch)/ 13, 19, 104 (Lenz)/ 125 (Rickers)/ 37 (Seckinger)/ 138 (Stiepel)/ 93 (Olonetzky)/ 107, 119, 132 (Roch)/ 155 (Wagenhahn); IFA: 59, 89, 101, 114, 156, 161, 171, 181, Jump: 74, 139; Mauritius: 17, 29, 31, 67, 99, 116, 131, 137, 150, 177; Medical Picture: 51; Picture Press: 47; Photonica: 50; Stockfood: 6, 8, 25, 54, 70, 73, 78, 85, 91, 96, 103, 129, U4; Zefa: 35, 60, 167, 172, 187

DAS ORIGINAL · GU · MIT GARANTIE ·

Das Original mit Garantie

Ihre Meinung ist uns wichtig. Deshalb möchten wir Ihre Kritik, gerne aber auch Ihr Lob erfahren. Um als führender Ratgeberverlag für Sie noch besser zu werden. Darum: Schreiben Sie uns! Wir freuen uns auf Ihre Post und wünschen Ihnen viel Spaß mit Ihrem GU-Ratgeber.

Unsere Garantie:
Sollte ein GU-Ratgeber einmal einen Fehler enthalten, schicken Sie uns das Buch mit einem kleinen Hinweis und der Quittung innerhalb von sechs Monaten nach dem Kauf zurück. Wir tauschen Ihnen den GU-Ratgeber gegen einen anderen zum gleichen oder einem ähnlichen Thema um.

GRÄFE UND UNZER VERLAG
Redaktion Körper & Seele
Postfach 86 03 25
81630 München
Fax: 089/41981-113
E-Mail: leserservice@graefe-und-unzer.de

Umwelthinweis

Dieses Buch wurde auf chlorfrei gebleichtem Papier gedruckt. Um Rohstoffe zu sparen, haben wir auf Folienverpackung verzichtet